全科医学
临床思维与实践技能

王 昕　王 薇　祝 波／主编

U0209270

清华大学出版社
北 京

图书在版编目（CIP）数据

全科医学临床思维与实践技能 / 王昕，王薇，祝波主编 . —北京：清华大学出版社，2021.8（**2022.2重印**）
ISBN 978-7-302-58828-3

Ⅰ．①全…　Ⅱ．①王…②王…③祝…　Ⅲ．①家庭医学　Ⅳ．①R499

中国版本图书馆CIP数据核字（2021）第161554号

责任编辑：孙　宇
封面设计：吴　晋
责任校对：李建庄
责任印制：宋　林

出版发行：清华大学出版社
　　　　　网　　址：http://www.tup.com.cn，http://www.wqbook.com
　　　　　地　　址：北京清华大学学研大厦 A 座　　　　邮　　编：100084
　　　　　社 总 机：010-62770175　　　　　　　　　　邮　　购：010-62786544
　　　　　投稿与读者服务：010-62776969，c-service@tup.tsinghua.edu.cn
　　　　　质量反馈：010-62772015，zhiliang@tup.tsinghua.edu.cn
印 刷 者：北京建宏印刷有限公司
经　　销：全国新华书店
开　　本：185mm×260mm　　印　张：20.25　字　数：425 千字
版　　次：2021 年 8 月第 1 版　　　　　印　次：2022 年 2 月第 2 次印刷
定　　价：89.00 元

产品编号：092935-01

编委会名单

主　编　王　昕　王　薇　祝　波
副主编　田　慧　王亚君　佟志国
　　　　　孙婷婷　韩　越　季智勇
编　委（按姓氏拼音排序）
　　　　　曹　珣　　哈尔滨医科大学附属第一医院
　　　　　陈　姝　　哈尔滨医科大学附属第一医院
　　　　　程　磊　　哈尔滨医科大学附属第一医院
　　　　　戴晨光　　哈尔滨医科大学附属第一医院
　　　　　郭　畅　　哈尔滨医科大学附属第二医院
　　　　　姜振锋　　哈尔滨医科大学附属第一医院
　　　　　李　丹　　哈尔滨医科大学附属第一医院
　　　　　李　磊　　哈尔滨医科大学附属第一医院
　　　　　李璐依霏　哈尔滨医科大学附属第一医院
　　　　　李晓辉　　哈尔滨医科大学附属第一医院
　　　　　孙宏巍　　哈尔滨医科大学附属第一医院
　　　　　孙懿琼　　中国科学院大学宁波华美医院
　　　　　王　敏　　哈尔滨医科大学附属第二医院
　　　　　王越超　　哈尔滨医科大学附属第一医院
　　　　　夏　青　　哈尔滨医科大学附属第一医院
　　　　　薛　畅　　哈尔滨医科大学附属第四医院
　　　　　杨　雯　　哈尔滨医科大学附属第一医院
　　　　　赵　超　　哈尔滨医科大学附属第一医院

前 言
Foreword

随着医药卫生体制改革的深入，遵循医疗卫生事业发展和全科医师培养规律，培养具有高尚的职业道德和良好的职业素质，掌握全科专业知识、基本技能和沟通技巧，提供综合性、协调性、连续性基本医疗及基本公共卫生服务的合格全科医师对加强基层医疗卫生人才队伍的建设具有重要的意义。临床思维与实践技能作为衡量全科医师人才质量的两个重要维度，使全科医师经过培训后能用缜密而又符合临床实际的思维方式选择准确的治疗方法及技能操作完成临床患者的诊疗过程，是培养全科住院医师的终极目标。

鉴于此，我们组织多名具有临床与教学丰富经验的临床医师编写了《全科医学临床思维与实践技能》一书，旨在提升全科医师的诊疗能力，训练全科医师的临床思维能力，提高全科医师的基本医疗和公共卫生服务能力。

《全科医学临床思维与实践技能》以全科医师的角度写作，涵盖了内科学、外科学、妇科学、儿科学等相关学科的内容，从临床实践技能和临床思维角度出发，较详尽列出了各种临床实践技能的适应证、禁忌证、标准操作规程，并将其与临床思维分析相联系，让读者在阅读中顿悟临床思维的真谛所在，提升临床工作能力。

鉴于作者水平有限，本书难免有许多不足与缺陷，恳请广大读者、专家批评指正。

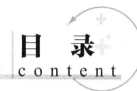

目 录
content

第三篇　实践技能操作

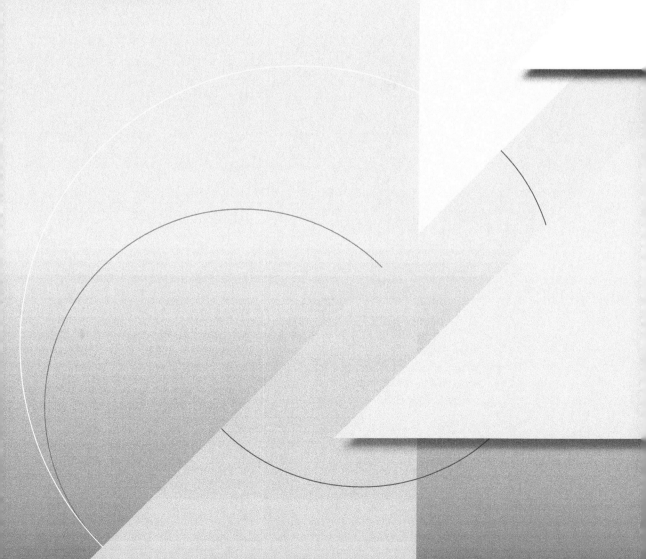

第一篇
全科医学概述

第一章
全科医学和全科医师

一、全科医学

全科医学是综合临床医学、预防医学、康复医学、医学心理学及人文社会学科等为一体的临床二级学科，以人为中心、以家庭为单位、以社区为范围、以群体健康为方向，为居民提供连续的、综合的基本医疗保健服务。

早在三国时期，名医华佗既能使用汤药，又能刮骨疗毒，可谓是"内外兼修"的妙手，可看作是当时的全科医师。随着社会的发展和科技的进步，医学开始出现了专科治疗和专科研究，预防医学、营养医学、保健医学、心理咨询等分支学科应运而生，全科医学作为医学领域的一个古老的课题，也被赋予了更丰富的内涵。

（一）发展全科医学的意义

发展我国的全科医学，首先应在广大医务工作者，尤其是医学教育工作者中，进行大力宣传和教育，使之对全科医学有正确的认识。

1. 医学模式转变，大力发展全科医学是医学发展的必然趋势　随着单纯生物医学模式转向生物—心理—社会医学模式，除生物因素对人的健康影响外，人们更开始关注心理应激和社会环境的影响。而全科医学的主要特征是强调全人服务，反对失人性化，将患者视为完整的人（the patient as a person），强调整体观念。全科医师作为第一线的医师，与社区中居民接触最为紧密，在提供连续性医疗保健的同时可以容易地激励个人改变不良行为，因而可以同时兼顾生物、心理与行为及社会诸因素对个人及家庭健康的影响，并有可能接触到健康人群、未就诊的患者和就诊的患者而同时承担一级、二级和三级预防保健的任务，从而使预防医疗保健服务产生最佳效益。

2. 随着人口谱、疾病谱的变化，全科医疗将在预防保健中发挥优势作用　近半个世纪以来，随着高科技的诊断、医疗技术的发展和人类对已知传染病的有效控制，人类的平均期待寿命明显延长，疾病谱也发生了相应的变化，糖尿病、心脑血管病等慢性病、老年病占据了举足轻重的位置。这些疾病的病因和发生机制十分复杂，个体差异性大，而且与心理、行为和社会等因素密切相关，因此预防医学的主要任务将逐渐从以群体预防为主转向与个体预防相结合；从生物学预防扩大到心理、行为和社会预防；从独立的预防服务转向防、治、保健、康复一体化的综合性服务；从以公共卫生人员为主体的预防转向以医师为主体的预防。我国正处在第一次卫生革命与第二次卫生革命相交替的阶段，预防医学应同时兼顾传染病预防和慢性病预防的双重任务，以公共卫生人员为主体的预防保健服务有其内在局限性，也难以取得理想的成效。全科医师经常深入家庭和社区，可提供以家庭为单位、社区为范围的预防保健服务，并同时兼顾个人预防、家庭预防、社区预防；有机会连续地观察个人、家庭和社区的健康状况及健康问题的演变过程；最有条件全面地评价个人、家庭和社区的诸多致病因素。因此，能为个人、家庭和社区制订和实施最合适的预防保健计划，从而在预防保健服务中表现出明显的优势。

3. 改善医疗中专科医师和全科医师的比例是控制医疗费用上涨、提高医疗质量的有效途径　在美国，许多专家已经认识到，医疗保健系统中专科医师和全科医师的比例失衡是导致医疗费用昂贵、医疗质量不高的重要原因之一。全科医师数量不足，使很多本来可以预防的疾病未能得到有效的预防，很多可以由全科医师处理的慢性病和常见病却必须接受多个专科医师的诊治，这种被称为"分化治疗"的就医途径不仅增加了患者的心理负担、延误治疗导致医疗费用昂贵，而且还导致只注重治疗而忽视预防保健的趋势。全科医师的缺乏意味着许多人将被剥夺享受初级卫生保健的权利，很多疾病也将失去及时治疗的机会。训练有素的全科医师实施的医疗保健服务费用低廉，效果良好。因此，应增大全科医师的比例，扭转医师比例失衡的局面，以控制医疗费用，提高医疗服务质量。

借鉴发达国家的经验并顺应医学模式转变和医学精细分科向全科医学转化的趋势，发展我国的全科医学是摆在新一代医学教育工作者面前的重要课题。

全科医学是社会发展的产物，是现代医学教育的重要组成部分，对社会医疗服务水平的提升具有至关重要的作用，但目前我国全科医学教育仍处于起步阶段，培养出的全科医学人才十分有限，一些地区的全科医学教育甚至处于进退两难的阶段。我国全科医学发展较晚，虽然目前已取得一些成效，但仍存在一定缺陷，如优质全科医学师资数量相对不足，且临床能力和带教能力参差不齐等。

（二）发展全科医学的对策

传统的临床医学培养模式以医院为导向，以生物医学为主体，以个体疾病的诊治为中心，以基础课、临床课、毕业实习作为基本结构来安排教学，培养的医师的知识和能力结构显然不能适应作为全科医师的需要，这就要求我国医学发展的决策者们制订相应的对策。

1. 加强全科医学宣传力度　加大宣传发展我国全科医学的力度，让广大人民，尤其是广大医务工作者认识到，全科医学是高等医学教育改革的必然趋势。只有大力发展全科医学，才能保证人人享有高质量的公共卫生和个人保健服务。

2. 制订发展我国全科医学教育的政策性措施　可规定全国每年应培养的全科医师数量和比例，对培养全科医师的院校在政策上给予倾斜，拨出专款，用于改善全科医学教学和实习条件，改善从事全科教育教师的待遇，提高全科医师在医疗职业中的地位和作用；为全科医师创造从事科研的条件，建立全科医疗的试点和教学基地，以证明全科医疗服务模式优于现行的初级卫生模式；为培养中、高级全科医务人员提供实习场所，以点带面，发展我国的全科医学事业；并建立全科医师的考核制度，以保证各层次全科医师的质量。

3. 完善全科医学教育体系　我国全科医师缺口巨大，而目前我国高等医学院校的培养能力每年只有4万名左右，因而必须多途径、多层次地培养全科医师。

（1）基层在职医师的培训：我国有一支广大的基层卫生工作队伍，通过在职的全科培训，能很快转为全科医师，所以这是我国培养全科医师的一条有效途径。可以把培训和服务结合起来，边工作、边学习、边建立全科医疗体制。培训的重点放在全科医学概念、原则、体系的教育，加强心理、社会、预防方面的知识以及当代医学进展和新技术的学习，使之成为符合标准的应用型人才。

（2）在医学院校里培养本科、大专和中专各层次的全科医师：根据我国当前经济和教育发展水平，面向农村、面向基层的要求，应以培养中专生为主、大专生为辅及少量本科生乃至研究生层次的全科医务人员。可在医学生教育课程中直接扩充全科医学教育课程，在医学院校中设立全科医学系，在医院中成立全科医学科室，也可成立全科医学院，专门进行全科医学教育。

中专层次教育要面向广大农村，培养中级水平的全科医师，毕业后能在乡卫生院或全科医疗站工作；大专层次的教育培养面向城市社区、农村中心卫生院和中等厂矿地区工作的全科医师，着重培养解决社区工作的各种能力，如预防、治疗、康复、保健、心理、家庭、社会等方面；本科生层次的教育应强调理论知识、系统学习、打好基础，成为高层次的全科医师，面向城市社区、发达农村和大型工矿企业，成为学术骨干；研究生层次的教育，主要研究探讨当前国内外有关全科医学发展的新问题、研究进展、研究手段和方法，摸索我国的全科医学发展途径，使之成为全科医学的学科带头人。

4. 加强国际交流，借鉴他国先进经验，发展适合我国国情的全科医学　近年来，全科医学在一些发达国家有了长足的进展，逐渐形成了完整的知识体系，这方面的经验值得我们学习和借鉴。美国目前已有75%以上的医学院将社区初级卫生保健列入必修课程。此外，美国现有6所医学院获准实施"大众健康计划"（health of the public programme, HPP）。该计划指医学生、住院医师及医学院教师在各自的社会组织中对个人、家庭、社区等卫生问题做出解释并提出预防措施。HPP将目标对准了社区卫生需求，进行全科医学教育培训。加拿大的很多医学院设立了全科医学课程，向学生传授与社区有关的医疗卫生保健知识和技能。为了吸取更多的先进经验和方法，可以请国外学者来我国讲学，或派遣人员到国外参观、考察和学习。

我国目前大中城市医疗水平相对较高，而占我国人口80%的广大农村的医疗保健比较薄弱。我国处于第一次和第二次卫生革命的交替阶段，全科医师将担负起防治传染病和慢性病、老年病的重大任务。我国医疗卫生保健事业与西方国家相比有自己的优势，快速发展现代医学、现代医学教育的同时，在继承和发扬祖国传统医药学、走中西医结合的道路上也取得显著成效。中医药学一直深受我国人民的信赖，它的一些基本观点和原则，如整体观念、辨证施治、心理治疗、社会观点等与全科医学的宗旨极为接近。以上诸多因素决定我国全科医学的发展应考虑我国的国情，发展有中国特色的全科医学。

二、全科医师

全科医师作为基层医疗卫生服务的"守门人"，其临床技能、服务能力均直接影响居民健康。但是我国目前尚未建立系统规范的全科医师培养体系，基层全科医师人员严重匮乏等问题十分突出，因此加快培养基层全科医师，提高卫生服务能力是目前全科医学的重要工作之一。

（一）全科医师应具备的素质

全科医疗的执行者是全科医师，大力培养全科医师，以岗位胜任力为导向培养全科医师，是很多学者的共识，全科医师岗位胜任力的提高是发展全科医学的基础。受过专门训练的全科医师应采用以预防医学为导向的服务模式，主动为社区中的全体居民提供以个人为中心，以家庭为单位，以社区为范围的连续性、综合性、协调性和人性化的医疗保健服务。这些服务包括为个人和家庭提供生理和心理诊治、医疗咨询和预防保健，对婴幼儿发育、青少年行为和中老年保健进行指导，负责慢性病患者的康复，对危重患者急救和适时转诊；还包括对患者的健康教育，让患者了解自身的健康问题并鼓励其改变不良行为，采取健康的生活方式。这就要求全科医师要有多方面的素质：

1. 良好的职业道德、严谨的工作作风和实干精神。

2. 医疗能力。掌握基础医学和临床医学的基本理论知识以及护理学知识。能诊治常见病、多发病，掌握一定的中医、中药理论和临床技能，能及时准确地转诊。

3. 预防保健能力。掌握预防医学、康复医学，妇幼医学、妇幼保健、计划生育等方面的基本理论和技能；掌握分析居民健康状况的方法，具有进行社区调查、社区诊断、疾病预防和检测能力，能进行针对性的健康教育。

4. 社区卫生工作能力。能宣传贯彻卫生工作方针和有关政策，能为解决社区卫生、促进健康问题提出措施和建议，具有协调社区卫生资源、提高初级卫生保健总体水平的能力。

建立一支稳定的、高素质的、居民信得过的全科医师队伍，必须启动全国性的全科医师师资培训工作，制订统一的培训大纲，建立国家级全科医学师资培训中心，通过培训提升带教医师的全科医学理念，了解全科医师的工作环境和岗位需求。全科医学师资综合能力的提高是培养高质量全科医师的根本保障。

（二）全科医师培养面临的问题

1. 社会对全科医学的教育不够重视 从调查的大数据来看，大部分的居民对全科医师的工作职责并不十分清楚，在我国大多数医学高校里全科医学并不是重点学科，政府方面的资金投入需要加强，教育观念以及办学理念需要更新。

2. 全科医师及储备队伍缺乏 全科医师平日的工作量大，往往需要身兼数职，工资低且晋升高级职称的机会少，发展前途有限，社会地位不高等，导致有意愿从事全科医学工作的人员少，储备队伍严重缺乏。

3. 全科医师发展的不平衡性 全科医师培养的不平衡性集中表现区域发展的不平衡，经济发达的地区明显好于经济欠发达的地区，同时培训医院的医疗水平也决定培养医师的质量。

4. 全科医师工作与学习的矛盾 目前大部分全科医师的学习方式有以下几种：①毕业生可以通过全科的规范化培训对全科医师进行训练；②已经工作的全科医师可以通过进修的方式丰富临床经验的积累；③医师通过参加继续教育学习班、讲座、会议等方式进行学习。提高全科医师水平是今后全科医学研究的重点和难点。

（三）全科医学的思考

新医改顺利完成和分级诊疗顺利施行的关键是全科医师的队伍建设，所以目前最重要的是加强全科医师的培养，具体包括以下方面：①增加全科医师的培育力度；②深化全科医师培养改革方案；③对基层全科医师政策倾斜；④建议培训形式多样化，完善培训体系；⑤提升带教老师的全科医学理念，寻求新的教学方法与工具，丰富教学形式。

总之，要加强对全科医学的重视，提高全科诊疗的普及率，提高全科医师的诊疗水平，并且充分开发学校、大医院、高级医师等资源，有针对性地培养、培训全科医师，并落实切实有效的继续教育，结合各地的实际情况，研究出台针对性强、切实可行的方案，政府、学校、医院、医师多方共同坚决地推进、落实方案。对全科医学教育事业给予充分的重视、建立健全高校全科医学课程体系、加强学科建设和师资队伍建设、为全科医学教育营造全面的支持环境、推动全科医学教育与国际水平接轨，并能够有效实现全科医学教育的可持续发展。

（祝 波）

第二章
全科医疗的临床诊断思维

全科医师从事临床工作中临床诊断思维是最基本的临床实践活动，是临床医师必备的一种能力，直接体现全科医师的诊疗能力及岗位胜任力，它是临床诊断过程中的科学、辩证思维的结合。由于全科医师需要解决的临床问题及其工作环境的不同，因而在实际工作中的临床诊断策略和方法也具有一定的特殊性，这也使临床医学诊疗思维的方法更加丰富。全科医疗以患者为中心，以家庭为单位，以社区为范围，以预防为导向，以问题为导向，解决临床问题。

一、临床推理方法

以问题为导向是全科医学重要的基本诊断方法之一，指在诊疗过程中发现、确定临床问题，运用适宜的临床诊断思维方法解释、解决问题。虽然全科医学有其特殊性，但仍属于临床医学范畴，因而临床医学的诊断思维、推理过程与方法同样适用。

临床常用的归纳推理法是从个别、特殊到一般，每个患者之间都存在个体差异，个体的症状、个体的体征、个体的辅助检查结果往往获得的初步诊断是一种普遍性的结论。这种普遍性的前提是真实的个别性材料，并且存在例外的可能性。因此，在临床工作中医师往往需要反复验证，不断修正。

演绎推理法正好相反，是从一般到个别的推理方法，从一般性出发，针对性地完善患者的症状、体征及辅助检查等资料，制订初步诊疗计划，通过检查结果的变化或者治疗效果不同，来验证最初的假说是否正确，进而不断修正鉴别诊断，添加补充诊断等。此外还有概率推理法、类别推理法、模型识别法、临床预测规则等，在全科诊疗过程中，往往几种方法联合应用，从而更有利于妥善处理患者。

二、全科诊疗中的临床诊断思维

全科医学诊疗过程中，常常是以症状入手，运用物理诊断学做出初步诊断。常用的方法有现场即刻诊断法、刻画诊断法、归缩诊断法、从个别问题推理诊断法、除外诊断法、菱形诊断法、诊断三联征等。综合运用，妥善处理患者的临床问题，满足患者的健康需要和需求，维护和促进健康，从而提高全民的健康水平。

全科医疗中的临床诊断思维原则包括以人为中心、假设有病、假设是常见病、假定是器质性疾病、重要的病优先检查、一元和多元有机结合、可能优于肯定、从整体观点出发、给予循证诊断等九个原则。全科医师在日常诊疗实践中应遵循的首要原则就是以人为中心。

全科医师在临床实践过程中的关注点始终都是以整体的人为主体，而不仅仅是疾病或健康问题。以生物—心理—社会医学模式为指导，全人照顾理念为导向，以人为中心的临床诊疗模式考虑患者及其所处环境，了解患者的期望、想法、感受、担忧等多种情绪，共同面对健康问题。诊疗过程中的基本关注点都是患者及其家庭、社会环境，以长期地进行健康管理及指导。在诊疗过程中，无论遇见因何种原因就诊的患者，都应该首先假设该患者可能患有某种疾病，甚至是急性、严重疾病的可能，从而确定及鉴别诊断，以避免误诊、漏诊，规避医疗风险。首先是排除诊断，其次才是确定诊断，强调全科医师诊疗过程中快速识别急危重症疾病，掌握一些危及生命疾病的特异性、典型症状或体征，并且迅速判断是否需要抢救治疗、紧急处理，并且决策是否需要立即转诊。

全科医师的服务对象是以社区为范围的，相对固定的人群，了解该社区疾病谱及患病率情况。假设是常见病的原则就是根据该社区的疾病概率，首先考虑常见病或多发病，但并不是罕见病。诊断三联征为全科医师提供了很好的鉴别少见病、疑难疾病的方法。全科医师诊疗过程中常见非器质性疾病，与专科医师相比接触的疾病更加多样，即便如此，面对患者时仍然假设可能是器质性疾病的诊断，进而通过完善相关检查，不断修正诊断。如果社区不具备完善功能性疾病诊断依据的条件，这就需要运用协调性、综合性照顾的原则和方法，慎重诊断，必要时转诊。日常临床诊疗中一些危及生命的、恶性的疾病以及急症需要立即处理，优先检查重要疾病，尽可能地不漏诊、不误诊，规避医疗风险，减少医疗纠纷。患者就诊时常常不是一个症状，而是多个症状，且涉及多个器官系统，要进行综合判断及分析。

三、全科诊疗思维与专科诊疗思维的区别

（一）全科医师在诊疗过程中更注意全面分析、善抓重点，优先处理急症、危重症

随着现代医学的发展，医学分工日益精细促进了医疗诊治水平的不断进步，专科医师长期接触和处理某种疾病逐渐形成了分科思维，常常习惯于以专科的病种概念来分析、判断与处理疾病。全科医师所面对的疾病谱更为广泛，并且患者就诊时，提出的健康问题多处于早期阶段，这些临床工作特点与专科医师有着巨大的区别。全科医师的临床思维方法与诊断模式也必然有自己的特点。全科医师的思维主要围绕着哪种疾病的可能性最大、危害最大。

（二）全科医师与专科医师在卫生服务中承担的责任不同

全科医师负责健康时期、疾病早期乃至经专科诊疗后无法治愈的各种疾病的长期

照顾，全面掌握着患者的健康动态。在诊疗过程中应该全方位思考，而不应将思维局限在单一系统，如果发现最可能或危害最大的健康问题，优先进行处理。如果不能抓住重点问题，而是逐一排查，不仅会给患者带来不必要的痛苦，增加患者的经济负担，也会误诊，从而造成难以挽回的生命、经济损失。

（三）全科医师不需要确诊

全科医师在一些疾病（如肿瘤）的诊疗过程中并不需要做出明确的诊断，只需要明确疾病最可能位于哪一系统，从而将患者转诊至相应专科由专科医师决定下一步应行的检查和处理。首次转诊只是有助于明确或排除可能性最大或危害最大的健康问题，并不一定确诊。因此，转诊后的追踪随访及动态观察亦尤为重要。如果首次转诊不成功，则需要再次整合资料和信息，调整思路。这个过程，需要全科医师与专科医师密切合作。

要注意的是全科医师接诊患者时要明确就诊目的，给予理性建议。如随着机体功能的不断衰退，老年人常存在多种疾病共患的情况，在接诊过程中需要明确患者就诊的主要目的，优先处理急症、重症，不能为了治疗而治疗，无端增加患者的风险。

全科医师接诊时不是一定要解决患者所有的健康问题，也不是所有的健康问题均需要解决，一些疾病通过积极预防和优化管理能够达到很好的效果，并不影响患者的生活质量。而对于一些可能降低患者生活质量的健康问题，一定要与患者及其家属充分沟通，给予患者合理性建议。

（王　昕）

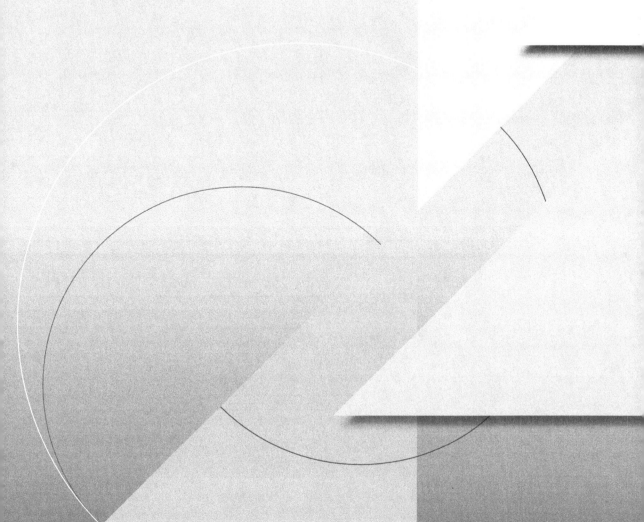

第二篇
常见临床问题的诊疗

第一章
常见症状

第一节　发　热

【**病例**】患者赵某，男，40岁，于2020年11月19日入院。

【**主诉**】发热、咳嗽3天。

【**思考**】作为全科医师，如何接诊以发热为主诉的患者？诊断思路如何？进一步检查有哪些？如何制订诊疗计划？

发热（fever）是临床最常见的症状之一，病因复杂多样，常常给诊断造成困难。临床工作时，症状、体征、辅助检查是一个不可分割的整体，而患者的生活环境、遗传因素、社会关系等相互作用，也会使疾病表现形式多种多样。全科医师应将这些情况有机结合，整体判断，切忌顾此失彼，造成误诊。

对于发热的患者，核心问题是病因诊断，诊断思路要明确，首先分析病因及分类，其次分析热型，有些疾病常常伴多个症状，应结合不同的伴随症状及体征特点做出相应的诊断。此时，接诊医师往往已经对疾病有了大致的判断，但要具体明确诊断，还应该结合体格检查及辅助检查，最后拟订临床诊疗计划。全科医师严格把控转诊指征，以避免漏诊、误诊，或延误最佳治疗时机。值得注意的是，临床上有时会出现测温结果与患者的主诉、病史、症状、全身状态不符，此时应对其原因进行详细的分析，以避免诊疗过程中出现错误。全科医师在接诊患者时，必须有整体观念。

发热的诊治的主要思维一般遵循明确发热性质及病因等原则。临床上的接诊流程为：病史采集、体格检查、辅助检查判读、拟订治疗方案，必要时转诊。

一、发热的病史采集

认真细致地询问病史是发热病因诊断的重要步骤，病史采集的要点应包括：起病情况、伴随症状、诊治经过、一般情况、既往病史、个人史、流行病学史等。

（一）起病情况

如发病的诱因、起病缓急、病程、热度高低、热型等。

1. 诱因　引起发热的病因很多，根据病因不同，临床上可分为感染性发热和非感染性发热。感染性发热（infective fever）在临床上较为常见，由各种病原体如病毒、细菌、支原体等引起的感染，无论是急性、亚急性或慢性的感染，局部性或者是全身性的感染性疾病均可出现发热症状。非感染性发热（noninfective fever）疾病病因较多，主要有血液病、结缔组织疾病、变态反应性疾病、内分泌与代谢疾病、皮肤病变、恶性肿瘤、物理及化学损害、自主神经功能损害等。非感染性发热的常见病因见表2-1-1。

表2-1-1　非感染性发热常见病因

病因	疾病
血液系统疾病	淋巴瘤、白血病、恶性组织细胞病等
结缔组织疾病	皮肌炎、系统性红斑狼疮、硬皮病、类风湿性关节炎和结节性多动脉炎等
内分泌与代谢性疾病	甲状腺功能亢进危象、甲状腺功能亢进、亚急性甲状腺炎、痛风急性发作和重度脱水等
变态反应性疾病	药物热、风湿热、溶血反应、血清病等
组织坏死与吸收	心肌梗死、肺梗死、肢体坏死、脾梗死等重要脏器的梗死或坏死
皮肤病变	广泛性皮炎、鱼鳞癣等导致皮肤散热减少的广泛性病变 慢性心力衰竭同样可以使皮肤散热减少而引起发热
其他	恶性肿瘤、物理及化学损害（如中暑、大手术后、骨折、大面积烧伤及重度安眠药中毒等）、自主神经功能紊乱

【问诊】①核对姓名、年龄、职业、民族、婚姻状况、出生地、住址、工作单位等。②主要症状及发病时间，有无诱因，注意要避免诱导式的询问。本例患者于3 d前受凉之后身体不适，之后体温升高。

【分析】根据诱因初步分析该患者的病因，可能是受凉后由病原体感染所导致的发热，故可初步判断为器质性发热，属于感染性发热。

2. 起病缓急及病程　发热按照热度的高低，临床上可分为低热（37.3～38.0℃）、中等热度（38.1～39.0℃）、高热（39.1～41.0℃）、超高热（41℃以上）。

发热的过程一般分为体温上升期、高热期和体温下降期三个阶段。而按病程分类可分为急性发热、长期发热和长期低热。临床上的急性发热绝大多数为感染性发热，病原体主要是以病毒、细菌为主，少数非感染性因素也可以引起急性发热，比如甲状腺危象、药物热、中暑等。长期发热常常持续3周以上，感染性疾病、肿瘤性疾病及结缔组织疾病等均可引起长期发热，一些肿瘤性疾病、结核病、感染性心内膜炎等也表现为长期发热。引起长期低热的病因中，非感染性疾病比例最高，其次是感染性疾病，还有一些由不明原因引起。在感染性疾病中，结缔组织疾病最为多见，其次为慢性局灶性感染如中耳、鼻窦、肠道、胆道、前列腺、女性泌尿系统等部位的慢性炎症。非感染性长期低热常见于甲状腺功能亢进、风湿性疾病、恶性肿瘤、溃疡性结肠炎等。

【问诊】询问患者发热的过程及持续时间，如体温是突然升高还是慢慢升高。本例患者为受凉2 h后体温逐渐升高，已持续3天。

【分析】该患者急性发热，进一步支持感染性发热。

3. 热型　体温测定后将数值记录于记录单上，描绘出体温曲线，曲线的变化具有一定的规律，成为热型，不同的病因所引起的发热，其热型也不同。判断热型有助于疾病的诊断及鉴别诊断，也可对于疾病的治疗提供一些思路。临床上常见的热型有稽留热、弛张热、间歇热、波状热、回归热和不规则热。

（1）稽留热：当体温恒定于高水平，一般维持在39~40℃或以上，一般持续数天或数周，24 h内体温波动范围不超过1℃。常见于大叶性肺炎、伤寒高热期及斑疹伤寒等。

（2）弛张热：又称败血症热型。体温波动幅度大，常在39℃以上，24 h内波动范围超过2℃，但都超过正常水平。常见于败血症、重症肺结核、风湿热及化脓性炎症等。

（3）间歇热：体温骤升到高峰后持续数小时，又迅速降至正常水平，无热期可持续1天至数天，如此高热期与无热期反复交替出现。常见于急性肾盂肾炎、疟疾等。

（4）波状热：体温逐渐上升达39℃或以上，数天后逐渐下降至正常水平，持续数天后又逐渐升高，如此多次反复。常见于布鲁杆菌感染。

（5）回归热：体温急剧上升至39℃或以上，持续数天后又骤然下降至正常水平。高热期与无热期各持续若干天后规律性交替一次。可见于回归热、霍奇金病等。

（6）不规则热：发热的体温曲线无一定规律，可见于结核病、支气管肺炎、风湿热、渗出性胸膜炎等。

值得注意的是由于抗生素的广泛应用，常常能及时控制感染，退热药物及糖皮质激素的应用，也可以改变一些疾病的热型，使热型变得更加不典型或呈现不规则热型。热型的变化也与个体差异相关，比如部分老年休克型肺炎患者可表现为低热或无发热，并不呈现肺炎的典型热型。不同部位测得的体温也略有不同。因此在临床工作中，全科医师要结合病史、体征及辅助检查等，不要盲目判断，以免出现误诊。

【问诊】疾病的发展与演变，加重及其因素，频次的增多或者减少同样都是询问的要点。针对本例患者而言，需要询问患者发热的特点、热度、发热的频度，是间歇性或持续性，是否有影响因素。本例患者腋温最高达39.0℃，物理降温后腋温为38℃，之后体温变化不大。

【分析】该患者体温最高达39.0℃，体温波动不超过1℃，体温略有下降但未降至正常，热型属于稽留热。

（二）伴随症状

患者发热时，常常有一些局部或全身的伴随症状，这些症状往往对诊断具有重要的参考价值，有些疾病常常伴多个局部或全身的症状，结合不同的伴随症状及体征特点做出相应的诊断。发热伴随症状鉴别见表2-1-2。

表2-1-2 发热伴随症状鉴别

症状	疾病
寒战	大叶性肺炎、败血症、急性胆囊炎、急性肾盂肾炎、流行性脑脊髓膜炎、疟疾、钩端螺旋体病、药物热、急性溶血或输血反应等
结膜充血	麻疹、流行性出血热、斑疹伤寒、钩端螺旋体病等

续表

症状	疾病
单纯疱疹	口唇单纯疱疹多出现于急性发热性疾病，见于大叶性肺炎、流行性脑脊髓膜炎、间日疟、流行性感冒等
淋巴结肿大	传染性单核细胞增多症、风疹、淋巴结结核、局灶性化脓性感染、丝虫病、白血病、淋巴瘤、转移癌等
肝脾肿大	传染性单核细胞增多症、肝及胆道感染、病毒性肝炎、疟疾、布鲁杆菌感染、白血病、淋巴瘤、结缔组织病、黑热病、急性血吸虫病等
皮肤黏膜出血	重症感染、某些急性传染病，如败血症、流行性出血热、斑疹伤寒、病毒性肝炎等。某些血液病，如再生障碍性贫血、急性白血病、恶性组织细胞病等
关节肿痛	败血症、布鲁杆菌感染、猩红热、结缔组织病、风湿热、痛风等
皮疹	麻疹、风疹、猩红热、水痘、斑疹伤寒、结缔组织病、风湿热、药物热等
昏迷	先发热后昏迷：流行性乙型脑炎、流行性脑脊髓膜炎、斑疹伤寒、中毒性菌痢、中暑等 先昏迷后发热：脑出血、巴比妥类药物中毒等

【分析】本病例患者伴有咳嗽、咳黄黏痰，偶觉胸痛、呼吸困难。考虑其呼吸系统疾病可能性大，再结合其热型，可以判断肺炎的可能性大。

（三）诊治经过

患病诊治经过、使用的药物、使用药物种类、剂量，包括对抗菌药物的反应等。

【问诊】询问患者的诊治过程。本例患者曾至附近卫生所就诊，医师诊断为病毒性感冒，医嘱为口服"连花清瘟颗粒"，每次1袋，3次/天，患者服药之后，体温降至38.3℃。

【分析】一些药物的应用，症状常常能得以缓解，退热药物及糖皮质激素的应用，也可以改变一些疾病的热型，因此不要盲目判断，以免出现误诊。

（四）其他

一般情况，如精神状态、食欲、体重改变等。不要遗漏既往病史（包括既往发热史）、用药史（糖皮质激素、免疫抑制剂等）、传染病接触史、动物接触史、输血史、个人史、婚姻史等。

【问诊】询问患者是否有其他健康状况，其心情、睡眠、食欲如何、体重、大小便是否有变化。并询问传染病史预防接种史、长期服药史和药物过敏史、输血史、社会经历、职业与工作条件、习惯嗜好（有无吸烟、饮酒、静坐、熬夜等不良生活习惯）、冶游性病史。本例患者食欲明显减退，不能坚持劳动、尿少色黄，排便困难，睡眠差。

二、体格检查

体格检查可以为疾病提供诊断线索，因此临床医师查体时要认真细致。有些发热患者的异常体征比较明显，易于发现，而有些则需要通过全面细致的体格检查才能发现，因此全科医师需要具有扎实的基本功。当为发热患者进行体格检查时，首先要观察患者的一般情况及意识状态，并且在体格检查的过程中注意是否有皮疹、淋巴结肿大、皮肤黏膜出血点、血管杂音、心脏杂音、肝脾肿大、局部压痛等重要体征。部分发热患者在疾病初期并未体现某些异常体征，随着疾病的进展可能会出现，因此，全科医师需要对病因未明的发热患者反复进行体格检查，并动态观察体征的变化，有助于发现病因。

皮疹是发热患者常见的伴随症状之一，其与发热性疾病的病因有着密切的关系，皮疹的出现时间、分布及形态对于疾病的诊断和鉴别诊断具有一定的意义。斑丘疹多见于病毒感染性疾病和药物热；玫瑰疹见于伤寒和副伤寒；环形红斑见于风湿热；成人 Still 病（adult onset still disease，AOSD）的皮疹显现的时间短暂，随体温的升降而有所改变。

发热性疾病另一个常见和重要的体征就是淋巴结肿大。局部淋巴结肿大伴压痛者，多见于局部引流区的炎症；淋巴瘤或转移性肿瘤的患者可触及质硬、无痛性的局部淋巴结肿。全身性淋巴结肿大可见于急性传染性疾病，如传染性单核细胞增多症及血液系统疾病。不同部位的压痛可能提示不同器官的病变。胸骨下段压痛需要警惕是否患有白血病；肝脓肿、胆道炎症的患者常出现右上腹压痛；季肋点压痛和肾区叩击痛大多提示尿路感染；当出现多关节红肿、压痛时，就要考虑患者是否患有风湿热、系统性红斑狼疮等疾病。此外，还要注意心脏的听诊，如果发现新出现的心脏杂音，或原有杂音性质发生变化时，则需要警惕感染性心内膜炎。

【分析】经过病史询问，接诊医师可以对于引起发热的病因带有倾向性的判断，而对发热患者的体格检查要整体全面、重点突出。重点检查患者一般情况及意识状态，并且在体格检查的过程中注意是否有皮疹、淋巴结肿大、皮肤黏膜出血点、血管杂音、心脏杂音、肝脾肿大、局部压痛等重要体征。对于该患者来说，除上述要点外，查体的重点在肺部查体。本例患者体温为 38.2℃，心率为 90 次/分，呼吸频率为 21 次/分，血压为 112/74 mmHg，一般状态欠佳，发育正常，营养中等，急性面容，痛苦貌，全身无皮疹，胸廓对称无畸形，无摩擦感，无压痛，双肺听诊呼吸音清，右肩胛下区呈支气管呼吸音、该区语音传导增强，并有散在湿啰音，心尖冲动位置正常，心界不大，心律齐，各瓣膜区未闻及杂音。考虑该患者肺炎可能性大。

三、辅助检查

对于发热的病因诊断，辅助检查是最主要手段之一，它可以补充病史与体格检查中存在的不足，也对患者的病因分析、诊断及鉴别诊断具有重要的价值，尤其是临床一些患者仅以发热为主要症状，缺乏其他系统症状和体征，为明确诊断辅助检查更为重要。全科医师临床工作中，应根据不同发热患者的具体情况有针对性地选择检查项目，必要时需要重复送检以提高阳性率。

临床常用检查包括：血、尿、粪便常规，血培养，降钙素原（procalcitonin，PCT），血沉，C反应蛋白，类风湿因子，免疫球蛋白，补体以及自身抗体等检查。

1. 血、尿、粪便常规　这三大常规检查是对发热病因诊断的最为基本、实用、简单的检查，尤其是血常规，对于判断患者是感染性发热还是非感染性发热具有重要的初步筛查价值。白细胞总数、中性粒细胞百分比、中性粒细胞升高，多提示为细菌性感染而引起的发热，如同本节病例患者。如果白细胞不升高甚至减少，则多见于病毒感染或者是如伤寒、副伤寒、结核病的某些类型等细菌性感染。嗜酸粒细胞增多常见于寄生虫感染和变态反应性疾病。患有传染性淋巴细胞增多症、传染性单核细胞增多症等患者则淋巴细胞增多。血常规联合血涂片检查可用于筛选血液系统肿瘤。如果尿常规中出现白细胞增多，则提示泌尿系统感染；而便分析中，粪隐血试验阳性、红白细胞阳性则提示消化道疾病。

2. 病原体检测　这是对发热病因诊断的重要检查，尤其对于感染性发热的病因学诊断及治疗具有决定性的作用。一般根据感染部位的不同，采集的标本也不同，如肺炎患者痰培养、尿路感染患者留取尿培养等，其中血培养极为重要，血培养包括普通细菌、厌氧菌和真菌培养。正常人的血液是无菌的，疑为败血症、菌血症和脓毒血症的患者，需要在发热初期、发热前2 h或发热高峰期采集，对于已经应用过抗生素的患者，则在下次用药之前采集。并且应反复多次培养，以提高阳性率，在培养检查的同时进行药敏试验。值得注意的是，病原体检测有一定的阳性率，即使出现阴性结果，也不能除外感染的发生。

3. 血生物化学及免疫学检查　血生物化学及免疫学检查对于发热患者的病因诊断及治疗同样具有重要意义。降钙素原是反映全身炎症反应的活跃程度的指标之一，它是多种细胞和器官在细菌内毒素和促炎性细胞因子刺激下产生的。当严重细菌、真菌、寄生虫感染以及脓毒症和多脏器功能衰竭时它在血浆中的水平升高。自身免疫、过敏和病毒感染时降钙素原不会升高。局部有限的细菌感染、轻微的感染和慢性炎症同样不会导致其升高。当患者怀疑患有结缔组织疾病时，则需要进行血沉、C反应蛋白、免疫球蛋白、类风湿因子、补体以及自身抗体等检查。当疑为患有恶性肿瘤时，需进行血清肿瘤标志物的检查。

4. 影像学检查　影像学检查如X线、超声、CT、MRI等检查对于发热病因或部位的确定有着重要的意义。X线胸片、肺部CT等检查可发现肺部炎症及肿瘤性病变；腹部超声检查对发现腹部脏器的脓肿、肿瘤等具有一定的价值；超声心动图对感染性心内膜炎、心瓣膜疾病的诊断具有重要的价值。

5. 侵入性检查　当患者仍不能明确诊断时，可选择侵入性检查。一些侵入性地检查在明确发热病因上具有重要意义，如骨髓穿刺活检对于确定或排除血液系统恶性肿瘤，骨髓培养可明确有无感染性病变，淋巴结肿大的患者则需要淋巴细胞活检以明确诊断。

【分析】在接诊的过程中，全科医师一定要提出查看患者的血常规、生化、X线胸片、肺部CT等检查结果，避免不必要的重复，并给出初步印象诊断。并根据印象诊断进一步完善相关检查。本病例中，患者自带辅助检查：血常规：白细胞：$11.67×10^9$/L，中心粒细胞百分率：79.8%，中性粒细胞绝对值：$9.31×10^9$/L。考虑患者肺炎可能性大，接诊医师建议进一步检查尿、便常规，进行痰培养，检查降钙素原，并行肺部CT检查，该患者检查后，结果如下：

尿常规、便常规结果正常，痰培养阴性，降钙素原：0.27 ng/mL。

肺部CT结果：右肺下叶炎症（肺部平扫CT见图2-1-1）。

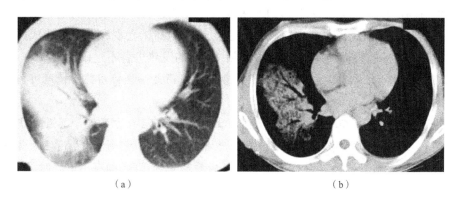

（a）　　　　　　　　　　　　　　（b）

图2-1-1　肺部平扫CT

该患者目前诊断较为明确，确诊为：大叶性肺炎。

诊断明确后，就要针对病因进行治疗，发热患者的病因不同，治疗原则也不同，因此，全科医师要理论结合临床实际情况，拟订治疗方案。

四、治疗原则

发热的处理原则为针对病因治疗，必要时给予退热治疗，同时需加强支持治疗。当全科医师对发热患者进行诊疗时，首先需要明确功能性发热还是器质性发热，如果明确为器质性发热，则判断患者是感染性发热还是非感染性发热。感染性发热的患者，若考虑为传染病，需要尽早隔离，进行上报，并转诊至感染科或传染病医院。对于非传染病患者，则需要积极合理地进行抗感染治疗。对于非感染性发热的患者，首先是明确诊断，在此基础上针对体病因进行治疗，必要时转诊至专科医师处。

抗感染治疗对于感染性发热患者是最为核心的环节。患者体温下降、症状缓解可视为有效的抗感染治疗，在明确病原体的基础上合理选择抗生素。患者首先需要进行病原体培养，配合药敏试验进行针对性的抗感染治疗。疑为感染性发热的急性高热患者，如其病情严重，可给予经验性抗菌治疗。某些特殊部位感染，如急性化脓性胆管炎、肝脓肿等严重化脓性感染，其可能诱发感染性休克，因此需要尽早进行手术治疗。

发热时患者处于高代谢状态，需要注意患者的营养状态，全科医师应注意对其进行饮食指导，告知患者注意补充蛋白质、糖类及维生素，多饮水、注意休息、避免劳累等。

如果患者持续高温不退，则可考虑给予退热治疗，包括物理降温（擦浴或冰袋降温等）和药物降温。婴幼儿、体弱、高龄老年患者或不能耐受者，首选物理降温治疗，同时注意补充液体，保持水、电解质平衡，稳定内环境。高热中暑、高热谵妄的患者应采取紧急降温措施，使用退热药物时，需注意防止体温骤降伴大量出汗时可能导致血容量不足。常见的退热药物有对乙酰氨基酚、吲哚美辛、复方氨林巴比妥等。

对于结缔组织病、变态反应性疾病所引起的发热，糖皮质激素具有良好的退热效果，因此当高度怀疑这类疾病引起的发热或者药物热，且病情紧急的情况下，可酌情使用激素类药。但也要警惕糖皮质激素会改变热型和临床表现，对诊断造成困难，而且还会加重原有的感染性疾病，因此对于原因未明的发热患者不建议使用激素。

【分析】拟订治疗方案之前要充分了解患者的用药史，分析用药的情况可能对疾病的影响。

该患者曾口服抗病毒中药，效果欠佳，故需要调整治疗方案，予其营养支持，应用抗生素，多饮水，物理降温，对症治疗。患者就诊后体温逐渐下降，第3天体温降至正常，1周后患者好转停药。全科医师嘱其一周后复查肺CT，如有不适随时就诊。

五、临床诊疗思维

对于全科规范化住培医师来说，接诊发热的患者，诊断思路要明确，而发热的问诊也是考试的内容之一，注意在接诊的过程中要详细、重点突出，不要遗漏相关要点。发热的问诊要点见表2-1-3。

表2-1-3　发热的问诊要点

自我介绍		介绍自己的姓名、职务、问诊的目的，求得患者配合	
问诊内容	一般项目	姓名、年龄、职业、民族、婚姻状况、出生地、住址、工作单位等	
	主诉	主要症状及时间	
	现病史	起病时间、缓急	
		起病诱因：受凉、劳累等	
		主要症状的特点	热度
			频度：间歇性或持续性
		发展与演变：加重及其因素，频次的增多或者减少	
		伴随症状	有无畏寒、寒战、大汗或盗汗
			肌痛、乏力、全身不适
			智力精神改变、记忆力下降、怕冷、毛发脱落、便秘
			咳嗽、咳痰、胸痛
			恶心、呕吐、腹痛、腹泻

续表

问诊内容	现病史	伴随症状	头痛、嗜睡、昏迷
			尿痛、尿急、尿频
			皮疹、出血点
		诊治经过	诊断、接受过的检查、结果
			使用过的药物、剂量、疗程和疗效
		病程中的一般情况	
	既往史	健康状况	
		传染病史	
		预防接种史	
		长期服药史和药物过敏史	
		输血史	
	个人史	社会经历	
		职业与工作条件	
		习惯嗜好：有无吸烟、饮酒、静坐、熬夜等不良生活习惯	
		冶游性病史	
	婚姻史、月经与生育史		
	家族史	有无类似患者	
		有无遗传病史	
诊断及处理		提出查看患者的血常规、生化、X线胸片等检查	
		印象诊断	
问诊技巧		提问的条理性	
		无诱导性提问、诘难性提问及连续性提问	
		不用医学名词或术语提问，如果使用术语，必须立即向患者解释	
		询问者注意聆听，不轻易打断患者讲话	
		谦虚礼貌、尊重患者，对患者有友好的眼神，体谅及鼓励的语言	
		问诊结束时，谢谢患者合作	

发热的诊断步骤：首先要明确发热性质，判断是感染性发热还是非感染性发热，是功能性发热还是器质性发热。判断引起发热的疾病具体属于哪个系统或器官，累及的部位是单个还是多个，局部还是全身，是发热患者诊疗的重要内容。确定感染部位必须结合病史、体征、实验室检查和影像学检查，将这些资料作为整体进行综合判断。明确引起发热的具体病因是发热性疾病诊治的核心内容，当进行正确的定性、定位后，大部分发热性疾病的病因诊断基本明确，但仍可能有少数患者的病因诊断不明，此时可能需要动态监测实验室检查和影像学检查，或者直接采用诊断性治疗来明确诊断。

发热的处理原则为针对病因、退热治疗，并在此基础上要加强营养支持治疗。作为全科医师还要严格掌握患者的转诊指征，如传染性发热疾病、长期不明原因发热、感染性疾病经抗炎治疗效果不佳或症状无改善者、非感染性发热患者需要进一步诊断和治疗等。发热处理流程见图2-1-2。

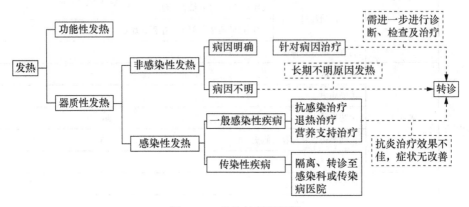

图2-1-2　发热处理流程图

（田　慧）

第二节　咳嗽与咳痰

【病例】患者王某，女，45岁，于2020年11月26日入院。

【主诉】咳嗽、咳痰2年，加重伴气短1周。

【思考】作为全科医师，如何接诊以咳嗽咳痰为主诉的患者？诊断思路如何？进一步检查有哪些？如何制订诊疗计划？

咳嗽（cough）与咳痰（expectoration）是临床患者最常见的症状之一。咳嗽是一种反射性防御动作，通过咳嗽可以清除呼吸道内分泌物或异物。但是咳嗽也有不利的一面，如咳嗽可使呼吸道感染扩散，剧烈咳嗽可诱发咯血及自发性气胸等。因此，如果频繁的咳嗽影响工作与休息，则为病理状态。痰液是气管、支气管的分泌物或肺泡内的渗出液，借助咳嗽将其排出称为咳痰。

一、咳嗽的病史采集

咳嗽的发生机制是一种病态现象，由于延髓咳嗽中枢受刺激引起。来自耳、鼻、咽、喉、支气管、胸膜等感受区的刺激传入延髓咳嗽中枢，该中枢再将冲动传向运动神经，即喉下神经、膈神经和脊髓神经，分别引起咽肌、膈肌和其他呼吸肌的运动来完成咳嗽动作，表现为深吸气后，声门关闭，继以突然剧烈的呼气，冲出狭窄的声门裂隙产生咳嗽动作和发出声音。

（一）咳嗽的诱因

咳嗽与咳痰的病因很多，除呼吸系统疾病外，心血管疾病、神经因素及某些药物及心理因素等也可引起咳嗽和（或）咳痰。呼吸道疾病鼻咽部至小支气管整个呼吸道黏膜受到刺激时，均可引起咳嗽。肺泡内有分泌物、渗出物或漏出物等进入小支气管即可引起咳嗽和咳痰。化学刺激物刺激分布于肺的C纤维末梢亦可引起咳嗽，如咽喉炎、喉结核、喉癌等可引起干咳。气管支气管炎、支气管扩张、支气管哮喘、支气管结核及各种物理（包括异物）、化学、过敏因素刺激气管、支气管可引起咳嗽和（或）咳痰。肺部细菌、真菌、病毒、支原体或寄生虫感染以及肺部肿瘤均可引起咳嗽和（或）咳痰。而呼吸道感染是引起咳嗽、咳痰最常见的原因。

胸膜疾病各种原因所致的胸膜炎、胸膜间皮瘤、自发性气胸或胸腔穿刺等均可引起咳嗽。心血管疾病二尖瓣狭窄或其他原因所致左心衰竭引起肺淤血或肺水肿时，因肺泡及支气管内有浆液性或血性渗出物，可引起咳嗽和咳痰。右心或体循环静脉血栓脱落造成肺栓塞时也可以引起咳嗽。中枢神经因素从大脑皮质发出冲动传至延髓咳嗽中枢后可发生咳嗽，如皮肤受冷刺激或三叉神经支配的鼻黏膜及舌咽神经支配的咽喉部黏膜受刺激时，可引起反射性咳嗽。脑炎、脑膜炎时也可出现咳嗽。人们还可以自主地咳嗽或抑制咳嗽。其他因素所致慢性咳嗽如服用血管紧张素转化酶抑制剂后咳嗽、胃食管反流病所致咳嗽、习惯性及心理性咳嗽等。

突发性咳嗽常由于吸入刺激性气体或异物、淋巴结或肿瘤压迫气管或支气管分叉处引起。发作性咳嗽见于百日咳、咳嗽变异性哮喘等。长期慢性咳嗽多见于慢性支气管炎、支气管扩张、肺脓肿及肺结核等。夜间咳嗽常见于左心衰竭、咳嗽变异性哮喘。咳嗽伴有波状热，即体温逐渐上升达39℃或以上，数天后逐渐下降至正常水平，持续数天后又逐渐升高，如此多次反复，常见于布鲁杆菌感染。

【问诊】根据上述内容，在接诊患者时要仔细询问主要症状及发病时间、诱因及时间和规律，但要避免诱导式问诊。

【分析】该患者咳嗽为阵发性，早晨咳嗽为主，春冬季症状明显，每年发病持续4个月左右，考虑慢性支气管炎、支气管扩张、肺脓肿及肺结核等疾病可能性大。

（二）咳嗽的性质

咳嗽无痰或痰量极少，称为干性咳嗽。干咳或刺激性咳嗽常见于急性或慢性咽喉炎、喉癌、急性支气管炎初期、气管受压、支气管异物、支气管肿瘤、胸膜疾病、原发性肺动脉高压及二尖瓣狭窄等。咳嗽有痰称为湿性咳嗽，常见于慢性支气管炎、支气管扩张、肺炎、肺脓肿和空洞型肺结核等。

【问诊】询问患者咳嗽的性质。

【分析】该患者咳痰是白色泡沫样痰液，属于湿性咳嗽。

（三）咳嗽的音色

指咳嗽声音的特点。①咳嗽声音嘶哑：多为声带的炎症或肿瘤压迫喉返神经所致。②鸡鸣样咳嗽：表现为连续阵发性剧咳伴有高调吸气回声，多见于百日咳、会厌喉部疾病或气管受压。③金属音咳嗽：常因纵隔肿瘤、主动脉瘤或支气管癌直接压迫气管所致。④咳嗽声音低微或无力：见于严重肺气肿、声带麻痹及极度衰弱者。

（四）痰的性状和痰量

应关注痰的以下三方面特点。①痰的性质：可分为黏液性、浆液性、脓性和血性等。黏液性痰多见于急性支气管炎、支气管哮喘及大叶性肺炎初期，也可见于慢性支气管炎、肺结核等。浆液性痰见于肺水肿、肺泡细胞癌等。脓性痰常见于化脓性细菌性下呼吸道感染，如肺炎、支气管扩张、肺脓肿等。血性痰是由于呼吸道黏膜受侵害、损害毛细血管或血液渗入肺泡所致。上述各种痰液均可带血。②痰量：健康人很少有痰，急性呼吸道炎症时痰量较少，痰量多常见于支气管扩张、肺脓肿和支气管胸膜瘘等，且排痰与体位有关，痰量多时静置后可出现分层现象，即上层为泡沫，中层为浆液或浆液脓性，下层为坏死物质。日咳数百至上千毫升浆液泡沫痰应考虑肺泡细胞癌的可能。③痰的颜色与气味：铁锈色痰为典型肺炎球菌肺炎的特征；黄绿色或翠绿色痰提示铜绿假单胞菌感染；金黄色痰提示金黄色葡萄球菌感染；痰白黏稠且呈拉丝状提示有真菌感染；大量稀薄浆液性痰中含粉皮样物提示棘球蚴病（包虫病）；粉红色泡沫痰是肺水肿的特征。恶臭痰提示有厌氧菌感染。白色泡沫样痰液是左心衰竭肺水肿早期、肺泡细胞癌、慢性支气管炎的表现。

【分析】上述提到该患者痰液为白色泡沫样痰，提示慢性支气管炎的表现。

咳嗽、咳痰伴随症状鉴别见表2-1-4。

表2-1-4　咳嗽、咳痰伴随症状鉴别

症状	疾病
发热	急性上、下呼吸道感染、肺结核、胸膜炎等
胸痛	肺炎、胸膜炎、支气管肺癌、肺栓塞、自发性气胸等
呼吸困难	喉水肿、喉肿瘤、支气管哮喘、慢性阻塞性肺疾病、重症肺炎、肺结核、大量胸腔积液、气胸、肺淤血、肺水肿、气管或支气管异物等
咯血	支气管扩张、肺结核、肺脓肿、支气管肺癌、二尖瓣狭窄、支气管结石、肺含铁血黄素沉着症、肺出血肾炎综合征等
脓痰	支气管扩张、肺脓肿、肺囊肿合并感染、支气管胸膜瘘等

【分析】本病例患者咳嗽咳痰2年，伴有气短。考虑呼吸系统疾病，可以判断慢性支气管炎急性发作期的可能性大。

二、体格检查

体格检查是诊断疾病的必要步骤，也是积累临床经验的过程。接诊医师需要对咳嗽、咳痰患者进行肺部和心脏查体，体格检查首先是观察一般状态和意识情况，主要是发育、营养、面容、表情、神志、体位、步态、精神状态、语言，还有观察是否有淋巴结肿大、咽部红肿、杵状指（趾）。当出现杵状指（趾）常见于支气管扩张、慢性肺脓肿、支气管肺癌、脓胸等。

其次进行胸部查体，胸廓形态、肋间隙宽度、语颤、胸膜摩擦感、肺部叩诊，主要是肺部听诊，呼吸是否规整，呼吸音的性质和部位，是否有啰音、胸膜摩擦音，当出现哮鸣音多见于支气管哮喘、心源性哮喘、慢性阻塞性肺疾病、弥漫性泛细支气管炎、气管与支气管异物等。局限性哮鸣音可见于支气管肺癌。

再次进行颈部、心脏查体，颈静脉是否充盈，肝颈静脉回流征是否阳性，心脏方面视诊心前区有无隆起、心尖冲动位置，触诊有无心包摩擦感，心脏叩诊相对浊音界，听诊心音、杂音、额外心音等。

【分析】该患者体温：36.2℃，心率：88次/分，呼吸频率：22次/分，血压：122/80 mmHg，一般状态尚可，发育正常，营养中等，慢性面容，焦虑，神志清，桶状胸，无摩擦感，无压痛，双肺叩诊呈过清音，双肺听诊呼吸音清，双肺散在干、湿啰音，心尖冲动位置正常，心界不大，律齐，各瓣膜区未闻及杂音。初步考虑慢性支气管炎急性发作可能性大。

三、辅助检查

对于咳嗽、咳痰患者临床常用化验包括：血常规、血生化系列、降钙素原、C反应蛋白、肺炎支原体血清学、痰细菌（真菌）培养等。检查包括：胸部CT、心脏彩超等。

1. 血液化验 对于咳嗽、咳痰患者，需要完成血常规、生化系列、降钙素原、C反应蛋白等几项基础检查，必要时可以查肺炎支原体血清学、B型钠尿肽（BNP）等化验。血常规、降钙素原、C反应蛋白检查重点关注炎症指标，白细胞总数、中性粒细胞百分比、中性粒细胞升高、降钙素原升高、C反应蛋白升高，多提示为细菌性感染而引起的咳嗽、咳痰。如果白细胞减少，则多见于病毒感染。嗜酸粒细胞增多常见于过敏性疾病和寄生虫病，还有一些皮肤病、血液病、恶性肿瘤、传染病等。嗜碱粒细胞增多常见于过敏性疾病和血液病。C反应蛋白是急性时相反应蛋白，其升高提示急性炎症、组织损伤、恶性肿瘤等。降钙素原诊断炎症指标，可用于严重系统性细菌感染和败血症、细菌性感染和非细菌性炎症、细菌性感染和病毒性感染的鉴别诊断，自身免疫、过敏和病毒感染时降钙素原不会升高。

2. 病原体检测 一般根据感染部位的不同，采集的标本也不同，考虑呼吸系统疾病，留取痰液进行痰细菌培养、痰真菌培养，对本病例患者最好留取痰标本，并进行药敏试验，来选择敏感的抗生素，对临床有指导意义。需要注意，痰培养标本最好在应用抗生素之前采集，且宜采集晨痰。

3. 影像学检查 胸部X线对于各种呼吸系统疾病是最基本的影像学检查，胸部CT具有良好的分辨率、横断图像无重叠的优点，逐渐在临床工作中开展，目前胸部CT主要适应证包括：胸片发现异常需要进一步定性、定位诊断或胸片阴性而临床高度怀疑肺部疾病。心脏彩超可以显示心腔内结构、心脏搏动和血液流动情况。

【辅助检查】血常规：白细胞：11.26×10^9/L，中性粒细胞百分率：81.8%，中性粒细胞绝对值：9.30×10^9/L，降钙素原0.12 ng/mL，胸片示双肺透光度增加，纹理增多。

【分析】本病例中，患者白细胞、降钙素原升高，患者考虑支气管炎急性发作。

接诊医师建议进一步检查痰培养、肺功能，该患者检查后，结果如下：痰培养阴性。患者确诊为：慢性支气管炎急性发作。

四、治疗原则

首先这类患者需多休息、多饮水，避免劳累。饮食尽量清淡，戒烟，环境中尽量避免出现大量的化学物质（如尘螨、花粉、灰尘）等不良因素。

对于咳嗽、咳痰患者，不推荐立即使用镇咳药物，应积极寻找病因，积极治疗基础疾病，如果持续咳嗽且患者出现明显不适、影响正常生活时，可适当选用镇咳药物。轻中度咳嗽、痰量较少时可选用止咳化痰的复方制剂。剧烈干咳时应选用镇咳为主的药物。痰量较多或者痰较黏稠时，应确保充足的水分摄入，同时增加吸入空气的湿度，慎用镇咳药。

当咳嗽、咳痰考虑呼吸道疾病，抗感染治疗仅在有细菌感染证据时使用。一般咳嗽10天以上，细菌、支原体、肺炎衣原体、鲍特菌等感染的概率较大。可首选新大环内酯类或青霉素类药物，亦可选用头孢菌素类或喹诺酮类等药物。美国疾病控制与预防中心推荐服用阿奇霉素5天，克拉霉素7天或红霉素14天。多数患者口服抗生素即可，症状较重者可给予肌内注射或静脉滴注药物，少数患者需根据病原体培养结果指导用药。

如果咳嗽、咳痰考虑心血管疾病，治疗原则主要是积极控制感染，通畅呼吸道、改善呼吸功能，控制呼吸和心力衰竭，积极处理并发症。

【分析】在制订治疗方案时，需要充分了解患者的病史、结合辅助检查，考虑是哪方面的疾病，咳嗽、咳痰主要发生在哪些系统。

该患者咳嗽、咳痰时间较长，有季节环境因素，此次症状加重伴气短，辅助检查提示炎症反应，故需要使用应用抗生素，并进行化痰等对症治疗。1周后患者症状明显缓解，复查血常规正常后出院。

五、临床诊疗思维

对于咳嗽、咳痰的患者，诊断思路要明确，细致地询问病史，认真地体格检查，结合辅助检查结果，明确确定诊断。

（一）咳嗽、咳痰的病史采集

病史采集的要点应包括：

1. **起病情况** 如发病的诱因、起病缓急、持续性或阵发性、病程经过等。
2. **伴随症状** 如发热、胸痛、呼吸困难、咯血及脓痰等。
3. **诊治经过** 在发病过程中是否去医院诊治过、是否使用药物、药物的种类、剂量，治疗后的效果。
4. **一般情况** 如精神状态、面容、表情等。
5. **既往病史** 包括传染病史、外伤史、输血史、手术史、过敏史等。

（二）体格检查

体格检查主要观察这些方面：面容有无二尖瓣面容及发绀；头颈部气管是否居中，有无淋巴结肿大、颈静脉曲张及甲状腺肿大；胸部胸廓外形是否对称，肺部呼吸音是否改变，有无干湿啰音；心脏是否扩大，注意心率、心律情况，是否存在心脏杂音，有无心力衰竭体征；四肢有无杵状指（趾）、下肢水肿等。

（三）辅助检查

辅助检查通常是在已有的病史采集和体格检查的资料的基础上，进行分析，为了验证某种或几种诊断进行检查和化验。咳嗽咳痰的患者根据情况来选择检查项目，常规项目有：血常规、生化系列、降钙素原、C反应蛋白、肺炎支原体血清学、痰细菌（真菌）培养等。检查包括：胸部CT、心脏彩超等。

（四）伴随症状与鉴别诊断

在多数情况下，咳嗽、咳痰患者伴有局部或全身症状或体征，这些对诊断具有重要的参考意义。临床工作时可根据患病过程中的伴随症状和体征的特点做出诊断。合并发热，考虑急性上（下）呼吸道感染、肺结核、胸膜炎等。合并胸痛，考虑肺炎、胸膜炎、支气管肺癌、肺栓塞、自发性气胸等。合并呼吸困难，考虑喉头水肿、喉肿瘤、支气管哮喘、慢性阻塞性肺疾病、重症肺炎、肺结核、大量胸腔积液、气胸、肺淤血、肺水肿、气管或支气管异物等。合并咯血，考虑支气管扩张、肺结核、肺脓肿、支气管肺癌、二尖瓣狭窄、支气管结石、肺含铁血黄素沉着症、肺出血肾炎综合征等。合并脓痰，考虑支气管扩张、肺脓肿、肺囊肿合并感染、支气管胸膜瘘等。

值得注意的是有些疾病并不是只有一种伴随症状，往往多种伴随症状共存，这个时候就要结合患者的主观及客观资料进行鉴别诊断，并且有针对性地选择辅助检查，予以鉴别，谨防误诊、漏诊。

对于参加全科规范化住院培训医师来说，咳嗽咳痰的问诊也是考试的内容之一，注意在接诊的过程中要详细、重点突出，不要遗漏相关要点。咳嗽、咳痰的问诊要点见表2-1-5。

表2-1-5　咳嗽、咳痰的问诊要点

自我介绍		介绍自己的姓名、职务、问诊的目的，求得患者配合	
问诊内容	一般项目	姓名、年龄、职业、民族、婚姻状况、出生地、住址、工作单位等	
	主诉	主要症状及时间	
	现病史	起病时间、缓急	
		起病诱因：受凉、劳累等	
		主要症状的特点	咳嗽、咳痰性质、颜色
			频度：间歇性或持续性
		发展与演变：加重及其因素，频次的增多或者减少	
		伴随症状	有无发热、畏寒、寒战、大汗或盗汗
			有无肌痛、乏力、全身不适
			有无胸痛、呼吸困难
			有无咯血、脓痰
		诊治经过	诊断、接受过的检查、结果
			使用过的药物、剂量、疗程和疗效
		病程中的一般情况	
	既往史	健康状况	
		传染病史	
		预防接种史	
		长期服药史和药物过敏史	
		输血史	
	个人史	社会经历	
		职业与工作条件	
		习惯嗜好：有无吸烟、饮酒、静坐、熬夜等不良生活习惯	
		冶游性病史	
	婚姻史、月经与生育史		
	家族史	有无类似患者	
		有无遗传病史	
诊断及处理		提出查看患者的血常规、生化、X线片等检查	
		印象诊断	

	提问的条理性、无诱导性提问、诘难性提问及连续性提问
	不用医学名词或术语提问，如果使用术语，必须立即向患者解释
问诊技巧	注意聆听，不轻易打断患者讲话
	谦虚礼貌、尊重患者，对患者有友好的眼神、体谅及鼓励的语言
	问诊结束时，谢谢患者合作

（孙婷婷）

第三节　胸　痛

【病例】患者孙某，女，68岁，以"胸痛1天，加重3小时。"为主诉，于2020年12月12日入院。

【思考】作为全科医师，如何接诊以胸痛为主诉的患者？诊断思路如何？进一步检查有哪些？如何制订诊疗计划？

一、胸痛的病史采集

胸痛是内科最常见的疾患之一，是心血管内科常见急症，临床上的胸痛不应仅是指解剖学胸部范围内的疼痛感受，而应包括任何原因所导致的解剖学胸部范围内的任何不适，同时也包括可能由胸部疾病而导致的其他部位的疼痛。导致胸痛的病因复杂，病情的严重程度相差很大。对于高危患者，症状发作后启动治疗越早，疗效越好，获益越多。因此，急性胸痛患者的早期鉴别和危险分层对于识别高危患者并给予及时正确的处置具有重要意义。在各种胸痛中需要格外关注并迅速判断的是致命性胸痛，包括急性冠状动脉综合征、主动脉夹层、肺栓塞和张力性气胸等。

1. 发病年龄　青壮年胸痛患者多考虑结核性胸膜炎、自发性气胸、心肌炎、心肌病、风湿性心瓣膜病，40岁以上则须注意心绞痛、心肌梗死和支气管肺癌。

2. 胸痛部位　大部分疾病引起的胸痛常有一定部位。例如，胸壁疾病所致的胸痛常固定在病变部位，且局部有压痛，若为胸壁皮肤的炎症性病变，局部可有红、肿、热、痛表现；带状疱疹所致胸痛，可见成簇的水疱沿一侧肋间神经分布伴剧痛，且疱疹不超过体表中线；肋软骨炎引起胸痛，常在第一、二肋软骨处见单个或多个隆起，局部有压痛、但无红肿表现；心绞痛及心肌梗死的疼痛多在胸骨后方和心前区或剑突下，可向左肩和左臂内侧放射，甚至达无名指与小指，也可放射于左颈或面颊部，误认为牙痛；夹层动脉瘤引起疼痛多位于胸背部，向下放射至下腹、腰部与两侧腹股沟和下肢；胸膜炎引起的疼痛多在胸侧部；食管及纵隔病变引起的胸痛多在胸骨后；肝胆疾病及膈下脓肿引起的胸痛多在右下胸，侵犯膈肌中心部时疼痛放射至右肩部；肺尖部肺癌（肺上沟癌、Pancoast癌）引起疼痛多以肩部、腋下为主，向上肢内侧放射。

3. 胸痛性质 胸痛的程度可呈剧烈、轻微和隐痛。胸痛的性质可以有多种多样。例如，带状疱疹呈刀割样或灼热样剧痛；食管炎多呈烧灼痛。肋间神经痛为阵发性灼痛或刺痛；心绞痛呈压榨样痛并有重压窒息感，心肌梗死则疼痛更为剧烈并有恐惧、濒死感；气胸在发病初期有撕裂样疼痛；胸膜炎常呈隐痛、钝痛和刺痛；夹层动脉瘤常呈突然发生胸背部撕裂样剧痛或锥痛；肺梗死亦可突然发生胸部剧痛或绞痛，常伴呼吸困难与发绀。

4. 疼痛持续时间 平滑肌痉挛或血管狭窄缺血所致的疼痛为阵发性，炎症、肿瘤、栓塞或梗死所致疼痛呈持续性。如心绞痛发作时间短暂（持续数分钟），而心肌梗死疼痛持续时间较长（数小时或更长）且不易缓解。

5. 影响疼痛因素 主要为疼痛发生的诱因、加重与缓解的因素。例如，心绞痛发作可在劳力或精神紧张时诱发，休息后或含服硝酸甘油或硝酸异山梨酯后于数分钟内缓解，而对心肌梗死所致疼痛则服药效果较差；食管疾病多在进食时发作或加剧，服用抗酸剂和促动力药物可减轻或消失；胸膜炎及心包炎的胸痛可因咳嗽或用力呼吸而加剧。

【问诊】

（1）此次胸痛的诱因、特点、部位、持续时间，是间歇性或持续性。

（2）其疾病的发展与演变，加重的因素，口服药物或休息可否缓解或加重。

（3）询问患者的伴随症状，用于确定病因及鉴别诊断。如：有无畏寒、寒战、发热、大汗或盗汗，有无咳嗽、咳痰，有无头晕、头痛，有无反酸、嗳气、烧灼感，有无呼吸困难、水肿、尿少等。

（4）患者的诊治经过，相关检查，诊疗过程中使用过的药物、剂量、疗效，病程中的一般情况。

（5）患者的既往史、个人史、婚姻史等情况一定不要遗漏。

【分析】本病例患者由于受凉感冒后出现胸痛，呈阵发性，休息或口服速效救心丸可缓解，病程中伴有心悸、气短、后背痛、咳嗽、乏力，之后胸痛加重，疼痛呈持续性，口服速效救心丸不缓解，病程中伴有大汗。既往：高血压10年（口服氨氯地平治疗），冠心病5年，否认肝炎、结核病史及密切接触史，否认新型冠状病毒肺炎相关流行病学史。否认糖尿病病史，无重大外伤及手术史，无输血史。否认药物及食物过敏史。无长期服药史，预防接种史随当地进行。否认家族史。

考虑其心脏疾病可能性大，进一步支持急性冠脉综合征的诊断。

二、体格检查

体格检查是诊断疾病的必要步骤，也是积累临床经验的过程。接诊医师首先观察胸痛患者生命体征，生命体征包括血压、脉搏、呼吸、体温，生命体征的观察有助于首先判断疾病的严重程度，其次是观察一般状态和意识情况，主要是发育、营养、面容、表情、神志、体位、步态、精神状态、语言，还需观察是否有皮肤苍白、大汗。患者出现皮肤苍白、大汗常见于心肌梗死、夹层动脉瘤、主动脉窦瘤破裂和大块肺栓塞。

再次进行颈部、心脏查体，观察颈静脉是否充盈，肝颈静脉回流征是否呈阳性，心脏方面视诊心前区有无隆起、心尖冲动位置，触诊有无心包摩擦感，心脏叩诊相对浊音界，听诊心音、杂音、额外心音等。颈静脉是否充盈或异常搏动常提示心力衰竭、肺栓塞。新发的心脏杂音或出现奔马律提示心梗合并左心衰竭或心脏破裂。

其次进行胸部、腹部查体，胸廓形态、肋间隙宽度、语颤、胸膜摩擦感、肺部叩诊，主要是肺部听诊，呼吸是否规整，呼吸音的性质和部位，是否有啰音、胸膜摩擦音。

【分析】本例患者体温：36.8℃，心率：100次/分，呼吸频率：22次/分，血压：110/76 mmHg，一般状态欠佳，急性面容，痛苦貌，神志清，言语明，眼睑无水肿，口唇无发绀，甲状腺未触及，胸廓对称，双肺听诊呼吸音清，未闻及干湿啰音，心尖冲动位置正常，心界不大，律齐，各瓣膜区未闻及杂音。腹软，全腹无压痛和反跳痛，肝脾肋下未触及，双下肢无水肿。

三、辅助检查

临床常用检查包括：血常规、生化系列、心肌标志物、凝血项等，胸部X线片、肺部CT、心脏彩超、肺动脉CTA、冠脉造影等。

1. 化验项目 血常规、生化系列大致反映身体的基本情况，心肌酶＋cTnI对急性冠脉综合征的诊断有重要意义，肌红蛋白发病2 h内升高，肌钙蛋白I 3～4 h后升高，CKMB在发病4 h内增高，这项增高的程度反映了梗死的范围，CK-MB 16～24 h到达高峰，这个高峰时间是否提前可以辅助判断溶栓效果。胸痛患者比较关注凝血项中D-二聚体的数值，如数值升高考虑肺栓塞或者主动脉夹层的风险。

2. 检查 胸部X线片和肺部CT可以准确反映肺部情况，胸部X线片是各种呼吸系统疾病最基本的影像学检查，肺部CT具有良好的分辨率、横断图像无重叠的优点。心脏彩超可以基本看到心腔结构、瓣膜情况、大血管血流变化、射血分数、室壁运动异常情况。肺动脉CTA主要帮助判断肺动脉上是否有血栓形成。

3. 冠脉造影 冠脉造影是侵入性操作，如考虑胸痛患者为急性心肌梗死需行冠脉造影，以进一步明确冠状动脉病变范围、程度，继而选择治疗方案，包括冠状动脉的球囊扩张术和支架术。

患者自带辅助检查： 血常规：白细胞：$2.67×10^9$/L，中性粒细胞百分率：69.8%，cTnI：180 pg/mL。

【分析】在接诊的过程中，全科医师一定要提出查看患者的血常规、生化、心电图、X线胸片、肺部CT、心脏彩超等检查结果，避免不必要的重复，并给出初步印象诊断。并根据印象诊断进一步完善相关检查。本病例中，患者考虑急性冠脉综合征，接诊医师建议进一步复查心肌酶＋cTnI、心脏彩超，该患者检查后，结果如下：

cTnI：102 pg/mL，CK-MB：23 ng/mL。心电图：窦性心律，心率68次/分，Ⅱ、Ⅲ、AVF ST段抬高。心脏彩超结果：各房、室内径正常范围；下壁运动欠协调；三尖瓣少量反流；左心功能未见明显异常。

该患者诊断较为明确，确诊为：急性心肌梗死。

诊断明确后，就要针对病因进行治疗，胸痛患者的病因不同，治疗原则也不同，因此，全科医师要结合临床实际情况，拟订治疗方案。

四、治疗原则

胸痛的处理原则为针对病因治疗，明确病因，尽早给予原发病治疗。临床上急性胸痛最危急的三类疾病有急性冠脉综合征、主动脉夹层、肺栓塞。急性冠脉综合征给予监护、一般治疗、解除疼痛、抗血小板聚集、抗凝、扩冠、调脂治疗。在起病3～6 h，最多12 h内进行心肌再灌注治疗，开通闭塞冠脉血管，使得心肌再灌注，减少心肌梗死范围，挽救濒临坏死心肌，应用的手段主要包括经皮冠状动脉介入治疗、溶栓治疗。急性肺栓塞患者治疗包括一般处理、吸氧、呼吸循环支持治疗、抗凝、溶栓、手术治疗。手术治疗包括：肺动脉导管碎解和抽吸血栓，肺动脉血栓摘除术，放置腔静脉滤器。主动脉夹层患者治疗包括一般处理、监测生命体征、镇静、镇痛、降压、控制心室率、手术治疗。手术治疗包括：介入治疗，开胸外科手术治疗。

【分析】该患者给予急诊冠脉造影，发现前降支中段血管狭窄95%，与家属沟通后，给予球囊扩张术、支架置入术，术后当天患者胸痛消失，1周后出院，继续规律口服药物（阿司匹林、波立维、他汀药物），嘱患者术后3个月、6个月、1年门诊随诊，如有不适随时就诊。

五、临床诊疗思维

对于胸痛的患者，诊断思路要明确，细致地询问病史，认真地体格检查，结合辅助检查结果，明确诊断。

（一）胸痛的病史采集

认真细致地询问病史，病史采集的要点应包括：

1. 起病情况 如发病的诱因、起病缓急、病程、加重缓解因素等。

2. 伴随症状 如咳嗽、咳痰、发热、呼吸困难、咯血、吞咽困难、大汗及多系统症状等。

3. 诊治经过 在患病过程中是否去医院诊治过、使用的药物及药物种类、剂量、疗效等。

4. 一般情况 如精神状态、面容、生命体征等。

5. 既往病史 包括既往胸痛病史、用药史、传染病接触史、动物接触史、输血史等。

胸痛的问诊要点见表2-1-6。

表2-1-6 胸痛的问诊要点

自我介绍			介绍自己的姓名、职务、问诊的目的，求得患者配合
病史采集	一般项目		姓名、年龄、职业、民族、婚姻状况、出生地、住址、工作单位等
	主诉		主要症状及时间
	现病史	起病时间、缓急	
		起病诱因：受凉、劳累、情绪激动等	
		主要症状的特点	频度：间歇性或持续性
			每次持续时间，发作次数
		发展与演变：加重及其因素，频次的增多或者减少	
		伴随症状	有无呼吸困难、咯血
			有无吞咽困难
			有无胸闷、心悸、后背痛
			有无咳嗽、咳痰、发热
			有无头晕、头痛
		诊治经过	诊断、接受过的检查、结果
			使用过的药物、剂量、疗程和疗效
		病程中的一般情况	
	既往史	健康状况	
		传染病史	
		预防接种史	
		长期服药史和药物过敏史	
		输血史	
	个人史	社会经历	
		职业与工作条件	
		习惯嗜好：有无吸烟、饮酒、静坐、熬夜等不良生活习惯	
		冶游性病史	
	婚姻史、月经与生育史		
	家族史	有无类似患者	
		有无遗传病史	
诊断及处理		提出查看患者的血常规、生化、X线胸片、心电图等检查	
		印象诊断	

续表

问诊技巧	提问的条理性
	无诱导性提问、诘难性提问及连续性提问
	不用医学名词或术语提问，如果使用术语，必须立即向患者解释
	询问者注意聆听，不轻易打断患者讲话
	谦虚礼貌、尊重患者，对患者有友好的眼神，体谅及鼓励的语言
	问诊结束时，谢谢患者合作

（二）体格检查

对于胸痛患者，有些异常体征比较容易被发现，而有些则需要通过临床医师进行认真体格检查才能发现。全科医师在为胸痛患者进行体格检查时，除了注意患者的一般情况、生命体征、意识状态外，应特别注意有无皮肤苍白、颈静脉充盈、新发血管杂音、奔马律等伴随症状。

（三）辅助检查

详细询问完病史，进行有针对性地查体，辅助一些检查，明确诊断。胸痛患者常用临床检查包括：血常规，生化系列，心肌标志物，凝血项等，X线胸片、肺部CT、心脏彩超、肺动脉CTA、冠脉造影等。

（四）伴随症状与鉴别诊断

在多数情况下，胸痛伴有局部或全身的症状或体征，这些对诊断具有重要的参考意义。临床工作时可根据患病过程中的伴随症状和体征的特点做出诊断。伴有咳嗽、咳痰和（或）发热考虑气管、支气管和肺部疾病；伴呼吸困难考虑病变累及范围较大，如大叶性肺炎、自发性气胸、渗出性胸膜炎和肺栓塞等；伴咯血考虑肺栓塞、支气管肺癌；伴苍白、大汗、血压下降或休克考虑心肌梗死、夹层动脉瘤、主动脉窦瘤破裂和大块肺栓塞；伴吞咽困难考虑食管疾病，如反流性食管炎等。

对于全科规范化住培医师来说，胸痛的问诊也是考试的内容之一，注意在接诊的过程中要详细、重点突出，不要遗漏相关要点。

（李　丹）

第四节　心　悸

【病例】患者刘某某，男，68岁，于2020年10月19日入院。

【思考】作为全科医师，如何接诊以心悸主诉的患者？诊断思路如何？进一步检查有哪些？如何制订诊疗计划？

心悸（palpitation）是一种自觉心脏跳动的不适感或心慌感。当心率加快时感到心脏跳动不适，心率减慢时则感到搏动有力。心悸时，心率可加快或减慢，或心律失常，而心率和心律正常者亦可出现心悸症状。

一、病史采集

心悸的病因很多，除心脏本身病变外，某些全身性疾病也可引起心悸。心悸的临床表现，主要是主观感觉心跳增强、加速的不适感，可以伴有胸闷、气短、乏力、晕厥等表现。

患者心悸时，常常有一些局部或全身的伴随症状，这些症状往往对诊断具有重要的参考价值，有些疾病常常伴多个局部或全身的症状，结合不同的伴随症状及体征特点做出相应的诊断。心悸伴随症状鉴别见表2-1-7。

表2-1-7　心悸伴随症状鉴别

症状	疾病
心前区疼痛	见于冠状动脉粥样硬化性心脏病（如心绞痛、心肌梗死）、心肌炎、心包炎，亦可见于心脏神经官能症等
发热	见于急性传染病、风湿热、心肌炎、心包炎、感染性心内膜炎等
晕厥或抽搐	见于窦性停搏、高度房室传导阻滞、室性心动过速、病态窦房结综合征等
贫血	见于各种原因引起的急性失血，此时常有虚汗、脉搏微弱、血压下降或休克。慢性贫血，心悸多在劳累后较明显
呼吸困难	见于急性心肌梗死、心肌炎、心包炎、心力衰竭、重症贫血等
伴消瘦及出汗	见于甲状腺功能亢进症
发绀	见于先天性心脏病、右心功能不全和休克

【问诊】

1. 仔细询问诱因，但要注意的是避免诱导式问诊。心悸特点，是阵发性或持续性，持续时间，发作的次数，缓解因素，是否需要口服药物缓解。

2. 伴随症状，用于确定病因及鉴别诊断。如有无畏寒、寒战、发热，有无头晕、头痛、乏力，有无呼吸困难、胸痛，有无消瘦、出汗，有无晕厥、抽搐等。可根据伴随症状的大致分类进行询问，切忌遗漏，否则容易误诊及漏诊。

3. 治疗经过、检查结果、使用过的药物及其疗程和疗效。

4. 一般状况：饮食、睡眠、体重、大小便等。

5. 既往史、个人史、婚姻史等。

【分析】本例患者晨起劳累后自觉心悸，呈阵发性，一共发生3次，休息可缓解，未口服药物。既往从未发生上述症状，病程中伴有胸闷、气短。无胸痛、头晕、头疼、双下肢水肿、消瘦、出汗，未予诊治，今为求系统诊疗，遂来我院就诊，病程中饮食正常，睡眠良好，大小便正常。既往：健康，否认烟酒史，否认传染病史，否认外伤及手术史，无输血史，否认药物及食物过敏史，否认家族史。

二、体格检查

针对心悸患者主要进行心脏查体，体格检查首查生命体征、血压和心率，注意有无血压升高、脉压增大、水冲脉，注意观察一般状态和意识情况，主要是发育、营养、面容、表情、神志、体位、步态、精神状态、语言。结膜可考虑存在贫血，口唇发绀常见于先天性心脏病、右心功能不全和休克。

其次进行颈部、心脏查体，颈静脉是否充盈，肝颈静脉回流征是否阳性，心脏方面视诊心前区有无隆起、心尖冲动位置，触诊有无心包摩擦感，心脏叩诊相对浊音界，听诊心律、心音、杂音、额外心音等。

再次进行胸部查体、腹部查体，观察胸廓形态、肋间隙宽度、语颤、胸膜摩擦感，进行肺部叩诊，重点进行肺部听诊，观察呼吸是否规整，呼吸音的性质和部位，是否有啰音、胸膜摩擦音，腹部主要视诊外形、腹式呼吸等，触诊是否存在压痛、反跳痛等。

【分析】对于该患者来说，查体的重点在心脏查体。本例患者体温：36.5℃，脉率：120次/分，呼吸频率：21次/分，血压：112/74 mmHg，一般状态欠佳，急性面容，焦虑，神志清，言语明，主动体位，推入病区，查体合作，全身皮肤、黏膜无黄染，浅表淋巴结未及异常肿大，眼睑无水肿，口唇无发绀，伸舌居中，咽部无充血，扁桃体无肿大。颈软，甲状腺未触及，双肺听诊呼吸音清，未闻及干湿啰音，心尖冲动位置正常，心界不大，心律绝对不齐，第一心音强弱不等，各瓣膜区未闻及杂音。腹软，肝脾肋下未触及，双下肢无水肿。该患者心脏查体符合房颤改变。

三、辅助检查

对于心悸的病因诊断，临床常用辅助检查包括：血、尿、便常规，生化系列，凝血项，心肌酶，脑钠肽，甲状腺系列，心脏彩超，心电图，Holter等。

1. 化验检查　血、尿、便常规，生化系列，凝血项是常规化验，心肌酶、脑钠肽可以评估心肌是否有损伤，心脏功能情况，甲状腺系列评估是否存在甲状腺功能亢进或减退情况。

2. 心电图、Holter及影像学检查　心电图主要帮助诊断心律失常、心肌缺血、心肌梗死及部位、心肌增大或肥厚、某些药物影响、电解质紊乱的影响等。Holter连续24 h记录心电活动的全程，评估过程中出现的心律失常、缺血改变，对临床工作有指导意义。心脏彩超对心腔结构、瓣膜情况、大血管血流变化有个初步评价，以便清楚了解心脏功能。

3. 侵入性检查 当仍不能明确诊断时，可选择侵入性检查。考虑房颤时，可行经食道心脏超声检查心脏内有无血栓形成。当怀疑贫血，常规查血常规，必要时可以行骨髓细胞涂片或（和）骨髓活体组织检查进一步明确病因。涂片分类反映骨髓细胞的增生程度、细胞成分、比例和形态变化。活体组织检查反映骨髓造血组织的结构、增生程度细胞成分和形态变化。骨髓检查提示贫血时注意造血功能高低及造血组织是否出现肿瘤性改变，是否有坏死、纤维化或大理石变，是否有髓外肿瘤浸润等。

【辅助检查】心电图示：房颤。

【分析】根据本例患者病史、体格检查及辅助检查初步诊断：心房纤颤。全科医师建议进一步检查 Holter、经食道心脏彩超。该患者检查后，Holter 回报：经食道心脏彩超：未发现血栓。该患者确诊为：阵发性房颤。

四、治疗原则

心悸的病因很多，心悸的处理原则为针对病因进行治疗。

如心悸考虑心律失常导致的窦性停搏、房室传导阻滞、病态窦房结综合征，无心动过缓相关症状，需定期观察，有症状应该接受起搏器治疗。室性心动过速遵循的一般原则：发生非持续性的心动过速的无器质性病变的心脏病患者，无症状或血流动力学影响，处理原则与室性期前收缩相同，有器质性心脏病或有明确诱因者应首先给予针对性治疗；患者（发生）持续性室速发作，无论是否有器质性心脏病，均给予治疗。终止室速发作可选用利多卡因、β受体阻滞剂、胺碘酮、电复律等处理措施。室上性心动过速可以刺激迷走神经、药物治疗（维拉帕米、普罗帕酮）、食管心脏调搏、直流电复律。

另外比较常见的病因是血液系统疾病和内分泌疾病，针对贫血，首先根据情况考虑是否输血治疗，其次针对不同的贫血类型进行治疗：缺铁性贫血给予补铁治疗；巨幼细胞贫血给予补充叶酸或维生素 B_{12}；溶血性贫血给予糖皮质激素或脾脏切除术治疗等。内分泌疾病中甲状腺功能亢进的治疗包括抗甲状腺药物、放射碘和手术治疗等。抗甲状腺药物主要包括硫脲类和咪唑类，需要注意药物的副作用。

对于那些由于喝浓茶、咖啡或精神刺激引起的心悸，去除刺激因素即可，对于精神刺激引起的心悸必要时可以心理科疏导。

【分析】该患者的治疗方案很明确，首先需要抗凝，其次积极转复窦性心律，控制心室率，这是治疗的目标。

本例患者入院后，给予低分子肝素皮下注射，使用胺碘酮进行转复，入院后 6 h 成功转复，患者心悸好转。

五、临床诊疗思维

临床工作时，会遇见各种相似的情况，需要全科医师综合判断，认真分析、仔细询问病史和查体。对于心悸的患者，病史询问很重要，仔细地体格检查，结合有针对性的辅助检查，帮助明确诊断。

（一）心悸的病史采集

认真细致地询问病史是心悸病因诊断的重要步骤，病史采集的要点应包括：

1. 起病情况　如发病的诱因、起病缓急、病程等。

2. 伴随症状　如畏寒、发热、胸痛、晕厥、呼吸困难、消瘦、出汗等。

3. 诊治经过　在患病过程中是否去医院治疗过、使用何种药物、使用药物种类、剂量，治疗后的效果等。

4. 一般情况　如发育、面容、精神状态、食欲、体重改变、口唇是否发绀等。

5. 既往病史　包括既往病史、传染病史、外伤史、输血史、手术史、过敏史等。

（二）体格检查

针对心悸患者，主诊医师需要观察是否有口唇发绀、结膜苍白、水冲脉、心律不齐等伴随症状。

（三）辅助检查

心悸患者需要进行常规血、尿、便常规，生化系列，凝血项，心肌酶，脑钠肽，甲状腺系列，心脏彩超，心电图，Holter 等检查来辅助诊断。

对于全科规范化住培医师来说，心悸的问诊也是考试的内容之一，注意在接诊的过程中要详细、重点突出，不要遗漏相关要点。心悸的问诊要点见表2-1-8。

表2-1-8　心悸的问诊要点

	一般项目	询问患者姓名、年龄、职业、民族、婚姻状况、出生地、住址、工作单位等	
	主诉	主要症状及时间	
问诊内容	现病史	起病时间、缓急	
		起病诱因：受凉、劳累、情绪激动等	
		主要症状的特点	频度：间歇性或持续性
			发生次数，持续时间
		发展与演变：加重及其因素，频次的增多或者减少，缓解因素休息或口服药物	
		伴随症状	有无发热、畏寒、寒战、大汗
			有无胸闷、气短、胸痛
			有无头晕、头痛
			有无双下肢水肿
			有无消瘦、乏力、出汗
		诊治经过	诊断、接受过的检查、结果
			使用过的药物、剂量、疗程和疗效

续表

问诊内容	现病史	病程中的一般情况
	既往史	健康状况
		传染病史
		预防接种史
		长期服药史和药物过敏史
		输血史
	个人史	社会经历
		职业与工作条件
		习惯嗜好：有无吸烟、饮酒、静坐、熬夜等不良生活习惯
		冶游性病史
	婚姻史、月经与生育史	
	家族史	有无类似患者
		有无遗传病史
诊断及处理		提出查看患者的血常规、生化、心电图等检查
		印象诊断
问诊技巧		提问的条理性
		无诱导性提问、诘难性提问及连续性提问
		不用医学名词或术语提问，如果使用术语，必须立即向患者解释
		询问者注意聆听，不轻易打断患者讲话
		谦虚礼貌、尊重患者，对患者有友好的眼神、体谅及鼓励的语言
		问诊结束时，谢谢患者合作

（李璐依霏）

第五节 呼 吸 困 难

【病例】患者王某，男，75岁，以"间断性胸闷气短10年，加重伴阵发性呼吸困难2天。"为主诉，于2021年2月16日入院。

【思考】作为全科医师，如何接诊以呼吸困难为主诉的患者？诊断思路如何？进一步检查有哪些？怎样制订诊疗计划？

呼吸困难（dyspnea）指主观感受到呼吸费力和缺氧，需用力进行呼吸运动，可表现为张口呼吸、端坐呼吸、鼻翼翕动和呼吸辅助肌参与呼吸甚至伴有发绀以及呼吸频率和深度的改变。

呼吸困难是临床上患者出现的常见症状之一。此类患者有起病急骤，病情变化迅速，死亡率高，因此尽早地找到导致呼吸困难的原因，给出及时准确的治疗方案，对

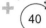

降低患者的死亡风险、提高患者的生存和预后有重要的价值。

一、病史采集

（一）呼吸困难的病因与分类

导致呼吸困难的原因有很多，除病理因素外，也有一些生理因素，如高强度运动、进入高海拔地区或周围环境温度忽然发生剧烈改变等，均可感觉呼吸困难。

在呼吸困难的病理因素大致可分为以下几类：

1. 呼吸系统疾病　呼吸系统疾病导致呼吸困难的常见病因见表2-1-9。

表2-1-9　呼吸系统疾病导致呼吸困难常见病因

病因	呼吸系统疾病
气道阻塞	喉、气管的炎症、水肿、异物或肿物导致气道狭窄或阻塞、慢性阻塞性肺疾病和哮喘等
肺部疾病	肺炎、肺结核、肺脓肿、肺瘀血、间质性肺疾病、肺癌等
胸壁和胸膜腔疾病	胸廓畸形、胸腔积液、气胸、胸壁炎症、胸膜粘连、胸壁外伤等
膈运动障碍	膈麻痹、胃扩张、腹腔巨大肿瘤、大量腹腔积液、妊娠晚期等
神经肌肉疾病	重症肌无力、某些药物导致呼吸肌麻痹、脊髓灰质炎病变累及颈髓等

2. 循环系统疾病　可见于各种原因导致的心力衰竭、心脏压塞、原发性肺动脉高压和肺栓塞等。

3. 中毒　各种原因导致的中毒，如服用药物类中毒、一氧化碳中毒、糖尿病酮症酸中毒等。

4. 神经精神性疾病　神经系统疾病如脑外伤、脑出血、脑梗死、脑肿瘤、脑炎等颅脑相关疾病所引发的呼吸中枢功能发生障碍；由精神心理疾病所导致的呼吸困难，如癔症发作、严重焦虑症等。

5. 血液系统疾病　可见于高铁血红蛋白血症、重度贫血和硫化血红蛋白血症等。

【问诊】引发呼吸困难的诱因及起病情况，但要避免诱导式问诊。

【分析】初步分析病因，本例患者于10年前开始间断性出现胸闷、气短症状，常于活动或情绪激动后发生，休息后可缓解，10年来多次反复入院治疗，常年服用单硝酸异山梨酯、瑞舒伐他汀等药物，反复发作。初步考虑呼吸困难是由于劳累后导致心力衰竭症状加重所导致。

（二）呼吸困难的临床表现

呼吸困难的临床表现多样，根据其特点可具体分为5类。

1. 肺源性呼吸困难　主要是呼吸系统的各种疾病所引发的通气和换气功能障碍，进而导致乏氧和（或）二氧化碳的潴留。肺源性呼吸困难根据临床特点进一步又分为3种类型。

（1）吸气性呼吸困难：是指吸气时明显费力，可出现"三凹征"（three depression sign），即吸气时呼吸肌用力过度，胸腔负压导致锁骨上窝、胸骨上窝和肋间隙出现凹陷。常发生于喉部、大支气管和气管的狭窄和梗阻，可伴干咳和高调喉鸣音。

（2）呼气性呼吸困难：是指呼气时明显费力，呼气时长增加，常伴哮鸣音。可见于慢性阻塞性肺疾病、慢性支气管炎和支气管哮喘等，由于小支气管发生炎症或痉挛、肺泡弹性降低进而导致呼气性呼吸困难的发生。

（3）混合性呼吸困难：是指无论吸气呼气时均费力，伴有呼吸频率增加、呼吸变浅，为肺呼吸面积降低使换气功能发生异常所致。可见于重症肺结核、肺炎、大面积肺栓塞、大量胸腔积液、间质性肺疾病和气胸等。

2. 心源性呼吸困难　　主要由心力衰竭引起。

（1）左心衰竭：主要由肺瘀血和肺泡弹性减退所致。患者常有心脏基础疾病，如冠状动脉粥样硬化性心脏病、高血压性心脏病等，可表现为混合性呼吸困难，活动时和卧位加重，休息时、坐位或立位时减轻，双肺可闻及湿性啰音。病情严重者可呈端坐呼吸、咳粉红色泡沫样痰、发绀、心率加快可呈奔马律，临床上称其为心源性哮喘（cardiac asthma）。

（2）右心衰竭：主要由体循环淤血所致，其呼吸困难程度一般相对于左心衰竭较轻。可见于肺源性心脏病、心包积液和某些先天性心脏病等。

3. 中毒性呼吸困难

（1）代谢性酸中毒：可见于尿毒症和糖尿病酮症等，为血中酸性代谢物增多刺激颈动脉窦和主动脉体化学感受体，或者刺激呼吸中枢而引发呼吸困难症状。也可出现酸中毒大呼吸（Kussmaul respiration in acidosis），即规则且深长的呼吸且伴有鼾音。

（2）药物中毒：中枢抑制药物（吗啡、巴比妥类等）和有机磷杀虫药中毒会抑制呼吸中枢，进而发生呼吸困难。其呼吸困难特点为呼吸变浅、缓慢，伴有呼吸节律的改变。

（3）化学中毒：此类中毒可引发机体缺氧进而发生呼吸困难，可见于一氧化碳中毒、亚硝酸盐和氰化物等中毒。

4. 神经精神型呼吸困难

（1）神经性呼吸困难：呼吸慢而深，且伴有节律的改变，可呈双吸气和呼吸遏制等。可见于重症颅脑疾病，为颅内压增高和血流减少刺激呼吸中枢所致。

（2）精神心理性呼吸困难：呼吸快而浅，且伴有叹息样呼吸，常突然发生。可见于癔症和焦虑症患者等。

5. 血源性呼吸困难　　呼吸浅，伴心率快。可见于重度贫血、高铁血红蛋白血症和大出血等。

【问诊】询问此次呼吸困难的主要症状特征，起病的急缓、程度、呼气性、吸气性还是混合性呼吸困难，以及缓解因素、和体位的关系等。

【分析】该患者起病2天，逐渐加重，活动后加重，呼气、吸气均费力，休息后或坐位时症状可减轻。

其发病缓慢，呈渐进性，属于混合性呼吸困难，休息和坐位时症状可缓解，可进一步判断其为心源性呼吸困难。

（三）伴随症状

患者出现呼吸困难，常有一些局部或全身的伴随症状，这些症状往往对诊断具有重要的参考价值，有些疾病常常伴多个局部或全身的症状，结合不同的伴随症状及体征特点做出相应的诊断。呼吸困难伴随症状见表2-1-10。

表2-1-10　呼吸困难伴随症状

呼吸困难伴随症状	疾病
发热	肺炎、肺结核、肺脓肿、胸膜炎和急性心包炎等
哮鸣音	心源性哮喘、支气管哮喘、急性喉头水肿、气道异物和气胸等
胸痛	大叶性肺炎、肺栓塞、急性渗出性胸膜炎、肺癌、气胸和急性心肌梗死等
咳嗽、咳痰	肺部感染、支气管扩张、慢性阻塞性肺疾病、有机磷中毒和急性左心衰竭等
意识障碍	糖尿病酮症酸中毒、脑膜炎、脑出血、脑梗死、尿毒症、肺性脑病和急性中毒等

【问诊】

1. 伴随症状，用于确定病因及鉴别诊断，有无发热、咳嗽、咳痰、胸痛、咯血、夜间阵发性呼吸困难和端坐呼吸等，可以根据伴随症状的大致分类进行询问，切忌遗漏，否则容易误诊及漏诊。

2. 诊治经过，接受过的检查，结果诊断，使用过的药物、剂量、疗程和疗效。

3. 一般情况：饮食、睡眠、体重、大小便等。

4. 既往史、个人史、婚姻史、家族史等情况。

5. 家庭情况、判断依从性等。

【分析】

1. 伴随症状：本例患者发病时伴有乏力、汗出和轻度双下肢水肿，不伴有咳嗽、咳痰、咯血、发热、盗汗症状，无头痛、恶心、呕吐症状。考虑其患心力衰竭急性加重可能性大，但不排除新发生急性心肌梗死的可能。

2. 在家中口服"速效救心丸"等药物病情未见缓解。

3. 病程中饮食尚可、大便尚可，尿量减少，睡眠不佳，体重无明显改变。

4. 既往2型糖尿病史30年，胰岛素治疗血糖控制尚可，冠状动脉粥样硬化性心脏病病史20年，高血压病史30年，最高可达190/110 mmHg，服用硝苯地平控释片药物治疗。否认烟酒史，否认传染病史，否认外伤及手术史，无输血史。否认药物及食物过敏史。

5. 该患者家庭和睦，收入稳定，平时运动较少，饮食喜油，嗜盐。由此可得出其治疗依从性较好，但饮食习惯及生活方式均需要调整，需要全科医生建立健康档案，进行慢病管理。

二、体格检查

当为呼吸困难患者进行体格检查时，首先要观察患者的一般情况及意识状态，其次在体格检查的过程中注意是否有皮肤黏膜出血点、异常呼吸音、血管杂音、心脏杂音、肝脾肿大、局部压痛、下肢水肿等重要体征。部分发热患者在疾病初期并未体现某些异常体征，随着疾病的进展可能会逐渐出现，因此，针对病因未明的呼吸困难患者主诊医师需要反复进行体格检查，并动态观察体征的变化。

【分析】对于该患者来说，除上述要点外，查体的重点在心肺部。

本例患者：体温：36.2℃，脉率：72次/分，呼吸频率：22次/分，血压：160/100 mmHg，一般状态欠佳，急性面容，痛苦貌，神志清，言语明，扶入病区，眼睑无水肿，口唇略发绀，伸舌居中，肝颈回流征阳性，甲状腺未触及，胸廓对称，双肺底可闻及湿啰音，心尖冲动位置正常，心界轻大，律齐，各瓣膜区未闻及杂音。腹软，肝脾肋下未触及，双下肢轻度水肿。本患者双肺底可闻及湿啰音，可能存在肺水肿，结合口唇发绀、肝颈回流阳性等阳性体征，其初步诊断为：心力衰竭。

三、辅助检查

对于呼吸困难的病因诊断，辅助检查是最主要手段之一，它可以补充病史与体格检查中存在的不足，也对患者的病因分析、诊断及鉴别诊断具有重要的价值，尤其是临床一些患者仅以呼吸困难为主要症状，缺乏其他系统症状和体征，为明确诊断辅助检查更为重要。全科医师临床工作中，应根据不同患者的具体情况有针对性地选择检查项目，必要时需要重复送检以提高阳性率。

临床常用检查包括：心电图，胸部X线或CT，血气分析，血、尿、便常规，肾功能，心肌酶，肌钙蛋白，BNP，血糖，药物筛查等检查。

1. 动脉血气分析 是判断呼吸困难病因的关键检查，用于区分代谢性和（或）呼吸性。

2. 心电图 可尽早发现发生呼吸困难的急性冠脉综合征患者。

3. 血糖 可辅助诊断是否发生代谢性酸中毒。

4. 影像学检查 影像学检查如X线、超声、CT、MRI等检查对于发热病因或部位的确定有着重要的意义。X线胸片、肺部CT等检查可发现肺部炎症及肿瘤性病变；腹部超声检查对发现腹部脏器的脓肿、肿瘤等病变具有一定的价值；超声心动图对心力衰竭、先天性心脏疾病、感染性心内膜炎和心瓣膜疾病的诊断具有重要的价值。

5. 其他 如药物筛查，可鉴别是否发生中毒性呼吸困难。

【辅助检查】心电图：窦性心律，72次/分，Ⅱ、Ⅲ、aVF导联可见病理性Q波，V1-V6导联T波广泛压低。心脏超声：二尖瓣、三尖瓣轻度反流，左室舒张功能减低，左室射血分数29%，心包积液。血常规：白细胞：$7.5×10^9/L$，中性粒细胞百分率：79.8%，中性粒细胞绝对值：$5.98×10^9/L$。

【分析】在接诊的过程中，全科医师一定要提出查看患者的血常规、生化、心电图、心脏彩超、胸片或肺部CT等检查结果，并给出初步印象诊断。并根据印象诊断进一步完善相关检查。本病例中，接诊医师建议进一步检查其各项辅助检查结果，通过心电图结果可判断患者有陈旧性心肌梗死，心肌缺血，肺CT显示无明显异常，排除肺源性呼吸困难。肾功正常，尿常规、便常规结果正常。冠脉CTA显示为左前降支重度狭窄。患者诊断为：1. 冠状动脉粥样硬化性心脏病；2. 高血压；3. 心力衰竭；4. 2型糖尿病。本例患者是由于冠状动脉粥样硬化性心脏病、心力衰竭引起的胸闷等症状，可以通过患者病史，发病时的临床表现、体格检查、心电图检查、心脏超声检查以明确诊断。心梗四项检查结果正常排除急性心肌梗死，BNP检测意义较大，可以确定心衰严重程度。慢性心力衰竭患者往往反复发作，劳累或者情绪激动、呼吸道感染等因素均可诱发或者加重病情。因此一定要引起高度重视。诊断明确后，就要针对病因进行治疗，呼吸困难患者的病因不同，治疗原则也不同，因此，全科医师要理论结合临床实际情况，拟订治疗方案。

四、治疗原则

对呼吸困难患者的治疗包括：支持性治疗和针对病因治疗。

需要强调的是对于急性上呼吸道梗阻、张力性气胸、急性呼吸衰竭等病情紧急的患者，需立即进行急救，尽快使病情稳定，保证基本生命体征。

1. 支持性治疗　嘱患者充分休息，对患者进行常规监护；监测心电图、血氧饱和度、生命体征；必要时进行气道保护；吸氧；建立静脉通路及补液。

2. 针对病因治疗　需根据具体病因和患者具体状态实施治疗方案。

【分析】拟订治疗方案之前要充分了解患者的用药史，分析用药的情况可能对疾病的影响。

该患者曾口服硝酸酯类药物、他汀类药物、降压和降糖药物，效果一般，故需要调整治疗方案，予其营养支持，适当给予强心、利尿剂，减轻前后负荷，给予抗血小板药物和对症治疗，建议患者病情稳定后行冠脉造影检查，必要时行支架置入术治疗。

五、临床诊疗思维

临床工作时，全科医师会面临大量的临床资料，需要去粗取精、去伪存真地分析、综合判断。对于患者而言，症状、体征、辅助检查是不可分割的一个整体，而患者的生活环境、遗传因素、社会关系等相互作用，也会使疾病表现形式多种多样。全科医师应将这些情况有机结合，整体判断，避免武断地判断，切忌顾此失彼，造成误诊。

对于呼吸困难的患者，诊断思路要明确，细致地询问病史，认真地进行体格检查，结合辅助检查结果，明确诊断。对病情严重的呼吸困难患者立即给予吸氧和建立静脉通路；若考虑为代谢性酸中毒，需要测定患者的血糖水平；要关注心电图结果，尤其是老年患者患心源性呼吸困难的可能性较大。

值得注意的是有些疾病并不是只有一种伴随症状，往往多种共存，这个时候就要结合患者的主观及客观资料进行鉴别诊断，并且有针对性地选择辅助检查，予以鉴别，谨防误诊、漏诊。

对于全科医师来说，呼吸困难的问诊也是考试的内容之一，注意在接诊的过程中要详细、重点突出，不要遗漏相关要点。呼吸困难的问诊要点见表2-1-11。

表2-1-11 呼吸困难的问诊要点

自我介绍			介绍自己的姓名、职务、问诊的目的，求得患者配合
问诊内容	一般项目		姓名、年龄、职业、民族、婚姻状况、出生地、住址、工作单位等
	主诉		主要症状及时间
	现病史	起病时间：缓急	
		起病诱因：受凉、活动、呛咳等	
		主要症状的特点	与活动、体位、呼吸的关系
			频度：间歇性或持续性
		发展与演变：加重及其因素，减轻及其因素，发作频次的增多或者减少	
		伴随症状	有无发热或盗汗
			咳嗽、咳痰
			咯血
			喘息
			胸闷、胸痛
			心悸
			意识障碍
		诊治经过	诊断、接受过的检查、结果
			使用过的药物、剂量、疗程和疗效
		病程中的一般情况：精神状态、饮食、大小便、睡眠等	
	既往史	健康状况	
		传染病史	
		预防接种史	
		长期服药史和药物过敏史	
		输血史	
	个人史	社会经历	
		职业与工作条件	

续表

问诊内容	个人史	习惯嗜好：有无吸烟、饮酒、静坐、熬夜等不良生活习惯	
		冶游性病史	
		婚姻史、月经与生育史	
	家族史	有无类似患者	
		有无遗传病史	
诊断及处理		提出查看患者的血常规、血气、生化、心电图、心脏彩超、胸片或肺CT等检查	
		印象诊断	
问诊技巧		提问的条理性	
		无诱导性提问、诘难性提问及连续性提问	
		不用医学名词或术语提问，如果使用术语，必须立即向患者解释	
		询问者注意聆听，不轻易打断患者讲话	
		谦虚礼貌、尊重患者，对患者有友好的眼神，体谅及鼓励的语言	
		问诊结束时，谢谢患者合作。	

（戴晨光）

第六节　咯　　血

【病例】患者李某某，男性，32岁，以"咳嗽、咳痰2个月，加重伴咯血1周。"为主诉，于2020年12月10日入院。

【思考】身为一名全科医师，应该怎样接诊以咯血为主诉的患者？具体诊断思路如何？进一步应做哪些检查？怎样制订具体的诊疗计划？

咯血（hemoptysis）是指喉部以下的呼吸道和（或）肺部的出血经过口腔咯出体外。小量的咯血可能表现为痰中带有血丝，而发生大量的咯血可能会有血液经口鼻喷涌而出，甚至会阻塞呼吸道，最终导致患者窒息身亡。作为医师应仔细鉴别患者的具体出血位置，要仔细观鼻咽部和口腔是否有出血病灶，先排除鼻腔和口腔出血；更要与消化道的出血相区分，需要与呕血（hematemesis）相鉴别（表2-1-12）。

表2-1-12　咯血和呕血的鉴别

	咯血	呕血
疾病原因	肺结核、肺炎、支气管扩张、肺癌、心血管疾病等	消化道溃疡、胃癌、肝硬化等
出血前兆	喉痒、咳嗽、胸闷等	恶心、呕吐、上腹不适等
出血方式	咯出	呕出（可呈喷射状）
出血性质	血呈鲜红色，混合痰液和泡沫，呈碱性	暗红色或棕黑色（偶呈鲜红色），混合消化液和食物残渣，呈酸性
出血伴随症状	常伴有血痰，无黑便（除咽下血液）	无痰，可持续有柏油样便

一、病史采集

咯血的病因多样，常见于呼吸系统和循环系统疾病，也可见于血液系统和其他疾病。根据患者的年龄、咯血总量以及咯血的颜色和性状等方面，可以进一步明确患者咯血的病因。

1. 患者年龄 肺结核、支气管扩张、二尖瓣狭窄等疾病发生咯血多见于青壮年，有多年吸烟史的中老年患者应考虑是否有患支气管肺癌的可能，儿童少量咯血且伴有慢性咳嗽和低色素贫血，应考虑是否患有特发性含铁血黄素沉着症。

2. 咯血量 小量咯血为咯血量<100 mL/d；中量咯血为咯血量为100～500 mL/d；大量咯血为咯血量大于>500 mL/d和（或）一次咯血量为100～500 mL。支气管肺炎和慢性支气管炎可出现痰中带少量血且伴有咳嗽。支气管肺癌主要为持续或间断的痰中带血，偶尔发生大量咯血。空洞型肺结核、支气管扩张和肺脓肿常发生大量咯血。

3. 咯血的颜色和性质 咯血颜色常呈鲜红色，如肺结核、肺脓肿和支气管扩张等；肺炎球菌肺炎、肺泡出血和肺吸虫病等可出现铁锈色血痰；肺炎克雷伯菌肺炎可见砖红色胶冻样痰；肺栓塞患者常表现咯黏稠暗红色血痰；二尖瓣狭窄患者常见咯血为暗红色；左心衰竭常见咯粉红色泡沫样痰。

【问诊】

1. 接诊时，首先要询问发病诱因，但要避免诱导式问诊。

2. 咯血的特点，咯血发生的缓或急，咯血颜色、咯血方式、咯血频率、每次咯血量、日咯血总量、混合物、加重及其因素，频次增多或者减少，减轻的因素和程度。

【分析】本例患者首先出现咳嗽、咳痰，后出现咯血症状，考虑由于受凉后出现上呼吸道感染加重所致，为呼吸系统疾病所致的咯血，可排除口鼻出血、消化道出血和循环系统疾病导致的咯血。出现症状2个月后开始出现咯血症状，每日总量约为200 mL，可见患者疾病演变是逐渐加重的。

患者咯血时，常常伴有一些局部或全身的症状，这些症状往往对诊断具有重要的参考价值，有些疾病常常伴多个局部或全身的症状，结合不同的伴随症状及体征特点做出相应的诊断。咯血伴随症状鉴别见表2-1-13。

表2-1-13 咯血伴随症状鉴别

症状	疾病
发热	肺结核、肺脓肿、肺炎、支气管肺癌、流行性出血热等
胸痛	肺结核、肺炎球菌肺炎、支气管肺癌、肺栓塞等
呛咳	支原体肺炎和支气管肺癌等
脓痰	肺脓肿、支气管扩张和空洞型肺结核等
皮肤黏膜出血	血液系统疾病、风湿性疾病、流行性出血热和肺出血型钩端螺旋体病等

症状	疾病
关节肿痛	败血症、布鲁杆菌病、猩红热、结缔组织病、风湿热、痛风等
黄疸	肺炎球菌肺炎、肺栓塞和钩端螺旋体病等
杵状指	肺脓肿、支气管扩张和支气管肺癌等

【问诊】伴随症状，用于确定病因及鉴别诊断，有无畏寒、寒战、大汗或盗汗，有无肌肉痛、乏力、全身不适，有无智力精神改变、记忆力下降、怕冷、毛发脱落、便秘，有无咳嗽、咳痰、胸痛，有无恶心、呕吐、腹痛、腹泻，有无头痛、嗜睡、昏迷，有无尿痛、尿急、尿频，有无皮疹及出血点等。可以根据伴随症状的大致分类进行询问，切忌遗漏，否则容易误诊及漏诊。

此外患者的诊治经过，接受过的检查，结果诊断，使用过的药物、剂量、疗程和疗效，病程中的一般情况等都是问诊的要点。

【分析】本病例为青年男患伴有咳嗽、咳痰，早期咳白痰，后咳脓痰，偶感呼吸困难。结合病史，患者幼年有反复患支气管肺炎且迁延不愈病史，考虑其咯血原因为呼吸系统疾病可能性大，不排除为支气管扩张、支气管肺炎的可能。

二、体格检查

当为咯血患者进行体格检查时，首先要观察患者的一般情况及意识状态，并且在体格检查的过程中注意是否有呼吸困难、异常呼吸音、呛咳、脓痰、发热、胸痛、皮肤黏膜出血点、心脏杂音、杵状指以及注意女性患者的咯血是否与月经周期相关等重要体征。部分咯血患者在疾病初期并未体现某些异常体征，随着疾病的进展可能会出现，因此，需要对病因未明的咯血患者进行反复的体格检查，并动态观察体征的变化。

【分析】对于该患者来说，除上述要点外，查体的重点是肺部查体。

本例患者体温：36.2℃，心率：88次/分，呼吸频率：20次/分，血压：118/76 mmHg，一般状态尚可，消瘦，贫血貌，神志清，言语明，全身皮肤、黏膜无黄染，浅表淋巴结未及异常肿大，眼睑无水肿，结膜无充血，口唇略苍白，牙龈无红肿出血，颊黏膜无溃疡，伸舌居中，咽部无充血，扁桃体无肿大。甲状腺未触及，胸廓对称无畸形，无摩擦感，无压痛，双肺听诊有散在干、湿啰音，左下胸部可闻及固定、持久的粗湿啰音，呼吸音减低，心尖冲动位置正常，心界不大，律齐，各瓣膜区未闻及杂音。腹软，全腹无压痛和反跳痛，肝脾肋下未触及，双下肢无水肿，轻度杵状指。

三、辅助检查

对于咯血的病因诊断，辅助检查是最主要手段之一，它可以补充病史与体格检查中存在的不足，也对患者的病因分析、诊断及鉴别诊断具有重要的价值，尤其是临床一些患者仅以咯血为主要症状，缺乏其他系统症状和体征，为明确诊断辅助检查更为重要。全科医师临床工作中，应根据不同咯血患者的具体情况有针对性地选择检查项目，必要时需要重复送检以提高阳性率。

临床常用检查包括：血、尿、便常规，血培养，降钙素原，血沉，C反应蛋白，类风湿因子，免疫球蛋白，补体以及自身抗体等检查。

1. 血、尿、便常规　这是咯血病因诊断最为基本、实用、简单的检查，长期咯血的患者多伴有贫血，血常规中血红蛋白和红细胞数都是需要关注的指标，白细胞总数、中性粒细胞百分比、中性粒细胞升高，多提示为细菌性感染，如同本节病例患者白细胞和中性粒细胞升高可考虑为细菌性感染。嗜酸粒细胞增多常见于寄生虫感染和变态反应性疾病。传染性淋巴细胞增多症、传染性单核细胞增多症等患者则淋巴细胞增多。血常规联合血涂片检查可用于筛选血液系统肿瘤。如果尿常规中出现白细胞增多，则提示泌尿系统感染；而便分析中，粪隐血试验阳性、红白细胞阳性则提示消化道疾病。

2. 病原体检测　是对咯血病因诊断的重要检查，尤其对于呼吸道感染的病因学诊断及治疗具有决定性的作用。可进一步行痰培养，在培养检查的同时进行药敏试验。值得注意的是，病原体检测有一定的阳性率，即使出现阴性结果，也不能除外感染的发生。

3. 血生化及免疫学检查　对于咯血患者的病因诊断及治疗同样具有重要意义。降钙素原是反映全身炎症反应的活跃程度的指标之一，它是多种细胞和器官在细菌内毒素和促炎性细胞因子刺激下产生的。当严重细菌、真菌、寄生虫感染以及脓毒症和多脏器功能衰竭时它在血浆中的水平升高。自身免疫、过敏和病毒感染时降钙素原不会升高。局部有限的细菌感染、轻微的感染和慢性炎症同样不会导致其升高。当怀疑患者患有结缔组织疾病时，则需要进行血沉、C反应蛋白、免疫球蛋白、类风湿因子、补体以及自身抗体等检查。当疑为患有恶性肿瘤时，需进行血清肿瘤标志物的检查。

4. 影像学检查　影像学检查如X线、超声、CT、MRI等检查对于咯血病因或部位的确定有着重要的意义。胸部X线片、肺部CT等检查可发现肺部炎症及肿瘤性病变；腹部超声检查对发现腹部脏器的脓肿、肿瘤等病变具有一定的价值；超声心动图对心瓣膜疾病、心力衰竭等循环系统疾病的诊断具有重要的价值。

5. 其他检查　如肺功能检查可发现由于支气管扩张或阻塞性肺疾病所发生的气流受限，纤维支气管镜可明确气管和肺部的病变部位。

【辅助检查】血常规：白细胞：12.32×10^9/L，中心粒细胞百分率：80.2%，中性粒细胞绝对值：10.05×10^9/L。

【分析】本病例中，考虑患者支气管扩张可能性大，接诊医师建议进一步检查尿、便常规，痰培养，降钙素原，及肺部CT，该患者检查后，结果如下：尿常规、便常规结果正常，痰培养肺炎支原体阳性，降钙素原：0.17 ng/mL。肺部CT：肺部可见扩张的支气管（肺部平扫CT见图2-1-3）。

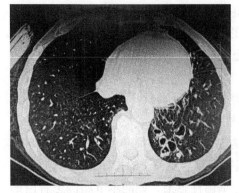

图2-1-3　肺部平扫CT

该患者目前诊断较为明确，确诊为：支气管扩张合并感染。

诊断明确后，就要针对病因进行治疗，咯血患者的病因不同，治疗原则也不同，因此，全科医师要理论结合临床实际情况，拟订治疗方案。

四、治疗原则

咯血的治疗原则有：针对病因治疗、止血、防治并发症和加强支持治疗。

1. 一般治疗　小量的咯血嘱患者多休息，不需特殊治疗；中量以上的咯血需要卧床休息并检测呼吸、血压和脉搏，鼓励患者将血咳出防止阻塞气道，对于精神紧张和焦虑患者可给予小量镇静药物。针对剧烈咳嗽的患者可给予镇咳药，但禁用吗啡以防抑制咳嗽反射发生窒息。大量咯血的患者必要时给予输血治疗。

2. 止血药物治疗　根据患者咯血情况可给予适当的止血药物，垂体后叶素可以使小动脉收缩，减少出血和血栓形成；酚妥拉明可以直接扩张血管平滑肌，降低肺动静脉的压力；普鲁卡因可以扩张血管，并且有镇静作用；酚磺乙胺可以增强血小板和毛细血管功能；卡巴克洛能增强毛细血管的抗损伤能力；6-氨基己酸可抑制纤溶酶原激活为纤溶酶抑制纤维蛋白的溶解；维生素K能够起到促进肝脏合成凝血酶原作用，进而促进凝血；纤维蛋白原可促进止血；云南白药也可起到止血的作用；糖皮质激素可以小量短期服用，有非特异性抗炎作用，减少血管通透性。

3. 纤维支气管镜止血　药物治疗无效者可考虑采用纤维支气管镜止血。

4. 大咯血窒息的处理　采用足高头低位，保证呼吸道通畅，拍背；打开口腔，将舌拉出，迅速清除口腔和咽喉部血液，立即行气管插管必要时行气管切开，吸氧，适当给予呼吸兴奋剂。

【分析】拟订治疗方案之前要充分了解患者的用药史，分析用药的情况可能对疾病的影响。该患者营养欠佳，贫血貌，应予其营养支持，针对支原体感染应用抗生素治疗，针对支气管扩张给予止血药物对症治疗，密切观察患者状态，防止咯血和感染症状加重。

五、临床诊疗思维

临床工作时，患者的症状、体征、辅助检查是不可分割的一个整体，而生活环境、遗传因素、社会关系等相互作用，也会使疾病表现形式多种多样。全科医师应将这些情况有机结合，整体判断，避免武断地判断，切忌顾此失彼，造成误诊。

对于咯血的患者，诊断思路要明确，细致地询问病史，认真地体格检查，结合辅助检查结果，明确诊断。

对于全科规范化住培医师来说，咯血的问诊也是考试的内容之一，注意在接诊的过程中要详细、重点突出，不要遗漏相关要点。咯血的问诊要点见表2-1-14。

表2-1-14 咯血的问诊要点

自我介绍			介绍自己的姓名、职务、问诊的目的，求得患者配合
问诊内容	一般项目		姓名、年龄、职业、民族、婚姻状况、出生地、住址、工作单位等
	主诉		主要症状及时间
	现病史	起病时间、缓急	
		起病诱因：受凉、劳累等	
		主要症状的特点	咯血颜色、咯血方式
			咯血频率、每次咯血量、日咯血总量、混合物
		发展与演变：加重及其因素，频次增多或者减少，减轻的因素和程度	
		伴随症状	有无发热、盗汗
			咳嗽、咳痰
			胸痛
			呼吸困难
			恶心、呕吐、腹痛、腹泻
			皮肤、黏膜出血
			是否与月经相关
		诊治经过	诊断、接受过的检查、结果
			使用过的药物、剂量、疗程和疗效
		病程中的一般情况：精力、体力、饮食、大小便、睡眠、体重改变	
	既往史	健康状况	
		传染病史	
		预防接种史	
		长期服药史和药物过敏史	
		输血史	
	个人史	社会经历	
		职业与工作条件	
		习惯嗜好：有无吸烟、饮酒、静坐、熬夜等不良生活习惯	
		冶游性病史	
	婚姻史、月经与生育史		
	家族史	有无类似患者	
		有无遗传病史	

续表

诊断及处理	提出查看患者的血常规、生化、X线胸片等检查
	印象诊断
问诊技巧	提问的条理性
	无诱导性提问、诘难性提问及连续性提问
	不用医学名词或术语提问，如果使用术语，必须立即向患者解释
	询问者注意聆听，不轻易打断患者讲话
	谦虚礼貌、尊重患者，对患者有友好的眼神，体谅及鼓励的语言
	问诊结束时，谢谢患者合作

对于咯血的诊断步骤，要注意以下几点：

1. 应与呕血相鉴别。

2. 确定患者的出血量。

3. 初步确定患者的出血部位，可以根据询问病史、体格检查、辅助检查等初步判断。

4. 进一步明确咯血病因，结合病史、体格检查、伴随症状和辅助检查结果明确咯血的原发病以针对治疗。

（戴晨光）

第七节　恶心与呕吐

【病例】患者张某，男，42岁，以"恶心10小时，腹痛、呕吐3小时"为主诉，于2021年2月15日入院。

【思考】作为全科医师，如何接诊以恶心呕吐为主诉的患者？诊断思路如何？查体问诊如何开展？如何制订相应的诊疗计划？

恶心（nausea）、呕吐（vomiting）是临床上十分常见的症状，多系统疾病均可引起恶心、呕吐，病因复杂，故常给诊断与鉴别诊断造成一定的困难。恶心是指上腹部不适和紧迫欲吐的感觉，常常为呕吐的前奏。呕吐是指通过胃的强烈收缩迫使胃或部分小肠内容物经过食管及口腔排出体外的现象。一般恶心后会有呕吐，也可仅有恶心无呕吐，也可仅有呕吐无恶心的情况。

一、恶心及呕吐的病史采集

恶心、呕吐是一个反射动作，一般分为三个阶段：恶心、干呕与呕吐。临床上，恶心、呕吐症状较易判别，但其病因众多。为避免诊疗过程中出现错误，全科医师在接诊时，需详细询问病史，进行全面的体格检查，结合辅助检查，综合分析，明确诊断。

（一）恶心、呕吐的病因

恶心、呕吐的病因按发病机制主要分为三大类：反射性呕吐、中枢性呕吐和前庭障碍性呕吐。常见病因见表2-1-15。

表2-1-15　恶心、呕吐的常见病因

病因	疾病
反射性呕吐	
咽部受到刺激	吸烟、剧咳、鼻咽部疾病或流脓等
胃、十二指肠	急性胃炎、慢性胃炎、消化性溃疡、功能性消化不良、急性胃扩张、幽门梗阻及十二指肠壅滞症等
肠道	急性阑尾炎、肠梗阻、急性出血坏死性肠炎、腹型过敏性紫癜等
肝胆胰疾病	急性肝炎、肝硬化、急性胆囊炎、慢性胆囊炎或胰腺炎等
腹膜及肠系膜疾病	急性腹膜炎
泌尿系统	肾输尿管结石、急性肾盂肾炎等
生殖系统	急性盆腔炎、异位妊娠破裂、早孕等
循环系统	急性心肌梗死、心力衰竭
其他	青光眼、屈光不正
中枢性呕吐	
颅内感染	各种脑炎、脑膜炎、脑脓肿等
脑血管疾病	脑出血、脑血栓形成、高血压脑病、偏头疼等
颅脑损伤	脑挫裂伤、颅内血肿、蛛网膜下腔出血等
全身性疾病	尿毒症、糖尿病酮症酸中毒、甲状腺危象、甲状旁腺危象、肾上腺皮质功能不全、低血糖、低钠血症等
中毒	乙醇、重金属、一氧化碳、有机磷农药、鼠药等
药物	抗生素、抗肿瘤药物、洋地黄、吗啡等兴奋呕吐中枢的药物
精神因素	神经官能症、癔症、神经性厌食等
前庭障碍性呕吐	化脓性中耳炎、梅尼埃病、晕动病等

【问诊】在接诊患者时要仔细询问诱因及起病情况，呕吐与进食的关系，初步分析该患者的病因。本例患者10 h前进食油腻食物及大量饮酒后出现恶心。

【分析】考虑诱因反射性呕吐可能性大，消化系统疾病待排除，应进一步鉴别诊断。

（二）恶心呕吐的临床表现

1. 呕吐的时间　晨起呕吐可见于早期妊娠、尿毒症、慢性酒精中毒或功能性消化不良，也可见于鼻窦炎，由于脓液流出刺激咽部造成；晚上或夜间呕吐可见于幽门梗阻，呕吐物可有隔夜宿食；进食过程中或餐后即刻呕吐，可能是幽门管溃疡或精神性呕吐；餐后 1 h 以上呕吐，提示胃张力下降或胃排空延迟；餐后近期呕吐，特别是集体发病多为食物中毒。

2. 呕吐的特点　喷射状呕吐多为颅内高压性疾病。进食后立刻呕吐，恶心很轻，吐后可进食，反复发作而营养状态尚可，多为神经官能性呕吐。

3. 呕吐物的性质　呕吐物呈咖啡色样提示上消化道出血；呕吐物带粪臭味提示低位小肠梗阻；呕吐物带发酵、腐败气味提示胃潴留；呕吐物含有大量酸性液体提示胃泌素瘤或十二指肠溃疡，无酸味液体提示贲门狭窄或贲门失弛缓症；呕吐物含大量胆汁提示梗阻部位在十二指肠乳头水平以下，不含胆汁提示梗阻部位在十二指肠乳头水平以上。

恶心往往不会在第一时间被注意，且耐受程度存在个体差异，如部分老年人恶心症状较弱，不呈现典型的临床表现。呕吐往往发生在入院前，首次呕吐物不能够及时准确地收集或化验。因此在临床工作中，要结合病史、体征及辅助检查，不要盲目判断，以免出现误诊。

【问诊】询问此次恶心呕吐的特点，是否为喷射样，具体的时间，呕吐的性质，呕吐的频率，呕吐物的性质。疾病的发展与演变，加重或者缓解因素，有无应用药物等。

【分析】本病例患者呕吐时间为进食后，为非喷射状呕吐，共2次，共约100 mL，呕吐物性质为胃内容物，无咖啡样物质，无明显粪臭味，未能缓解，未应用任何药物治疗。进一步支持初步判断。同时询问同桌就餐人员均无相同症状，故可排除进食不洁食物引起的食物中毒。

4. 伴随症状　患者恶心呕吐时，常常有一些局部或全身的伴随症状。这些症状对诊断具有重要的参考价值，有些疾病可伴有多个局部或全身症状。全科医师可结合不同的伴随症状及体征特点做出相应的诊断。恶心呕吐的伴随症状鉴别见表2-1-16。

表2-1-16　恶心呕吐的伴随症状鉴别

症状	疾病
腹痛、腹泻	急性胃肠炎、霍乱、副霍乱、细菌性食物中毒及其他原因引起的急性食物中毒
右上腹疼痛及发热、寒战或黄疸	急性胆囊炎、胆石症
头痛及喷射性呕吐	颅内高压或青光眼
眩晕、眼球震颤	前庭器官疾病
应用某些抗生素或抗癌药物等	可能与药物副作用有关
育龄期妇女晨起呕吐	早孕

【问诊】重要的伴随症状是鉴别诊断的重要依据。有无腹痛、腹泻，有无特征性疼痛，如右上腹疼痛伴有放散痛，右下腹转移性疼痛等；有无头痛头晕，有无寒战发热，有无咳嗽、咳痰等。另外患者就诊过程，检查化验的具体结果，用药的种类和剂量，疗效如何等应详细询问。患者既往病史，用药史，个人史，婚姻史，家族史等也要详细问询，切忌遗漏，否则容易误诊及漏诊。

【分析】本例患者3 h前出现右上腹持续性疼痛，呈持续性锐痛，放射到右肩背部。伴有畏寒，体温逐渐升高，最高达38.5℃。有肛门排气，无头晕头痛，无咳嗽咳痰，无胸闷气促，无尿频尿急尿痛等症状。未应用任何药物治疗，病程中食欲明显减退，大小便正常。既往史：既往健康，否认肝炎、结核病史及密切接触史，否认新型冠状病毒肺炎相关流行病学史。否认心脏病、高血压、糖尿病病史，无重大外伤及手术史，无输血史。否认药物及食物过敏史。无长期服药史，预防接种史随当地进行。否认家族史。个人史：饮酒史：100 g/d，15年，未戒酒；吸烟史：10支/天，15年，未戒烟。目前考虑胆囊相关疾病可能性大。

二、体格检查

在为恶心、呕吐患者进行体格检查时，首先要观察患者的一般情况、意识状态及体位。注意是否有皮疹，全身皮肤、黏膜黄染，淋巴结肿大，皮肤、黏膜出血点，血管杂音，双下肢水肿等重要体征。全科医师应着重进行腹部查体。腹部查体顺序为视、听、触、叩。腹部视诊时应注意观察是否有皮疹、皮肤黄染、胃肠型及蠕动波等。有胃肠型及蠕动波提示幽门梗阻及肠梗阻。腹部听诊除了肠鸣音以外，还应注意血管杂音。腹部触诊和叩诊时应注意有无局部压痛及反跳痛，有无肝脾肿大，有无移动性浊音，不要遗漏Murphy征。若有压痛，查体时应从疼痛的对侧开始查体。肝浊音界消失提示胃肠穿孔。移动性浊音提示腹腔有渗液或出血。肠鸣音消失常提示腹膜炎、肠麻痹；肠鸣音亢进则提示肠道炎症或机械性肠梗阻。

腹痛是恶心呕吐常见的伴随症状之一，因此在腹部触诊时应注意压痛及反跳痛的位置、性质。空腔脏器的疼痛往往有恶心呕吐症状。脐周、下腹部疼痛常见于肠绞痛；右上腹疼痛，放散至右背与右肩胛部常见于胆绞痛；腰部并向下放射至腹股沟、外生殖器及大腿内侧常见于肾绞痛。

黄疸是另一个重要并常见的体征，在视诊时不要遗漏。胆汁淤积性黄疸可分为肝内性和肝外性。肝外胆汁淤积可由胆总管结石、狭窄、炎性水肿、肿瘤及蛔虫等阻塞引起。由于胆道阻塞，阻塞上方胆管内压力升高，胆管扩张，致细小胆管与毛细血管破裂，胆汁中的胆红素反流入血。胆汁淤积性黄疸一般皮肤呈暗黄色，胆道完全阻塞者呈深黄色，甚至黄绿色，可伴有皮肤瘙痒，尿色深，粪便颜色变浅或呈白陶土色。

神经系统查体中脑膜刺激征见于脑膜炎、蛛网膜下腔出血、颅压增高；肌力、肌张力是否对称；存在病理征提示锥体束受损；自发性眼球震颤见于前庭功能异常。

【分析】对于本病例患者来说，查体的重点在腹部。本例患者：体温：38.3℃，脉搏：102次/分，呼吸：26次/分，血压：132/88 mmHg，一般状态欠佳，急性面容，痛苦貌，神志清，言语明，轮椅推入病区，巩膜轻度黄染，浅表淋巴结未及异常肿大，眼睑无水肿，结膜无充血，口唇无发绀，牙龈无红肿出血，颊黏膜无溃疡，伸舌居中，咽部无充血，扁桃体无肿大。颈软，气管居中，甲状腺未触及，胸廓对称无畸形，双肺听诊呼吸音清，无干湿啰音。心尖冲动位置正常，心界不大，律齐，各瓣膜区未闻及杂音。右上腹有压痛，无反跳痛，Murphy征阳性，肝脾肋下未触及，移动性浊音阴性，双肾区无叩痛，肠鸣音为3次/分。双下肢无水肿。生理反射存在，病理反射未引出。该患者阳性体征均提示该患者为胆囊疾病。

三、辅助检查

对于恶心、呕吐的病因诊断，辅助检查是最主要手段之一，能补充病史与体格检查中存在的不足。全科医师临床工作中，应根据患者的具体情况有针对性地选择检查项目，必要时需重复送检以提高阳性率。

临床常用检验有呕吐物隐血测定、血常规、尿常规、便常规、生化系列、血培养、降钙素原、超敏C反应蛋白、HCG等。

1. 血、尿、便常规　血常规中白细胞总数、中性粒细胞百分比、中性粒细胞绝对值升高，多提示为感染。粪隐血试验阳性、便常规中红白细胞阳性则提示消化道疾病。尿常规中尿胆原和便常规中胆红素的测定可鉴别黄疸的原因。

2. 呕吐物隐血测定　能明确是否有消化道出血。

3. 血生化系列　对于恶心、呕吐患者的病因诊断及治疗具有重要意义。血清总胆红素、直接胆红素和间接胆红素，用于判断有无黄疸、黄疸程度和演变过程，并由此推断黄疸病因。血清氨基转移酶及其同工酶测定、碱性磷酸酶及其同工酶测定和γ-谷氨酰转移酶及其同工酶测定反映肝胆系统疾病细胞损伤程度。血淀粉酶和脂肪酶多提示胰腺疾病。

4. 临床上常见的检查有影像学检查和侵入性检查。

（1）影像学检查：如X线、超声、CT、MRI等检查对于恶心、呕吐病因或部位的确定有重要的意义。腹部钡餐透视、超声、CT、MR检查，磁共振胰胆管成像（MRCP）对于发现腹部脏器的结石、炎症、肿瘤等具有一定的价值。

（2）侵入性检查：仍不能明确诊断时，可选择侵入性检查，如电子胃十二指肠镜、结肠镜、逆行胰胆管造影、经皮肝穿刺胆道造影、腹腔镜检查等。疑似有中枢神经系统感染是可行腰椎穿刺检查。

【辅助检查】血常规，白细胞：12.3×10^9/L，中性粒细胞百分率：80.2%。生化系列，总胆红素：35.8 μmol/L，直接胆红素：12.6 μmol/L，间接胆红素：19.7 μmol/L，天冬氨酸氨基转移酶：45 U/L，丙氨酸氨基转移酶：30 U/L，超敏C反应蛋白：66 mg/L。

【分析】本病例中，患者考虑急性胆囊炎，接诊医师应进行血、尿、便三大常规，生化系列，呕吐物隐血测定，腹部CT，必要时行MRCP检查。该患者血常规中白细胞总数、中性粒细胞百分比中性粒细胞绝对值升高，提示存在感染。该患者进一步完善检查后，结果如下：上腹部CT平扫＋增强：胆囊颈部结石，胆囊颈部壁增厚伴异常强化，考虑炎症可能性大（图2-1-4）。

该患者目前诊断明确，初步诊断为：急性胆囊炎　胆囊结石。

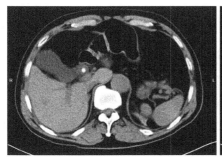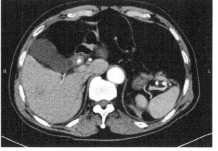

| （a）平扫 | （b）增强 |

图2-1-4 上腹部CT平扫＋增强

下一步，全科医师要理论结合临床实际情况，针对病因拟订治疗方案。

四、治疗原则

1. 寻找病因 积极寻找病因，对因治疗。

2. 一般治疗 急性呕吐者需禁食、补液；慢性呕吐者需根据营养状态及是否能经口进食，选择肠内或肠外营养支持；肠梗阻、急性胰腺炎、胃肠穿孔者需胃肠减压；颅内高压所致的中枢性呕吐，应脱水降颅压。

3. 对症止吐 一线药物：异丙嗪、甲氧氯普胺；二线药物：格拉司琼/昂丹司琼。

4. 预防并发症 呕吐者容易发生误吸，应抬高床头；意识障碍、不能保护气道者要考虑气管插管；剧烈呕吐可能导致胃黏膜撕裂，应保护胃黏膜，警惕消化道出血；严重呕吐常伴有低钾、低镁，容量不足或代谢性碱中毒，需及时维持电解质、酸碱度平衡及补液治疗。若伴有发热者，抗感染治疗是最为核心的环节。患者体温下降、症状缓解可视为有效的抗感染治疗，在明确病原体的基础上合理选择抗生素。某些特殊部位感染，如急性化脓性胆管炎、肝脓肿等严重化脓性感染，可能诱发感染性休克，需要尽早进行手术治疗。

【分析】本患者诊疗计划：①完善相关检查，如MRCP、电子胃肠镜检查、心电图等。进一步明确诊断，疾病发展的程度。②暂禁食，防止病情进一步发展。③给予质子泵抑制剂抑酸、保护胃黏膜。④抗感染治疗。⑤肠外营养及对症支持治疗。

五、临床诊疗思维

对于恶心呕吐的患者，诊断思路要明确，细致地询问病史，认真地体格检查，结合辅助检查结果，明确确定诊断。

（一）病史采集

细致地询问病史是恶心呕吐病因诊断的重要步骤，病史采集要点包括：

1. 起病情况　如呕吐的时间性、与进食的关系、是否喷射性、呕吐物特点和呕吐物的量等。发展与演变：加重及其因素，减轻及其因素，频次的变化。

2. 伴随症状　如腹泻、腹痛、发热、寒战、头晕、眩晕等。

3. 诊治经过　在患病过程中是否去医院诊治过、使用的药物剂量等。

4. 一般情况　如精神状态、食欲、体重改变等。

5. 既往病史　包括既往发热史、用药史、传染病接触史、动物接触史、输血史等。

对于全科规范化培训医师来说，恶心、呕吐问诊是考试要点之一。注意在接诊的过程中要详细、重点突出，不要遗漏相关要点。恶心、呕吐的问诊要点见表2-1-17。

（二）体格检查

全面细致的体格检查能为疾病提供诊断线索。除了注意患者的一般情况及意识状态外，应特别注意是否有皮疹，全身皮肤、黏膜黄染，淋巴结肿大，皮肤、黏膜出血点，血管杂音，双下肢水肿等重要体征。由于恶心、呕吐主要为消化系统疾病，因此着重强调腹部查体，腹部查体顺序为视、听、触、叩。腹部视诊时应注意观察是否有皮疹、皮肤黄染、胃肠型及蠕动波等。腹部触诊和叩诊时应注意有无局部压痛及反跳痛，有无肝脾肿大，有无移动性浊音，不要遗漏Murphy征。若有局部压痛，查体时应从疼痛的对侧开始查体。

（三）辅助检查

辅助检查通常是在已有的病史采集和体格检查的基础上进行分析。血生化系列、血常规、尿常规、便常规、呕吐物隐血等对病因的诊断与治疗有重要的意义。X线、超声、CT、MRI、电子胃肠镜等影像学检查对于恶心、呕吐病因或部位的确定有着重要的意义。当上述检查不足以明确诊断时，可选择侵入性检查。

表2-1-17　恶心呕吐的问诊要点

自我介绍		检查者介绍自己的姓名，职务，介绍本次医疗活动目的，取得患者配合	
问诊内容	一般项目	姓名、年龄、职业、民族、婚姻状况、出生地、住址、工作单位	
	主诉	主要症状＋发病时间	
	现病史	起病缓急	
		起病时间	
		起病诱因	
		主要症状的特点	呕吐的时间
			呕吐与进食的关系
			呕吐的性质是否喷射性
			呕吐物特点
			呕吐物的量

续表

问诊内容	现病史	发展与演变：加重及其因素，减轻及其因素，频次的变化	
		伴随症状	腹痛
			腹泻
			发热
			寒战
			头痛
			眩晕
		诊治经过	做过的检查结果，诊断
			使用过的药物剂量，疗程和疗效，不良反应
		病程中的一般情况	
	既往史	健康状况，有无心血管疾病，肝肾疾病，糖尿病及肿瘤等病史	
		传染病史：肝炎，结核病史及血吸虫疫水接触史	
		预防接种史，外伤及手术史、长期服药史、过敏史、输血史	
	个人史	社会经历、职业与工作条件、习惯嗜好、冶游性病史	
	婚姻史		
	月经与生育史		
	家族史	有无类似患者	
		有无遗传病史	
诊断及处理	查看患者各种化验，内镜检查及CT、MRI等检查结果 如果没有相关检查结果则提出需要完成的检查项目		
	印象诊断		
问诊技巧	提问的条理性		
	无诱导性提问，诘难性提问及连续性提问		
	不用医学名词或术语提问，如果用术语，必须立即向患者解释		
	询问者注意聆听，不轻易打断患者讲话		
	谦虚礼貌，尊重患者，对患者有友好的眼神，体谅及鼓励的语言		
	问诊结束后，谢谢患者配合		

（四）治疗原则

恶心、呕吐的处理原则为积极寻找病因，针对病因治疗，同时需加强对症支持治疗，预防并发症。恶心、呕吐的诊疗流程见图2-1-5。

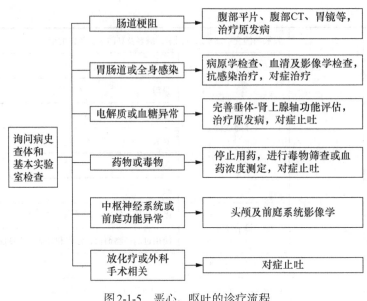

图2-1-5　恶心、呕吐的诊疗流程

（孙懿琼）

第八节　吞 咽 困 难

【病例】患者赵先生，78岁，因"进行性吞咽困难5个月"就诊。自患病以来赵先生吞咽困难进行加重，自行服用"吗丁啉"，未有缓解，偶有反流，无胸痛，体重减轻约5 kg。赵先生就诊目的为询问吞咽困难的原因，并缓解的方法。

【思考】作为全科医师，面对这样的患者如何进行诊疗？如何进行宣教？转诊指征是什么？

对于机体来说吞咽是一种非常重要的功能，机体通过吞咽摄入足够的食物和水分，这样才能正常运转，进行正常的新陈代谢。一旦出现吞咽困难，机体摄入营养不足，对于部分老年人来说还存在潜在的致死性肺炎的风险。吞咽功能障碍将影响人类最基本的生存需求，因此无论何种原因引起的吞咽困难，都应该重视。

一、吞咽困难的病史采集

（一）病因

吞咽是一个复杂的过程，除了大脑皮质、脑干和小脑的支配，还涉及多个脑神经和40余块肌肉的密切配合。从咀嚼到食团进入食管这一过程中任一环节出现功能异常均可能引起吞咽障碍。其中误吸是指吞咽中或吞咽后出现食物经过声门水平，进入声门下及气管内。根据患者发生误吸时是否存在咳嗽和呛咳症状分为显性误吸和隐性误吸。显性误吸又称症状性误吸，是指食物或液体进入声带水平以下的气道出现咳嗽或呛咳等外部症状。隐性误吸又称为无症状性误吸或沉默性误吸，是指食物或液体进入声带水平以下的气道而不出现咳嗽或任何外部症状。

按照吞咽障碍发生的解剖水平分为口咽性吞咽障碍和食管性吞咽障碍。口咽性吞咽障碍是指吞咽启动过程或将食团从口腔推送入食管过程存在障碍。该类患者在进食稀薄的液体时常常出现咳嗽或气道阻塞，出现声音嘶哑或流涎，口咽性吞咽障碍常与喉部肌肉无力相关。食管性吞咽障碍定义为食物进入食管的能力下降。一些食管性疾病如食管狭窄、痉挛、失弛缓症或Zanker憩室，食管括约肌的损伤或无力及食管运动减慢、酒精中毒、胃食管反流疾病、年龄增加以及糖尿病等均可能引起食管性吞咽障碍。

【问诊】首先要询问起病情况，是缓还是急，具体患病时间，进食时的情况。以明确吞咽障碍属于口咽性吞咽障碍还是食管性吞咽障碍。

【分析】本例患者5个月前发病，开始只是进固体食物有哽噎感，最近进流食也有感觉。由此可以判断出其吞咽障碍属于食管性吞咽障碍。

（二）临床表现

随着年龄的增长，多种因素和疾病的共存状态增加了老年人发生吞咽障碍的风险，加之年龄增长可引发老年人生理功能的减退，共存疾病病理变化和医源性的各种原因，可把高风险人群转变为有症状的吞咽障碍人群。各种中枢神经系统和外周神经系统疾病，累及口咽、食管感觉或运动的疾病，以及精神心理性问题、药物因素均可导致吞咽障碍和误吸的发生。

老年人更易发生吞咽障碍和误吸。老年人的牙齿缺失、牙周疾病、义齿不合适或由口腔干燥引起的吞咽分泌失调，使食团在口腔吞咽阶段准备不充分。肌肉骨骼因素如咀嚼肌无力、下颌关节炎、下颚骨质疏松症、舌强度和口咽活动协调性的变化，喉的高度降低，环咽肌功能下降等会使吞咽效率降低。此外，多数老年人的味觉、温度觉和触觉会发生退变，这种对感官皮质运动反馈环的破坏会妨碍食团恰当地成形，干扰吞咽肌肉运动顺序的及时反应。

老年人群神经系统疾病的患病率较高，如脑卒中、脑损伤、阿尔茨海默病、其他痴呆综合征、帕金森病等均可使老年人吞咽障碍的风险增加。老年人存在不同程度的认知功能下降，同样对吞咽功能造成影响，严重的痴呆老年患者可能完全丧失吞咽功能。

除了神经系统疾病导致老年人吞咽功能受损之外，众多涉及头颈部的常见问题会直接损害完成吞咽动作的相关肌肉，增加发生吞咽障碍的风险，如头颈部损伤、癌症、复合传染病、甲状腺疾病和糖尿病均与年龄相关的吞咽障碍有关。此外，很多药物可通过各种机制对老年人的吞咽造成不利影响。

【问诊】继续询问有无进食特殊块状食物或其他异物，有无受凉以及以往同样的发作史，服药史。吞咽困难出现的时间有无规律，发作频率，间歇或进行性，与饮食、活动的关系，严重程度。病情的发展与演变：加重及其因素，减轻及其因素，包括频率、持续时间、程度等。

【分析】本例患者进食与平时无变化，味觉无变化，未进食特殊食物，未受凉，除"吗丁啉"外未服用别的药物，于进食时出现吞咽困难，与活动无关，无缓解因素，并且另进行性加重。由此可分析该患者虽然属于老年人，但此次出现的吞咽困难与年龄无关，与饮食无关，与药物无关，此时全科医师需要考虑该患者此次患病可能与食管本身的病变相关。

（三）伴随症状

1. 反流 食管性反食不含胃酸，可与上消化道反流所致反食加以区别。餐后即出现反食者，提示有食管近端梗阻，如环咽失弛缓症。餐后较久才有反食，多因食管中、下段梗阻或食管憩室潴留引起。反流量大者，多见于食管贲门失弛缓症，因病程较长，梗阻近端食管有明显扩大，甚至反流出现于夜间平卧时，患者可因引起呛咳而惊醒。反流内容物含黏液血迹者，多见于晚期食管癌。

2. 吞咽疼痛 食管性吞咽疼痛一般位于胸骨后或剑突处，可涉及背、肩胛区、胸骨上段、颈、下颌、耳下部，甚至辐射到肩、臂等处。如摄入酸性食物即可疼痛，多见于食管炎或食管溃疡；如进过冷、过热食物诱发疼痛，常为食管痉挛；在不进食时也有疼痛，见于食管贲门失弛缓症、晚期食管癌、食管周围炎。

3. 吞咽困难伴构音障碍 表现为发音含糊不清、声嘶，甚至完全失声，要考虑延髓麻痹、食管癌纵隔浸润、主动脉瘤、纵隔淋巴结肿大、肿瘤压迫喉返神经等。如构音障碍发生在吞咽困难出现之前，则原发病变在喉与声带，多为喉癌转移至咽、食管。

4. 呃逆 可见于食管癌、食管裂孔疝、食管贲门失弛缓症的后期。

5. 呛咳 见于延髓麻痹或食管癌溃破至气道而形成食管、气管支气管瘘的患者；食管贲门失弛缓症或食管憩室有大量潴留者亦可发生呛咳，但多出现在餐后或在夜间平卧时。

6. 呼吸困难和哮喘 常由纵隔占位性病变压迫气管或较大的支气管。

【问诊】询问是否存在声嘶、呛咳、呃逆、吞咽疼痛、胸骨后疼痛、反酸、胃烧灼感、哮喘及呼吸困难等症状。

【分析】该患者偶有吞咽疼痛，胸骨后疼痛，反酸、胃烧灼感，自觉乏力，体重减轻明显。结合病史及伴随症状进一步支持食管病变。

二、体格检查

1. 一般吞咽障碍患者无明显体征，食管病变患者常因进食减少而出现体重下降。老年呛咳患者易患致死性肺炎。

2. 食道癌晚期的患者可出现消瘦、贫血、恶病质、锁骨上淋巴结肿大等。

【分析】查体：体温：36.8℃，脉搏：88次/分，呼吸：18次/分，血压：132/80 mmHg，一般状态欠佳，营养中等，痛苦貌，神志清，言语明，口唇无发绀，牙龈无红肿出血，颊黏膜无溃疡，伸舌居中，咽部无充血，扁桃体无肿大。颈软，气管居中，甲状腺未触及，胸廓对称无畸形，双肺听诊呼吸音清，无干湿啰音。心尖冲动位置正常，心界不大，律齐，各瓣膜区未闻及杂音。腹软无压痛，肝脾未触及，双下肢无水肿。

三、辅助检查

1. 内镜检查对确定诊断有无恶性肿瘤有很大意义。
2. 钡餐造影、CT、MRI、PET-CT等影像学检查，均有助于诊断。
3. 组织学及细胞学检查。

【问诊】

1. 诊治经过 是否就诊、何时何地就诊，接受过的检查结果、诊断，使用过药物、剂量、途径、疗程、疗效、不良反应等。

2. 患者一般情况 精神、体力状态、饮食、大、小便、睡眠等。

3. 其他 询问既往史，有无心脑血管、肝肾、糖尿病及肿瘤等慢性病史。急慢性传染病史及接触史：肝炎，结核、血吸虫疫水接触史等。预防接种史。外伤及手术史、输血史。长期服药史和药物过敏史。个人史。社会经历：职业与工作条件。习惯嗜好，冶游性病史，婚姻生育史，子女情况，配偶无子女健康情况。家族史：父母健康情况、有无类似病史，有无遗传病史。

【分析】该患未至医疗机构诊治过，未作检查，偶尔饭后自行服用"吗丁啉"。

四、治疗原则

由于不同病因导致的吞咽障碍，治疗原则各不相同。

1. 老年吞咽障碍通过补偿干预，即调节环境，调整体位，限制食团大小，或使用相应的辅助设备，并进行康复干预等。
2. 食管癌：肿瘤治疗，外科治疗或者姑息治疗。
3. 贲门失弛缓症治疗的目的在于解除松弛的障碍、降低压力，并预防并发症。主要是药物治疗，扩张治疗及手术治疗。

五、转诊原则

1. 食管或食管周围恶性肿瘤需要手术治疗。
2. 严重良性狭窄或运动性吞咽困难，药物治疗无效的患者。
3. 吞咽困难原因不明。

【分析】本病患者符合转诊指征，转诊至上级医院，至上级医院进行胃镜检查，并局部组织取病理，病理回报：鳞状细胞癌。患者于上级医院住院手术治疗。

（夏　青）

第九节　腹　痛

【病例】患者刘某某，男，60岁，以"腹痛、恶心呕吐6小时"为主诉，于2020年10月12日入院。

【思考】作为全科医师，接诊以腹痛为主诉的患者，诊断思路如何？需要了解哪些病史？进一步检查有哪些？如何制订诊疗计划？

腹痛（abdominal pain）是临床常见的症状之一，多由腹部疾病引起，也可以由腹部以外的疾病或全身性疾病引起，常常给诊断造成困难。临床上按起病缓急分为急性腹痛和慢性腹痛。急性腹痛又称为急腹症，特点是起病急、病情重、变化快，轻者可呈自限过程，重者危及生命。慢性腹痛起病慢，可反复发作。病因未查明者，病程可迁延。在同一个或多个病因的作用下，急性与慢性腹痛可以交替发生。

作为全科医师在接诊患者时，必须有整体观念，一定要详细认真地询问病史，细致地进行全面的体格检查，并且结合辅助检查结果，整体分析，以便明确诊断，拟订治疗方案。

一、腹痛的病史采集

引起腹痛的病因很多，临床上根据起病缓急和病程长短可分为急性腹痛和慢性腹痛。腹痛常见病因见表2-1-18。

表2-1-18　腹痛常见病因

腹部疾病	
急性炎症	急性胃肠炎、急性胆囊炎、急性阑尾炎、急性胰腺炎、缺血性肠病、急性梗阻性化脓性胆管炎
慢性炎症	慢性胃炎、慢性胆囊炎、慢性胰腺炎、慢性阑尾炎、炎症性肠病
溃疡	消化性溃疡，大肠溃疡
穿孔	胃、肠、胆囊穿孔
脏器阻塞或扭转	胆道结石、泌尿系结石、肠梗阻、肠套叠、卵巢囊肿蒂扭转、急性胃扭转、急性胆囊扭转、大网膜扭转
脏器破裂	肝破裂、脾破裂、异位妊娠、卵巢破裂
肿瘤	胃癌、肝癌、胰腺癌、结肠癌、肾肿瘤、膀胱癌
功能性腹痛	功能性消化不良、肠易激综合征

腹壁疾病	腹壁外伤、感染及带状疱疹
其他疾病	痛经、急性胃扩张
腹部以外疾病	
胸部疾病	急性心肌梗死、急性右心衰竭、肋间神经痛、反流性食管炎、大叶性肺炎、肺梗死
盆腔疾病	急性和慢性盆腔炎
代谢性疾病	糖尿病酮症酸中毒、尿毒症、低血糖症
风湿免疫性疾病	腹型过敏性紫癜、腹型风湿热
血液系统疾病	急性溶血
中毒	铅中毒
神经源性疾病	腹型癫痫、脊髓危象

【问诊】主要症状及时间、起病缓急、起病时间、起病诱因。

【分析】本例患者于入院前6h午餐后出现腹痛,逐渐加重。初步无法明确。

腹痛的临床表现为以下几个方面:

(一)腹痛部位

腹痛的部位大多为病变所在部位。胃、十二指肠疾病及急性胰腺炎的疼痛常位于中、上腹部;胆囊炎、胆石症、肝脓肿的疼痛多在右上腹部;急性阑尾炎的疼痛在右下腹麦氏点(Mc Burney);小肠疾病疼痛多在脐部或脐周;结肠疾病的疼痛一般在下腹或左下腹部;膀胱炎、盆腔炎及异位妊娠破裂的疼痛也在下腹部。弥漫性或者部位不定的疼痛多见于急性弥漫性腹膜炎、机械性肠梗阻、急性出血坏死性肠炎、血卟啉病、铅中毒、腹型过敏性紫癜等。

【问诊】腹痛的部位。

【分析】本例患者疼痛位于左上腹及中上腹,考虑可能是胃、十二指肠疾病或急性胰腺炎。

(二)疼痛性质和程度

突发的中上腹剧烈刀割样痛或烧灼样痛,多为胃、十二指肠溃疡穿孔;持续性、广泛性剧烈腹痛伴腹肌紧张或板样强直,提示急性弥漫性腹膜炎;中上腹持续性隐痛多为慢性胃炎或胃、十二指肠溃疡;胆石症或泌尿系统结石常为阵发性绞痛,疼痛剧烈;上腹部持续性钝痛或刀割样疼痛,呈阵发性加剧多为急性胰腺炎;绞痛多由空腔脏器痉挛、扩张或梗阻引起,临床常见有肠绞痛、胆绞痛和肾绞痛;阵发性剑突下钻顶样疼痛是胆道蛔虫症的典型表现。

【问诊】腹痛的性质及程度。

【分析】本例患者腹痛呈钝痛、逐渐加重,考虑急性胰腺炎可能性大。

（三）诱发与缓解因素

急性胃肠炎常有不洁饮食史；胆囊炎或胆石症常有进食油腻食物史；急性胰腺炎常有酗酒或暴饮暴食史；部分机械性肠梗阻与腹部手术有关；腹部受暴力作用引起的剧痛并有休克者，多由肝、脾破裂所致；进食或服用抑酸药可缓解上腹痛，多与高胃酸分泌有关；解痉药物可缓解的腹痛多由平滑肌痉挛所致；呕吐后可缓解的上腹痛多由胃十二指肠病变引起。

【问诊】腹痛与进食、排便的关系。加重及其因素，减轻及其因素。

【分析】该患午餐进食过多，且饮入大量啤酒，腹痛后未进食，排褐色软便一次，疼痛持续为缓解，至当地医院门诊就诊，疑为"胃肠炎"，静脉滴注左氧氟沙星一次，症状逐渐加重，目前进一步支持急性胰腺炎诊断。

（四）发作时间

周期性、节律性上腹痛见于胃、十二指肠溃疡；餐后痛可能由消化不良、胆胰疾病或胃部肿瘤所致；子宫内膜异位症所致腹痛多与月经周期相关；卵泡破裂所致腹痛常发生在月经间期。

（五）与体位的关系

胃黏膜脱垂患者左侧卧位时疼痛可减轻；十二指肠壅滞症患者膝胸位或俯卧位时可使腹痛及呕吐等症状缓解；胃食管反流病患者烧灼痛在卧位或前倾位时明显，而直立时减轻；胰腺疾病患者仰卧位时疼痛明显，而前倾位或俯卧位时减轻。

（六）伴随症状

1. **腹痛伴发热、寒战**　提示有炎症存在，见于急性胆囊炎、急性梗阻性化脓性胆管炎、肝脓肿和腹腔脓肿，也可见于腹腔外感染性疾病。

2. **腹痛伴黄疸**　多与肝胆胰疾病有关。急性溶血性贫血也可出现腹痛和黄疸。

3. **腹痛伴休克**　伴贫血者可能是由腹腔脏器破裂（如肝、脾或异位妊娠破裂）所致；不伴贫血者可见于胃肠穿孔、绞窄性肠梗阻、肠扭转、急性出血坏死性胰腺炎等。心肌梗死或肺炎等腹腔外疾病也可出现腹痛伴休克。

4. **腹痛伴呕吐**　提示食管、胃肠疾病，呕吐量大时提示胃肠道梗阻。

5. **腹痛伴反酸、嗳气**　提示消化性溃疡、胃炎或消化不良。

6. **腹痛伴腹泻**　提示肠道炎症、溃疡或肿瘤等。

7. **腹痛伴血便**　可能为肠套叠、缺血性肠病、溃疡性结肠炎、细菌性痢疾或肠道肿瘤等。

8. **腹痛伴血尿**　可能为泌尿系统疾病（如结石）所致。

【问诊】询问伴随症状，如发热、寒战、贫血、休克、血尿、反酸、呕吐及腹泻等。另外患者就诊过程，接受的检查化验的具体结果，用药的种类和剂量，疗效如何等应详细询问。患者既往病史，用药史，个人史，婚姻史，家族史等也要详细询问，切忌遗漏，否则容易误诊及漏诊。

（七）腹痛常见体征

腹痛常见体征见表2-1-19。

表2-1-19　腹痛患者常见体征

腹部疾病	体征	疾病
Murphy征	吸气时右上腹胆囊点压痛	急性胆囊炎
Mc Burney征	脐与右侧髂前上棘中外1/3交界处压痛及反跳痛	急性阑尾炎
Cullen征	脐周围或下腹壁皮肤紫蓝色瘀斑为腹腔内大出血的征象	急性出血坏死性胰腺炎 腹主动脉瘤破裂腹膜后出血
Grey Turner征	胁腹部紫蓝色瘀斑，为血液从腹膜后间隙渗到侧腹壁的皮下	急性出血坏死性胰腺炎 腹主动脉瘤破裂腹膜后出血
Kehr征	腹腔内血液刺激左侧膈肌，引起左肩部疼痛	脾破裂 异位妊娠破裂
Psoas征	患者左侧卧位，右大腿后伸，引起右下腹疼痛	阑尾炎（阑尾位于盲肠后位或者腹膜后位）
Obturator征	患者仰卧位，右髋和右大腿屈曲，然后被动向内旋转，引起右下腹疼痛	阑尾炎（阑尾靠近闭孔内肌肉）
Rovsing征	患者仰卧位，右手压迫左下腹，左手挤压近侧结肠，引起右下腹疼痛	阑尾炎

【分析】根据患者的病情，考虑急性胰腺炎可能性大。

二、体格检查

全科医师在为腹痛患者进行体格检查时，除了注意患者的一般情况及意识状态外，应特别注意腹部的体征。腹部查体顺序为视、听、触、叩。腹部视诊时应注意观察是否有皮疹、皮肤黄染、胃肠型及蠕动波等。有胃肠型及蠕动波提示幽门梗阻及肠梗阻。腹部听诊除了肠鸣音以外，还应注意血管杂音。腹部触诊和叩诊时应注意有无局部压痛及反跳痛，有无肝脾肿大，有无移动性浊音，不要遗漏Murphy征。查体时应从疼痛的对侧开始查体。肝浊音界消失提示胃肠穿孔。移动性浊音提示腹腔有渗液或出血。肠鸣音消失常提示腹膜炎、肠麻痹；亢进则提示肠道炎症或机械性肠梗阻。同时应注意压痛反跳痛的位置、性质。脐周、下腹部疼痛常见于肠绞痛；右上腹疼痛，放散至右背与右肩胛部常见于胆绞痛；腰部并向下放射至腹股沟、外生殖器及大腿内侧常见于肾绞痛。

【分析】经过病史询问，全科医师诊断会有一定的倾向性。既全面又要突出重点，除一般情况及意识状态外，还要注意是否有皮肤黏膜色素沉着、血管杂音、心脏杂音、肝脾肿大、局部压痛及反跳痛等重要体征。本病例患者：体温：37.4℃，心率：96次/分，呼吸频率：22次/分，血压：116/70 mmHg，一般状态欠佳，急性面容，痛苦貌，神志清，言语明，全身皮肤、黏膜无黄染，口唇无发绀，双肺听诊呼吸音清，未闻及干湿啰音，心律齐，心脏各瓣膜区未闻及杂音。腹软，左上腹压痛和反跳痛阳性，肝脾肋下未触及，无移动性浊音，双肾区无叩痛，肠鸣音正常，未闻及气过水音，双下肢无水肿。提示患者急性胰脉炎可能性大。

三、辅助检查

（一）实验室检查

1. 血常规　血白细胞总数及中性粒细胞比例升高提示存在炎症；嗜酸粒细胞升高应考虑腹型过敏性紫癜、寄生虫感染或嗜酸粒细胞性胃肠炎。

2. 尿常规和其他尿液检查　菌尿和脓尿提示泌尿系统感染；血尿提示泌尿系统结石、肿瘤或外伤；血红蛋白尿提示急性溶血；尿糖和尿酮体阳性提示糖尿病酮症；胆红素尿提示梗阻性黄疸；怀疑血卟啉病应查尿卟啉；怀疑铅中毒应查尿铅；怀疑异位妊娠应做妊娠试验。

3. 大便常规和隐血试验　大便肉眼观察、隐血试验、显微镜下常规细胞检查、病菌培养、脂滴检查有助于临床诊断。

4. 血生化　血清淀粉酶和脂肪酶高于正常上限3倍提示胰腺炎。肝肾功能、血糖、电解质等检查结果异常也有助于明确病因。

5. 肿瘤标志物　血清甲胎蛋白（AFP）和癌胚抗原（CEA）等肿瘤标志物升高应怀疑肿瘤可能。

6. 诊断性穿刺　腹痛诊断不明确且伴有腹腔积液时，应行腹腔穿刺检查。肉眼观察腹腔积液即可初步判断是否有腹腔出血或感染，常规及生化检查可明确腹腔积液性质，必要时可作涂片、病理细胞学检查、细菌培养等。阴道后穹隆穿刺发现不凝血应怀疑异位妊娠破裂、黄体破裂出血可能。

（二）影像学检查

1. X线　发现膈下游离气体有助于诊断胃肠穿孔；肠腔积气、扩张和多个液平面有助于诊断肠梗阻。X线钡剂造影或钡剂灌肠检查可以发现消化性溃疡和消化道肿瘤等。

2. 超声　有助于发现胆道结石、胆管扩张、肝胆胰脾肿大、腹腔肿瘤、腹腔囊肿、腹腔积液等；宫外孕时，可见宫腔外孕囊或盆腔积液。

3. CT和MRI　对腹腔内实质脏器的外伤、炎症、脓肿、血管性疾病、肿瘤等均有较高的诊断价值。

4. 内镜　应用胃肠镜可以直接观察消化道病变；内镜逆行胰胆管造影（ERCP）

和超声内镜（EUS）检查有助于胆道和胰腺疾病的诊断；膀胱镜可用于诊断膀胱炎症、结石或肿瘤；腹腔镜检查对腹腔炎症、肿瘤或粘连有较高的诊断价值。

（三）其他检查

心电图检查有助于鉴别心绞痛、心肌梗死引起的腹痛；脑电图检查可用于诊断腹型癫痫；血管造影可用于诊断肠系膜上静脉血栓形成等内脏血管病变。

（四）手术探查

在急性腹痛病因不明、保守治疗无效、病情转危的紧急情况下，为挽救生命应考虑手术探查。

【辅助检查】血常规：白细胞：$12.56 \times 10^9/L$，中心粒细胞百分率：73.8%，中性粒细胞绝对值：$9.66 \times 10^9/L$。

【分析】该患腹痛的特点为疼痛位于左上腹及中上腹，结合其伴随症状，考虑急性胰腺炎的可能性大。那么，全科医师为了明确诊断，该患者需要进行血、尿、便常规，血、尿淀粉酶的测定，腹部CT，腹部彩超等。该患者进一步检查超声提示：急性胰腺炎，血淀粉酶、尿淀粉酶均高于正常值5倍以上，因此，急性胰腺炎诊断明确。

四、治疗

腹痛的治疗应针对病因给予相应治疗措施。但病因不明时，对于伴随症状较重者，应积极给予对症处理。

1. 气道维护、呼吸和循环维护　吸氧、静脉输液补充有效血容量，纠正水、电解质和酸碱平衡紊乱等。

2. 胃肠减压　适宜于胃肠梗阻者。

3. 止痛剂　既往认为，急腹症患者在诊断未明确前不宜给予止痛剂，以免掩盖病情、改变体征，延误诊断和治疗，但目前没有证据表明使用止痛剂会掩盖腹部体征或引起病死率、致残率升高。随着影像学的快速发展，为急腹症诊断提供了极有价值的客观证据。小剂量的吗啡（5 mg 或 0.1 mg/kg）能缓解患者腹痛症状，减少其烦躁情绪，放松腹肌，有助于发现腹部阳性体征，不会延误临床诊断或影响手术决定。

4. 灌肠和泻药　未能排除肠坏死、肠穿孔等情况下，不宜使用。

5. 抗生素　有明确感染病灶时，应予以抗生素。

6. 手术探查　经密切观察和积极治疗后，腹痛不缓解，腹部体征不减轻，全身情况无好转反而加重时，对诊断不明、有危及生命的腹腔内出血、穿孔、肠梗阻、严重腹膜炎等情况时，可考虑开腹探查，挽救生命。

【分析】该患者诊断明确后，给予禁食水、营养支持，应用抗生素，减少胰液分泌，抑制胰酶活性，并进行对症治疗。急性胰腺炎重症者预后差，病死率高，全科医师接诊时要及时转诊，有条件要转入重症监护病房。对患者进行健康宣教。

五、临床诊疗思维

在临床工作中，全科医师接诊患者，需要掌握大量的临床资料，需要全面分析，重要的资料不要遗漏。需要掌握患者的症状、体征、辅助检查，但患者的生活方式，生活环境也要尽可能了解。全科医师在全面分析临床资料的基础上，才能得出正确结论，不延误诊治。

对于腹痛的患者，诊断思路要明确，细致地询问病史，认真地体格检查，结合辅助检查结果，明确诊断。

（一）病史采集

认真细致地询问病史是腹痛病因诊断的重要步骤，病史采集的要点应包括：

1. 起病情况　如发病的诱因、起病缓急、疼痛性质、病程等。

2. 伴随症状　如发热、恶心呕吐、有无皮肤黄染、腹泻及多系统症状等。

3. 诊治经过　在患病过程中是否去医院诊治过、使用的药物、使用药物种类、剂量，包括对药物的反应等。

4. 一般情况　如精神状态、食欲、体重改变等。

5. 既往病史　包括既往疾病史、用药史、传染病接触史、动物接触史、输血史等等。

（二）观察生命体征

监测呼吸、心率、血压、血氧饱和度、疼痛程度。

（三）体格检查

全面细致的体格检查能为疾病的诊断提供线索。对于腹痛患者，有些异常体征比较容易发现，而有些则需要通过临床医师的认真体格检查才能发现。全科医师在为腹痛患者进行体格检查时，除了注意患者的一般情况及意识状态外，应特别注意腹部的体征。

（四）辅助检查

细致的询问病史及查体是必要的，但腹痛的患者进行X线、超声、CT、MRI等影像学检查对于腹痛病因或部位的确定有着重要的意义。辅助检查可以补充主观资料的不足之处，对于病因的诊断及鉴别诊断具有重要的价值。

（五）伴随症状与鉴别诊断

在多数情况下，腹痛伴有局部或全身症状或体征，这些对诊断具有重要的参考意义。临床工作时可根据患病过程中的伴随症状和体征的特点做出诊断。

值得注意的是有些疾病并不是只有一种伴随症状，往往多种共存，这个时候就要结合患者的主观及客观资料进行鉴别诊断，并且有针对性地选择辅助检查，予以鉴别，谨防误诊、漏诊。

（王越超）

第十节　腹　　泻

【病例】患者李某，男，42岁，以"腹痛、腹泻2 d。"为主诉，于2020年10月9日入院。

【思考】作为全科医师，接诊以腹痛、腹泻为主诉的患者，诊断思路如何？需要了解哪些病史，为了明确诊断，进一步检查有哪些？如何制订诊疗计划？

腹泻（diarrhea）是指排便次数增多（>3次/天），或粪便量增加（>200 g/d），或粪质稀薄（含水量>85%）。临床上根据病程可分为急性和慢性腹泻两大类，病程短于4周者为急性腹泻，超过4周或长期反复发作者为慢性腹泻（chronic diarrhea）。除了病程的长短以外，病史、大便特点、病理生理改变、内镜、活检等都是腹泻分类、诊断和鉴别诊断的重要依据。

作为全科医师，接诊该患者，首先围绕主诉对患者的发病情况进行详细了解。另外，对于患者的工作、生活环境、家庭情况进行大致了解，可以为某些疾病的诊断提供帮助。

一、腹泻的病史采集

根据病理生理机制，腹泻可分为以下4种。但在临床上，不少腹泻往往并非由单一机制引起，而是多种机制并存、共同作用下发生。

1. 渗透性腹泻（osmotic diarrhea）　渗透性腹泻是由于肠腔内存在大量的高渗食物或药物，导致肠腔内渗透压升高，体液水分大量进入肠腔所致。临床特点是禁食后腹泻减轻或停止，常见于服入难以吸收的食物、食物不耐受及黏膜转运机制障碍导致的高渗性腹泻。

2. 分泌性腹泻（secretory diarrhea）　是由于肠黏膜受到刺激而致水、电解质分泌过多或吸收受抑，导致分泌、吸收失衡而引起的腹泻。当肠黏膜分泌功能增强、吸收减弱或两者并存时，肠腔中水和电解质的净分泌增加，引起分泌性腹泻。分泌性腹泻具有如下特点：①每日大便量>1 L（可多达10 L）；②大便为水样，无脓血；③粪便的pH多为中性或碱性；④禁食48 h后腹泻仍持续存在，大便量仍大于500 mL/d。

3. 渗出性腹泻（exudative diarrhea） 肠黏膜发生炎症、溃疡等病变时，完整性受到破坏，大量体液渗出到肠腔，导致腹泻，亦称炎症性腹泻。炎症引起的肠道吸收不良、动力紊乱、肠腔内微生态改变等病理生理异常在炎性腹泻中亦起有重要作用。通常可分为感染性和非感染性两类，前者多见于细菌、病毒、寄生虫、真菌等的病原体感染引起；后者多见于自身免疫性疾病、炎症性肠病、肿瘤、放疗、营养不良等导致肠黏膜坏死、渗出。

渗出性腹泻的特点是粪便含有渗出液或血液成分，甚至血液。肉眼脓血便常见于左半结肠或全结肠病变。小肠病变引起的渗出及出血，常与粪质均匀地混在一起，除非有大量渗出或蠕动过快，一般无肉眼脓血，需显微镜检查发现。

4. 动力异常性腹泻（motility-related diarrhea） 肠道蠕动过快，肠内容物快速通过肠腔，与肠黏膜接触时间过短，影响消化与吸收，水电解质吸收减少，发生腹泻。动力异常性腹泻的特点是便急、粪便不成形或水样便，粪便不带渗出物和血液，往往伴有肠鸣音亢进或腹痛。引起肠道蠕动过快的原因有以下几种。①物理刺激：腹部或肠道受到寒冷刺激；②药物：莫沙必利、新斯的明等；③神经内分泌因子：甲状腺素、5-羟色胺、P物质、血管活性肠肽异常增多等；④肠神经病变：糖尿病等；⑤胃肠道手术：食物过多进入远端肠道。腹泻病史。腹泻的问诊要点见表2-1-20。

表2-1-20 腹泻的问诊要点

项目	问诊要点			
自我介绍	检查者介绍自己的姓名			
	说明自己的职务和作用			
	介绍本次医疗活动目的，求得患者配合			
问诊内容	一般项目	姓名，性别（可略），年龄，民族，婚姻状况，籍贯，出生地，地址，电话号码，工作单位		
	主诉	主要症状及时间		
	现病史	起病缓急		
		起病时间		
		起病诱因		
		主要症状的特点	大便性状	
			排便次数	
			排便量	
			腹泻与腹痛、禁食的关系	
		发展与演变：加重及其因素，减轻及其因素		
		伴随症状	发热	
			里急后重	
			消瘦	
			皮疹	
			关节痛或肿胀	

续表

项目			问诊要点	
问诊内容	现病史	诊治经过	接受过的检查，结果	
			使用过的药物，剂量，疗程和疗效	
		病程中的一般情况		
	既往史	健康状况		
		传染病史（肝炎，结核病史及血吸虫疫水接触史）		
		预防接触史		
		长期服药史和药物过敏史		
		输血史		
	个人史	社会经历		
		职业与工作条件		
		习惯嗜好：有无吸烟，饮酒，静坐，熬夜等不良生活习惯		
		冶游性病史		
	婚姻史			
	月经与生育史			
	家族史	有无类似患者		
		有无遗传病史		
诊断及处理	查看患者各种化验、内镜检查及CT、MRI等检查结果			
	如果没有相关检查结果则提出需要完成的检查项目			
	印象诊断			
问诊技巧	提问的条理性			
	无诱导性提问，诘难性提问及连续性提问			
	不用医学名词或术语提问，如果用术语，必须立即向患者解释			
	询问者注意聆听，不轻易打断患者讲话			
	谦虚礼貌，尊重患者，对患者有友好的眼神，体谅及鼓励的语言			
	问诊结束后，谢谢患者配合			

【问诊】通过询问发病情况，得到如下病史：该患者于入院前2天进食隔夜饭菜后出现腹痛、腹泻，腹痛间断出现，位于脐周，呈绞痛，便后减轻。每天排便6～10次，呈稀便至水样便，未服用药物。病程中无胸闷、咯血、盗汗，今为求系统诊疗，遂来我院就诊。病程中食欲明显减退，排尿如常，睡眠差。既往健康，否认肝炎、结核病史及密切接触史，否认新型冠状病毒肺炎相关流行病学史。否认心脏病、高血压、糖尿病病史，无重大外伤及手术史，无输血史。否认药物及食物过敏史。无长期服药史，预防接种史随当地进行。否认家族史。

【分析】该患者的腹泻属于以上哪种分型？患者没有进食大量的高渗食物或药物，首先可以除外渗透性腹泻。该患者每日排便6~10次，呈稀便呈水样便的可以考虑分泌性腹泻的可能。有没有渗出性腹泻的可能？渗出性腹泻的特点是粪便含有渗出液或血液成分，甚至血液。所以，目前诊断尚不明确，需要结合体格检查及相关检查进行进一步诊断。

除了急性腹泻以外，临床常见慢性腹泻，慢性腹泻的诊断旨在明确病因。由于胃肠、肝胆胰及全身诸多疾病都可导致腹泻，可从年龄、性别、起病方式、病程、腹泻次数及粪便特点、腹泻与腹痛的关系、伴随症状和体征、缓解与加重因素等方面收集临床资料，初步判断腹泻病因在小肠或结肠（表2-1-21），结合其他症状、体征、实验室及影像学资料建立诊断。

表2-1-21　小肠性腹泻和结肠性腹泻的鉴别要点

	小肠性腹泻	结肠性腹泻
腹痛	脐周	下腹部或左下腹
粪便	量多，稀便，可含脂肪，黏液少见，味臭	量少，肉眼可见脓、血，有黏液
大便次数	2~10次/d	次数可以更多
里急后重	无	可有
体重减轻	常见	可见

慢性腹泻应与大便失禁区别，后者为不自主排便，一般由支配肛门直肠的神经肌肉性疾病或盆底疾病所致。以下辅助检查有助于诊断与鉴别诊断。

二、体格检查

细致的查体对于诊断及鉴别具有重要意义。

【分析】该患者查体：体温：36.2℃，心率：90次/分，呼吸频率：18次/分，血压：116/72 mmHg，一般状态欠佳，营养中等，急性面容，痛苦貌，神志清，言语明，口唇无发绀，伸舌居中，颈软，气管居中，甲状腺未触及，双肺听诊呼吸音清，未闻及干湿啰音，心尖冲动位置正常，心界不大，律齐，各瓣膜区未闻及杂音。腹软，脐周部按压不适，全腹无反跳痛，肝脾肋下未触及，无移动性浊音，双肾区无叩痛，肠鸣音每分钟8次，未闻及气过水音，双下肢无水肿。生理反射存在，病理反射未引出。本例患者脐周部有压痛，考虑为小肠性腹泻。

三、辅助检查

（一）实验室检查

1. 粪便检查　及时留取粪便标本，进行化验，包括大便隐血试验，涂片查白细胞、红细胞、未消化的食物、寄生虫及虫卵，苏丹Ⅲ染色检测大便脂肪，涂片查粪便细菌、真菌，细菌培养等。

2. 血液检查 血常规、血电解质、肝肾功能、血气分析等检测，有助于慢性腹泻的诊断与鉴别诊断。血胃肠激素或多肽测定对于诊断和鉴别胃肠胰神经内分泌肿瘤引起的分泌性腹泻有重要诊断价值。

3. 小肠吸收功能试验 右旋木糖吸收试验、维生素B_{12}吸收试验等有助于了解小肠的吸收功能。

（二）影像及内镜检查

1. 超声 腹部超声检查可了解有无肝胆胰疾病。

2. X线 包括腹部平片、钡餐、钡剂灌肠、CT及选择性血管造影，有助于观察胃肠道肠壁、肠腔形态，发现胃肠道肿瘤、评估胃肠运动等。螺旋CT仿真内镜有助于提高肠道病变的检出率和准确性。肠道磁共振成像有助于观察肠壁、肠腔形态。胰胆管磁共振成像（MRCP）对诊断胰胆管、胆囊病变有很高的诊断价值。

3. 内镜 胃肠镜检查对上消化道、结肠肿瘤和炎症等病变引起的慢性腹泻具有重要诊断价值。ERCP及治疗ERCP，对胆、胰疾病相关的慢性腹泻有重要诊断及治疗意义。胶囊内镜是诊断小肠病变最重要的检查，在此基础上，可用小肠镜取活检及吸取空肠液进行检验和培养，有助于麦胶性肠病（又名乳糜泻）、热带口炎性腹泻、小肠吸收不良综合征、某些寄生虫感染、克罗恩病、小肠淋巴瘤、非特异性溃疡等疾病的诊断。

【**辅助检查**】血常规：白细胞：11.32×10^9/L，中性粒细胞百分率：78.6%，中性粒细胞绝对值：8.92×10^9/L。便常规：白细胞20/HP。可以留取粪便标本，涂片查粪便细菌、真菌，大便细菌培养等。还应该查血电解质、肝功化验，查腹部超声检查了解有无肝胆胰疾病，该患上述检查结果均正常。

【**分析**】根据该患者的主诉、现病史及血常规、便常规结果分析，考虑腹泻是由于进食不洁食物由病原体引起的感染所导致的腹泻，诊断为：感染性腹泻。

四、治疗原则

针对病因治疗，但相当部分的腹泻需根据其病理生理特点给予对症和支持治疗。

（一）病因治疗

感染性腹泻需针对病原体进行治疗。抗生素相关性腹泻须停止抗生素或调整原来使用的抗生素，可加用益生菌。粪菌移植是治疗肠道难辨梭状杆菌感染的有效手段。

乳糖不耐受和麦胶性肠病需分别剔除食物中的乳糖或麦胶成分。过敏或药物相关性腹泻应避免接触过敏源和停用有关药物。高渗性腹泻应停止服用高渗的药物或饮食。胆盐重吸收障碍引起的腹泻可用考来烯胺吸附胆汁酸而止泻。慢性胰腺炎可补充胰酶等消化酶。炎症性肠病可选用氨基水杨酸制剂、糖皮质激素及免疫抑制剂等治疗。消化道肿瘤应手术切除或化疗，生长抑素及其类似物可用于类癌综合征及胃肠胰神经内分泌肿瘤的辅助治疗。

（二）对症治疗

1. 纠正腹泻所引起的水、电解质紊乱和酸碱平衡失调。

2. 对严重营养不良者，应给予肠内或肠外营养支持治疗。谷氨酰胺是体内有关氨基酸类中含量最多的氨基酸，虽为非必需氨基酸，但是生长迅速的肠黏膜细胞所特需的氨基酸，与肠黏膜免疫功能、蛋白质合成有关。因此，对弥漫性肠黏膜受损或肠黏膜萎缩者，谷氨酰胺是黏膜修复的重要营养物质，可补充谷氨酰胺辅助治疗。

3. 在针对病因治疗的同时，可根据患者腹泻的病理生理特点，酌情选用表2-1-22列出的止泻药。对于感染性腹泻，在感染未得到有效控制时，不宜选用止泻药。

表2-1-22　常用止泻药物

作用机制	药物	作用机制	药物
收敛、吸附、保护黏膜	蒙脱石散、药用炭	抑制肠道过度分泌	生长抑素、消旋卡多曲
减少肠蠕动	洛哌丁胺、地芬诺酯	中医药	黄连素

【分析】给予患者早期禁食，避免加重胃肠负担，给予补液、营养支持、抗生素治疗。如果患者体温升高，还需对症处理，体温不超过38.2℃，可以物理降温。超过38.2℃，给予药物降温。

五、临床诊疗思维

作为全科医师，首先应了解患者的生活环境及生活方式，考虑引起腹泻的病因；了解患者的症状、发病情况与病程长短；腹泻伴随的症状和体征；询问过敏史、服药史。

同时注意下列变化：体温、血压、精神状态、皮肤黏膜、皮肤脱水情况、体重变化、腹部压痛、包块、肠鸣音、腹腔积液等。

若病程短、起病急，应考虑急性感染性腹泻或急性食物中毒。起病慢、病程长、消瘦或营养不良而腹泻次数相对较少者，多见于慢性炎症性肠病、肠道慢性感染（如肠结核、血吸虫病）、吸收不良或肿瘤。若腹泻已持续2年以上，则结肠癌的可能性小。夜间无腹泻可考虑功能性腹泻。

高热常见于感染性腹泻、小肠恶性淋巴瘤；伴低热者见于克罗恩病或非特异性溃疡性结肠炎、肠结核、真菌性肠炎。有里急后重、便意频繁、粪便有黏液和脓血、腹部压痛，考虑病变在直肠或乙状结肠，可能为细菌性痢疾。

腹泻与进某种食物有关者，多与食物过敏有关。进食牛奶后腹泻见于乳糖不耐受症，服药后腹泻见于某药物不良反应。集体发生的腹泻多为食物中毒、化学药物中毒、毒蕈中毒。

某些疾病常伴有腹泻，如甲状腺功能亢进、盆腔放射性治疗后放射性肠炎、糖尿病性肠炎、尿毒症性肠炎、神经官能症伴肠易激综合征。直肠附近疾病刺激引起的腹泻属于假性腹泻，如宫外孕、盆腔炎、直肠周围脓肿等。

经过一般检查，除常见疾病外，要考虑胃泌素瘤、血管活性肠肽瘤、肝源性、胆源性、胰源性及胃源性疾病等少见病。

胃空肠吻合术后发生腹泻，应想到有倾倒综合征的可能。小肠或结肠大部切除术后可能发生腹泻。

年轻慢性腹泻患者，多见于炎症性病变。而老年患者则考虑为结肠癌、缺血性结肠炎等。腹泻和便秘交替常见于肠结核、肠易激惹综合征、结肠不完全梗阻等。饭后立即发生腹泻者，见于肠道激惹综合征、肠结核。

粪便性状为水样大便见于肠毒素大肠埃希菌、金黄色葡萄球菌食物中毒，胃泌素瘤。米汤样大便见于霍乱、副霍乱。血水样或洗肉水样大便见于嗜盐杆菌肠炎等感染。脓臭血水样大便见于急性坏死性小肠炎。脓血便见于痢疾、非特异性溃疡性结肠炎、结肠癌、血吸虫病。黏液而无病理成分便见于肠道激惹综合征、神经官能性腹泻。白陶土样便并有泡沫见于脂肪泻、慢性胰腺炎。海水样或蛋花样便见于假膜性肠炎。粪便呈暗红色或果酱样考虑阿米巴感染或炎症性肠病。血便考虑肛裂、痔疮出血，结肠、直肠癌。粪便的特殊臭味见于脂肪泻、烟酸缺乏症、乳糖酶缺乏症。

伴有关节炎可见于惠普尔病（Whipple disease）、克罗恩病、非特异性溃疡性结肠炎等。伴有贫血可见于肠结核、克罗恩病、淋巴病、结肠癌。伴有腹胀可见于肠结核、克罗恩病、部分肠梗阻、非热带吸收不良综合征。也应考虑以腹泻为首发和主要表现的系统性红斑狼疮。

疑有结肠病变者应做钡剂灌肠或纤维结肠镜检查，疑为直肠病变者应做直肠镜检查。疑有小肠吸收不良者应做粪便脂肪滴苏丹Ⅲ染色、24 h粪便脂肪定量、脂肪平衡实验、右旋木糖耐量实验、核素标记维生素B_{12}吸收实验。疑有胰腺病变者应做血胰淀粉酶、脂肪酶测定、CA19-9、BT-PTBA试验及血糖测定、腹部B超检查，必要时做腹部CT、MRI或经内镜逆行性胰胆管造影术检查。疑有萎缩性胃炎者应行胃镜检查，疑有卓-艾综合征者还要做血清胃泌素测定并进行五肽胃泌素胃液分析。疑有甲状腺功能亢进者应查T_3、T_4、FT_3、FT_4、TSH及甲状腺B超检查。疑有肾上腺皮质功能减退者应做24 h尿17-羟、尿17-酮测定。

有肝胆疾病的患者应查肝功能，做肝胆超声检查、腹部CT或MRI检查。考虑菌群失调者在做大便检查时应注意细菌球杆比例，在做大便细菌培养时作厌氧菌培养。如果考虑病毒性腹泻，应做血清学检查和粪便病毒分离。通过以上病史、体征和辅助检查，可初步诊断出是否为腹泻、是急性或慢性、是感染性或非感染性、是何种疾病性腹泻。

（王越超）

第十一节 呕血及便血

【病例】患者李某某，男，48岁，以"呕血、黑便1天"为主诉，于2020年10月9日入院。

【思考】该患者慢性乙型肝炎病史，曾反复肝功异常，目前非常紧张，作为全科医师，如何对其病因及进一步诊疗进行指导？

呕血和黑便都是上消化道出血的症状，是由于食管、胃、十二指肠、肝、胆、胰及胃空肠吻合术后的空肠上段疾病或者一些全身性疾病引起的。而下消化道出血常常是便中带血或从肛门中排出鲜红色或暗红色血液。严重时可有急性周围循环衰竭的表现。

【分析】患者李某某呕血及黑便考虑是上消化道出血，进一步询问病史则是针对病因询问，通过病史判断病因。

一、病史采集

（一）呕血

引起呕血的原因很多，但以上消化性溃疡最为常见，其次为食管或胃底静脉曲张破裂，再次为急性糜烂性出血性胃炎和胃癌。因此当分析呕血的病因时，应首先考虑上述疾病。当病因未明时，也应考虑一些少见疾病，如平滑肌瘤、血管畸形、血友病、原发性血小板减少性紫癜等。

【问诊】询问主要症状、发病时间、起病缓急、起病时间、起病诱因。

【分析】该患者上消化道出血诊断明确，进一步询问以明确病因。

呕血或黑便前常常先出现上腹部不适和恶心症状，之后呕吐血性胃内容物。其颜色与出血量、血液在胃内停留的时间以及出血部位有关。出血量多、在胃内停留时间短、出血位于食管则血液呈鲜红色或暗红色，常混有凝血块；当出血量较少或在胃内停留时间长，呕吐物可呈棕褐色或咖啡渣样。呕血的同时因部分血液经肠道排出体外，就形成黑便。

当出血量占循环血容量的10%以下时，患者一般无明显临床表现；出血量占循环血容量的10%～20%时，可有头晕、无力等症状，多无血压、脉搏等变化；出血量达循环血容量的20%以上时，则有冷汗、四肢厥冷、心慌、脉搏增快等急性失血症状；若出血量在循环血容量的30%以上，则有神志不清、面色苍白、心率加快、脉搏细弱、血压下降、呼吸急促等急性周围循环衰竭的表现。出血早期可无明显血液学改变，出血3～4 h以后由于组织液的渗出及输液等情况，血液被稀释，血红蛋白及血细胞比容逐渐降低。而其他大量呕血可出现氮质血症、发热等表现。

【问诊】

1. 主要症状的特点　包括呕血的颜色、呕血量的多少、呕血前先兆、血中是否有胃内容物或痰液、后续是否有黑便。

2. 病情发展与演变　加重及其因素，减轻及其因素，频次的变化。

【分析】本例患者发病前1天进食鸡蛋糕后出现腹胀，约半小时后出现呕血，呕血多次，每次量不大，先出现呕血，后排黑便，第一次呕血时有胃内容物，后未再出现。目前病因仍未明确。

呕血的伴随症状主要包括以下内容：

1. 慢性反复发作的上腹痛，有一定周期性与节律性，多为消化性溃疡；中老年人，慢性上腹痛，疼痛无明显规律性并伴有厌食、消瘦或贫血者，应警惕胃癌。

2. 肝脾肿大、有腹壁静脉曲张或有腹腔积液者，提示肝硬化；肝区疼痛、肝肿大、质地坚硬、表面凹凸不平或有结节者多为肝癌。

3. 黄疸、寒战、发热伴右上腹绞痛并呕血者，可能由胆道疾病引起；黄疸、发热及全身皮肤黏膜有出血者，见于某些感染性疾病，如败血症及钩端螺旋体病等。

4. 皮肤黏膜出血常与血液疾病及凝血功能障碍性疾病有关。

5. 头晕、黑蒙、口渴、冷汗提示血容量不足。上述症状于出血早期可随体位变动（如由卧位变坐、立位时）而发生。伴有肠鸣、黑便者，提示有活动性出血。

6. 其他近期有服用非甾体类抗炎药物史、酗酒史、大面积烧伤、颅脑手术、脑血管疾病和严重外伤伴呕血者，应考虑急性胃黏膜病变；剧烈呕吐后继而呕血，应考虑食管贲门黏膜撕裂综合征。

【问诊】

1. 伴随症状，是否存在腹痛、发热、其他出血倾向、头晕、黑蒙、口渴、冷汗等。

2. 诊治经过：作过的检查结果、诊断，使用过的药物及剂量、给药途径、疗程和疗效、不良反应。

3. 病程中的一般情况。

4. 既往史、个人史、婚姻史、家族史。

【分析】本例患者病程中腹痛间断出现，位于脐周，呈绞痛，便后减轻。自觉头晕，口渴，无黑蒙、冷汗，无胸闷、咯血、盗汗，排尿如常，睡眠差。既往慢性乙型肝炎10年，无长期服药史。该患者虽然进食后出现呕血症状，但不存在规律性，结合既往史、服药史，可除外溃疡引起的呕血。

初步诊断：上消化道出血；食管胃底静脉曲张；慢性乙型肝炎。

呕血的问诊要点见表2-1-23。

表2-1-23　呕血的问诊要点

	具体内容
自我介绍	检查者介绍自己的姓名
	说明自己的职务和作用
	介绍本次医疗活动目的，求得患者配合

续表

		具体内容		
问诊内容	一般项目	姓名，性别，年龄，民族，婚姻状况，籍贯，出生地，地址，电话号码，工作单位		
	主诉	主要症状＋发病时间		
		起病缓急		
		起病时间		
		起病诱因		
		主要症状的特点	呕血的颜色	
			呕血量	
			呕血前先兆	
			血中是否有胃内容物或痰液	
			是否有后续黑便	
		发展与演变：加重及其因素，减轻及其因素，频次的变化		
		伴随症状	腹痛	
			发热	
			其他出血倾向	
			头晕	
			黑蒙	
			口渴	
			冷汗	
		诊治经过	做过的检查结果，诊断	
			使用过的药物，剂量，给药途径，疗程和疗效，不良反应	
		病程中的一般情况		
	既往史	健康状况，有无心血管疾病，肝肾疾病，糖尿病及肿瘤等病史		
		传染病史：肝炎，结核病史及血吸虫疫水接触史		
		预防接触史，外伤及手术史		
		长期服药史和药物过敏史		
		输血史		
	个人史	社会经历		
		职业与工作条件		
		习惯嗜好		
		冶游性病史		
	婚姻史			
	家族史	有无类似患者		
		有无遗传病史		
诊断及处理		查看患者各种化验，内镜检查及CT，MRI等检查结果		
		如果没有相关检查结果则提出需要完成的检查项目		
		印象诊断		

具体内容

	提问的条理性
	无诱导性提问、诘难性提问及连续性提问
	不用医学名词或术语提问，如果用术语，必须立即向患者解释
问诊技巧	询问者注意聆听，不轻易打断患者讲话
	谦虚礼貌，尊重患者，对患者有友好的眼神、体谅及鼓励的语言
	问诊结束后，谢谢患者配合

（二）便血

由于上消化道出血时，排出的是黑便，通常所说的便血指的是下消化道出血，便血可呈鲜红色、暗红色或黑色。少量出血不造成便颜色改变，需经隐血试验才能确定。引起便血的原因同样很多，常见的有下消化道疾病如小肠疾病、结肠疾病、直肠肛管疾病等。消化道的血管病变同样可以出现便血。

便血出血量的不同可表现为急性大出血、慢性少量出血及间歇性出血。便血颜色可因出血部位不同、出血量的多少以及血液在肠腔内停留时间的长短而异。如出血量多、速度快则呈鲜红色；若出血量小速度慢，血液在肠道内停留时间较长，可呈暗红色。粪便可全为血液或混合有粪便，也可仅黏附于粪便表面或于排便后肛门滴血。消化道出血每日在 10 mL 以内者，无肉眼可见的粪便颜色改变，需用隐血试验才能确定，称为隐血便。一般的隐血试验虽敏感性高，但有一定假阳性，使用抗人血红蛋白单克隆抗体的免疫学检测，可以避免其假阳性。

便血的伴随症状与上消化道出血的症状既相似又不同，便血患者出现慢性反复上腹痛，呈周期性和节律性，出血后疼痛减轻，见于消化性溃疡；腹绞痛或伴有黄疸者，应考虑胆道出血；腹痛时排血便或脓血便，便后腹痛减轻，见于细菌性痢疾、阿米巴痢疾或溃疡性结肠炎；腹痛伴便血还见于急性出血性坏死性肠炎、肠套叠、肠系膜血栓形成或栓塞、膈疝等。便血的患者常常还有里急后重感。而便血伴发热常见于传染性疾病，如败血症、流行性出血热等。也见于部分恶性肿瘤，如肠道淋巴瘤、白血病等。便血伴皮肤黏膜出血者，见于急性传染性疾病及血液疾病，如重症肝炎、流行性出血热、白血病、过敏性紫癜、血友病等。皮肤有蜘蛛痣及肝掌者，便血可能与肝硬化门脉高压有关。皮肤黏膜有毛细血管扩张，提示便血可能由遗传性毛细血管扩张症所致。便血伴腹部肿块者，应考虑结肠癌、肠结核、肠道恶性淋巴瘤、肠套叠及克罗恩病等。

便血的问诊要点与呕血相似，便血的问诊要点见表2-1-24。

表 2-1-24　便血的问诊要点

		具体内容和评分细则		
自我介绍		检查者介绍自己的姓名		
		说明自己的职务和作用		
		介绍本次医疗活动目的，求得患者配合		
问诊内容	一般项目	姓名，性别（可略），年龄，民族，婚姻状况，籍贯，出生地，地址，电话号码，工作单位		
	主诉	主要症状及时间		
	现病史	起病缓急		
		起病时间		
		起病诱因		
		主要症状的特点：	便血的颜色	
			便血的症状	
			便血量	
		发展与演变：加重及其因素，减轻及其因素		
		伴随症状	腹痛	
			里急后重	
			发热	
			全身出血倾向	
			头昏	
			黑蒙	
			口渴	
			冷汗	
		诊治经过	接受过的检查结果，诊断	
			使用过的药物，剂量，疗程和疗效	
		病程中的一般情况		
	既往史	健康状况		
		传染病史（肝炎，结核病史及血吸虫疫水接触史）		
		预防接触史		
		长期服药史和药物过敏史		
		输血史		
	个人史	社会经历		
		职业与工作条件		
		习惯嗜好：有无吸烟，饮酒，静坐，熬夜等不良生活习惯		
		冶游性病史		
	婚姻史			
	月经与生育史			
	家族史	有无类似患者		
		有无遗传病史		

续表

	具体内容和评分细则
诊断及处理	查看患者各种化验、内镜检查及CT、MRI等检查结果
	如果没有相关检查结果则提出需要完成的检查项目
	印象诊断
问诊技巧	提问的条理性
	无诱导性提问，诘难性提问及连续性提问
	不用医学名词或术语提问，如果用术语，必须立即向患者解释
	询问者注意聆听，不轻易打断患者讲话
	谦虚礼貌，尊重患者，对患者有友好的眼神，体谅及鼓励的语言
	问诊结束后，谢谢患者配合

二、体格检查

全科医师进行体格检查时，除了注意患者的一般情况及意识状态外，应特别注意腹部的体征。

腹部查体顺序为视、听、触、叩。腹部视诊时应注意观察是否有皮疹、皮肤黄染、胃肠型及蠕动波等。有胃肠型及蠕动波提示幽门梗阻及肠梗阻。腹部听诊除了肠鸣音以外，还应注意血管杂音。腹部触诊和叩诊时应注意有无局部压痛及反跳痛，有无肝脾肿大，有无移动性浊音，不要遗漏Murphy征。

出血量较大患者，面色苍白、心率快、血压下降甚至是休克。部分肿瘤患者，如胃癌、肠癌等，出现贫血、消瘦、恶病质，可触及包块，出现腹腔积液。胆道出血常见上腹部压痛。肝硬化患者表现为慢性肝病面容、肝掌、蜘蛛痣、腹壁静脉曲张、脾大、腹腔积液等。

【分析】呕血及便血的患者，一般情况及意识状态非常重要，可作为评价出血量的间接指标。还要注意皮肤黏膜、蜘蛛痣、肝掌、心率、肝脾肿大、局部压痛及反跳痛等重要体征。

本例患者：体温：36.2℃，脉率：108次/分，呼吸频率：18次/分，血压：96/62 mmHg，一般状态欠佳，急性面容，痛苦貌，神清言明，全身皮肤、黏膜略苍白，无蜘蛛痣，浅表淋巴结未及异常肿大，眼睑无水肿，结膜无充血，口唇苍白，牙龈无红肿出血，伸舌居中，双肺听诊呼吸音清，未闻及干湿啰音，心尖冲动位置正常，心界不大，心律齐，各瓣膜区未闻及杂音。腹软，脐周部按压不适，全腹无反跳痛，肝脾肋下未触及，无移动性浊音，双肾区无叩痛，肠鸣音为每分钟8次，未闻及气过水音，双下肢无水肿。生理反射存在，病理反射未引出。

三、辅助检查

无论是呕血还是便血内镜检查都是极为重要的，是消化道出血的定位、定性诊断的首选方法。血、尿、便常规及生化检查也是评估病情的重要指标。选择性血管造影对急性、慢性或复发性消化道出血的诊断及治疗具有重要作用。当各种检查均不能明确病因的可以行剖腹探查术。

【辅助检查】心电图：窦性心动过速。血常规：血红蛋白：82 g/L，便分析：隐血4+。

【分析】目前诊断明确：上消化道出血；食管胃底静脉曲张；慢性乙型肝炎。需迅速转诊至上级医院，行内镜检查，并治疗。

四、治疗原则

如果是消化道大出血，此时患者病情急、变化快、病情凶险，此时将抗休克、补充血容量放在一切医疗措施的首位。患者卧位，保持呼吸道通畅，活动性出血期间禁食，密切监测患者的生命体征。定期复查血常规等。建立有效的通道补充血容量。在治疗原发病的基础上，根据出血部位不同进行止血，包括介入治疗、手术治疗等。

【分析】给予监测生命体征，建立静脉通路，应用止血、抑酸药物治疗。转诊至上级医院后，行胃镜检查，胃镜示：胃底静脉出血，予以镜下止血，经专科医师系统治疗后，病情稳定，转回社区。全科医师在饮食、生活及合理用药方面予以正确的指导。

五、临床诊疗思维

呕血及便血的诊断比较容易，重点是寻找病因、部位及性质，并及时止血。掌握问诊要点，通过问诊可初步判断出血的位置、估计失血量等。如果患者评估为消化道大出血，则需立即转诊至上级医院；当患者出血部位疾病因不明为求进一步明确诊断，或者社区用药无效或效果不明显，或者消化系统肿瘤所致的出血，均需转诊至上级医院。

呕血及便血的病因较多且复杂，症状不典型，甚至隐匿，要早发现、早诊断、早预防、早治疗。

（陈　姝）

第十二节　便　　秘

【病例】患者王某，男，85岁，因"反复便秘1年"于2020年11月26日就诊。患者近1年排便习惯改变，排便细，不成形，偶有黑便。今日就诊，咨询全科医师病因，进一步检查，及如何用药。

【思考】作为全科医师如何评估这类患者？如何处置？

便秘与便失禁是老年人群中最为常见的消化系统疾病，两者经常对患者造成身体和精神上的痛苦。由于老年人的自身特点，无论患者本身还是临床医师常常未予足够重视，一些肠道器质性疾病极易漏诊，因此临床医师面对患者时要仔细询问病史，提高患者认识，进行健康宣教。

一、便秘的病史采集

影响便秘的因素很复杂，饮食习惯、生活方式、环境、精神状态等都可以影响排便习惯，而且便秘症状在临床上也表现得多种多样，临床上缺乏一个确切且被广泛接受的定义。目前学者认为便秘与粪便排出障碍有关的一组症状，其表现为排便次数明显减少，每周排便次数少于3次，无规律，粪质干硬，伴或不伴排便困难，可由单个或多个病因综合引起。

便秘根据病程的不同可分为急性便秘和慢性便秘两种。急性便秘多由急性疾病或者情绪、饮食习惯的变化等引起，根除诱因多可缓解。慢性便秘在临床上更为常见，其病程至少为6个月，依据结肠传输和肛门直肠功能，慢性便秘可分为3种类型，即正常传输型便秘，慢传输型便秘和盆底功能障碍或排便障碍。依据病因的不同，又可分为功能性便秘和器质性便秘两种，其中功能性疾病所致便秘的病理生理机制尚不明确，按照病理生理学机制，将功能性疾病所致便秘分为慢传输型便秘、排便障碍型便秘、混合型便秘、正常传输型便秘。随着临床研究的不断深入，对慢性便秘的认识也进一步提高。

【问诊】主要症状、发病时间、起病缓急、起病时间及起病诱因。

【分析】本例患者1年前无诱因出现便秘，每次排便间隔3~5天，时间逐渐延长。该患属于慢性便秘的类型。因此在进一步问诊时要询问病因，病情的演变及发展，避免漏诊、误诊。具体问诊内容见表2-1-25。

表2-1-25 便秘的问诊要点

项目	具体内容	
自我介绍	检查者介绍自己的姓名	
	说明自己的职务和作用	
	介绍本次医疗活动目的，求得患者配合	
问诊内容	一般项目	姓名，性别（可略），年龄，民族，婚姻状况，籍贯，出生地，地址，电话号码，工作单位
	主诉	主要症状，发病时间

项目	具体内容		
问诊内容	现病史	起病缓急	
		起病时间	
		起病诱因	
		主要症状的特点	大便性状
			排便量
			频度
			排便是否费力
		病情的发展与演变：加重或减轻及其因素，频次的变化	
		伴随症状	呕吐
			腹胀腹痛
			便秘与腹泻交替
			紧张焦虑
		诊治经过	做过的检查结果、诊断
			使用过的药物、剂量、给药途径、疗程、疗效、副作用
		病程中的一般情况	
	既往史	健康状况：注意是否有代谢性疾病、内分泌性疾病、风湿免疫病、肿瘤等病史	
		传染病史如肝炎、结合病史，血吸虫病史及疫水接触史	
		预防接种史、外伤、手术史	
		长期服药史和药物过敏史	是否长期服用泻药（种类和疗程）
			有无服用引起便秘的药物史
		输血史	
	个人史	社会经历	
		职业与工作条件：长期铅接触史	
		习惯嗜好：食物偏好	
		冶游性病史	
	婚姻史		
	月经与生育史		
	家族史	有无类似患者	
		有无遗传病史	
诊断及处理	查看患者各种化验、内镜检查及CT、MRI等检查结果		
	如果没有相关的检查结果则提出需要完成的检查项目		
	印象诊断		

续表

项目	具体内容
问诊技巧	提问的条理性
	无诱导性提问，诘难性提问及连续性提问
	不用医学名词或术语提问，如果用术语，必须立即向患者解释
	询问者注意聆听，不轻易打断患者讲话
	谦虚礼貌，尊重患者，对患者有友好的眼神，体谅及鼓励的语言
	问诊结束时，谢谢患者合作

排便是一个复杂的生理运动过程，有多个系统参加，受多种因素影响。不仅消化道自身病变可以引起便秘，其他系统病变也可以通过影响消化道的结构与功能而引起便秘。

慢性便秘可以看作是不同病理生理过程的最终表现，其胃肠运动主要出现结肠运动功能异常，表现在运动亢进、减弱、不协调等几个方面，结肠非推进性收缩幅度、频率增加，肠传输时间延长，粪便停留时间过长，导致肠内容物水分吸收过多，粪便干燥；结肠推进性收缩的幅度频率减少、结肠蠕动无力，肠传输时间增加，粪便无法正常推送至直肠。有的患者直肠运动异常，直肠张力下降，顺应性增加，感觉功能减退导致排便时间延长。肛门括约肌功能异常。盆底肌群收缩功能下降，持续收缩、不协调收缩或松弛。肛门指诊时，如果患者用力以排出直肠内的手指，正常情况下此时括约肌松弛，如手指被夹紧，提示可能存在肛门括约肌不协调性收缩。

便秘与地区、人种、环境及性别相关，慢性便秘患者耗费了很多的医疗资源，且对患者的身心健康也有着不同程度的影响，同时容易诱发肛裂、痔疮结肠压迫性溃疡及穿孔，甚至诱发心脑血管疾病造成猝死等严重后果。

【问诊】发病时间、主要症状、起病缓急、起病时间、起病诱因、主要症状的特点：大便性状、排便量、频度、排便是否费力，病情的发展与演变：加重或减轻及其因素，频次的变化。按顺序询问，避免遗漏。

【分析】本病例患者排便细、软，偶尔发黑，无力感，每次均很费力，自觉腹胀，无恶心、呕吐，未服用药物。严重影响生活质量。病程中食欲减退，小便正常，睡眠差。

目前便秘诊断明确，重点需明确病因。

明确便秘的类型及病因，分析器质性便秘、功能性便秘还是药物性便秘。而引起便秘的病因多种多样，例如：由于肠梗阻、结肠肿瘤等疾病导致的机械性便秘，营养不良、体弱、怀孕等引起的便秘，而长期服用抗胆碱药、钙通道阻滞剂等药物也同样容易引起便秘。

【分析】临床中，对于便秘患者往往关注度不够，忽略了患者因此引起的焦虑情绪。而且便秘患者常以老年人为主，由于年龄影响，患者常常描述含糊，或者家属代诉，导致病情描述欠准确。因此日常工作中需要仔细询问，并且进行健康宣教。

二、体格检查

便秘患者体格检查常以腹部查体为主，左下腹可有轻压痛、可触及粪块或痉挛的肠段。肛裂、痔疮患者，肛门口常用触痛或出血。继发性便秘者伴有器质性疾病的相关体征。

【分析】本例患者体格检查：体温：36.2℃，脉率：88次/分，呼吸频率：22次/分，血压：122/80 mmHg，一般状态尚可，发育正常，营养中等，焦虑，神志清，言语明，全身皮肤、黏膜无黄染，浅表淋巴结未及异常肿大，眼睑无水肿，口唇无发绀，伸舌居中，甲状腺未触及，桶状胸，双肺呼吸音清，心律齐，各瓣膜区未闻及杂音。腹软，左下腹压痛，无反跳痛，肠鸣音弱。双下肢无水肿。

全科医师接诊后，分析目前存在健康问题：老年患者，肠蠕动减弱，患者存在心理障碍，情绪焦虑。如何进行下一步的诊疗呢？需要完善哪些检查呢？

三、辅助检查

便常规、隐血实验是最为常规的项目之一，留取标本时，要观察粪便的形状、大小、坚硬度、有无脓血和黏液等。而直肠指检、内镜检查、胃肠X线以及某些特殊检查等都有助于发现病因，明确病变性质。

辅助检查结果：粪便常规未见异常。粪隐血实验（＋＋）。

【分析】全科医师建议其转诊至上级医院行肠镜检查，结果显示：结肠癌。至普外科行手术治疗，术后恢复良好。

四、治疗

便秘是一个复杂的疾病，涉及消化、内分泌、代谢、肛肠等多个临床科室和交学科。临床医师应充分了解病史及病因，以尽可能明确诊断，鉴别器质性便秘和功能性便秘；对功能性便秘患者，根据便秘主要症状推断可能的病理生理学机制、结合结肠和肛门直肠功能检查进行分型，确定个体化的干预治疗方案，是提高疗效的有效途径。

对患者及家属进行健康教育，并从危险因素、家庭、心理、社会等方面全面评估患者的病情及合并症情况。便秘的康复治疗：首先摄入足够的水分，摄入足量的纤维素，培养定时排便的习惯，保证每日运动量，坚持进行腹部按摩，必要时辅以药物治疗改善症状。

【分析】器质性便秘要积极治疗原发病，如同本例患者一样。而慢性功能性便秘治疗目的是恢复正常排便，解除便秘引起的不适感，维持适当的排便规律。

五、临床诊疗思维

结合主诉，详细询问病史，如患者的饮食、生活习惯及工作情况，既往史、手术史，有无痔核、肛及肛裂史，服药史，有无长期服用泻剂史，在详细了解病史的基础上，通过相应的检查尽可能明确导致便秘的原因。在便秘的诊断和鉴别诊断中，根据临床需要，应做必要的检查。

首先要注意是否存在器质性病变的证据；对中年以上、有长期便秘史、近期排便习惯改变、症状加重患者应进行结肠镜检查以排除大肠肿瘤的可能；对于长期用泻剂者，也可以明确是否存在泻剂性结肠和（或）结肠黑变病。

难治性便秘时可选择上述特殊的检查方法包括：结肠传输试验、直肠及肛门测压、直肠-肛门反射检查、气囊排出试验等，结肠镜检查或钡灌肠有助于确定有无器质性病变；钡剂灌肠造影有助于先天性巨结肠的诊断。

肠梗阻、结肠粘连、肠道肿瘤需要手术者、严重顽固性便秘、药物治疗无效者，则需转诊至上级医院治疗。

（李　磊）

第十三节　血　　尿

【病例】患者戴某，男，85岁，以"血尿3个月，加重2周"为主诉，于2020年12月29日入院。

【思考】作为全科医师，如何接诊以血尿为主诉的患者？诊断思路如何？问诊要注意哪些？查体如何开展？进一步辅助检查有哪些？如何制订诊疗计划？

血尿（hematuria）是指尿液内含有一定量的红细胞，可呈淡红色云雾状，洗肉水样或混有血凝块。血尿分为肉眼血尿和镜下血尿。肉眼血尿是指每升尿液中含血量超过1 mL，可呈现淡红色。镜下血尿是指尿色正常，须经显微镜检查才能确定，通常尿液离心沉淀后，镜检每个高倍视野有红细胞3个以上即为镜下血尿。

正常新鲜尿液清澈透明。尿液的颜色会因尿中含血量和酸碱度的不同而各异，当尿液呈酸性时，颜色为棕色或者暗黑色；当呈碱性时则为红色。在剧烈运动、重体力劳动或久站时，尿中可出现暂时性微量红细胞，要注意追踪随访。血尿有持续性或间断性，有痛性或无痛性，有症状性或无症状性，以及肾小球性或非肾小球性等。全科医师对于血尿的诊断，要有清晰的逻辑，方可拟订正确的治疗方案。

一、血尿的病史采集

血尿是泌尿系统疾病最常见的症状之一，其中98%的血尿是由泌尿系统疾病引起的，2%的血尿由全身性疾病或泌尿系统邻近器官病变所致。常见病因见表2-1-26。

表2-1-26 血尿的常见病因

病因	疾病
泌尿生殖系统	
非感染性炎症	急性肾炎、急进性肾炎、慢性肾炎、遗传性肾炎、继发性肾小球肾炎、间质性肾炎、无症状性肾小球性血尿
感染性炎症	非特异性：肾盂肾炎、膀胱尿道炎、前列腺炎等 特异性：肾结核、膀胱结核
结石	肾结石、输尿管结石、膀胱结石、尿道结石等
肿瘤	肾肿瘤、输尿管肿瘤、膀胱肿瘤、前列腺肿瘤
损伤	外伤、手术、介入、器械检查损伤等
遗传性	先天性多囊肾、海绵肾、先天性孤立肾、薄基底膜性肾病
血管性	肾梗死、肾皮质坏死、肾动脉硬化、肾血管瘤、肾动脉瘘、肾静脉血栓、动脉炎等
理化因素	磺胺、松节油、汞、砷等中毒、抗凝药、大量输入造影剂、环磷酰胺、放射线、环孢素等
其他病变和异常	肾下垂、膀胱内子宫内膜异位症、膀胱尿道息肉、尿道肉阜
全身性疾病	
血液病	血小板减少性紫癜、血栓性血小板减少性紫癜、再生障碍性贫血、白血病、血友病、多发性骨髓瘤、恶性组织细胞病等
感染性疾病	钩端螺旋体病、流行性出血热、流脑、猩红热、丝虫病、亚急性感染性心内膜炎、类圆线虫性肾病、埃及血吸虫病等
免疫性疾病	系统性红斑狼疮、多血管炎、结节性多动脉炎、韦格纳肉芽肿、过敏性肉芽肿型血管炎、皮肌炎、肺出血、肾炎综合征、过敏性紫癜等
心血管疾病	高血压病、肾动脉硬化症、充血性心力衰竭、遗传性出血性毛细血管扩张症等
内分泌、代谢疾病	痛风、糖尿病、肾淀粉样变、甲状旁腺功能亢进症等
尿路邻近器官疾病	
炎症或肿瘤	急性阑尾炎、盆腔炎、输卵管炎、直肠癌、结肠癌、宫颈癌、卵巢恶性肿瘤等
其他原因	运动

【问诊】起因与诱因，是否有剧烈运动、劳累、感染、过敏、抗凝药物应用史等具体情况，病情的发展及演变。

【分析】本例患者3个月前无诱因出现血尿，2周前血尿加重，尿色加深，尿混浊。考虑泌尿系统疾病可能性大。

（一）血尿的临床表现

1. 尿液颜色的改变 血尿的主要表现是尿颜色的改变，肉眼血尿根据出血量多少而呈不同的颜色。尿液呈淡红色为洗肉水样，提示每升尿液含血量超过1 mL。出血严重时尿液可呈血液状。肾脏出血时，尿液与血混合均匀，尿液呈暗红色；膀胱或前列腺出血时，尿色鲜红。但红色尿不一定是血尿，需仔细辨别。

2. 分段尿异常 将全程尿分段观察颜色如尿三杯试验，用三个清洁玻璃杯分别留取起始段、中段和终末段尿观察。起始段血尿提示病变在尿道；终末段血尿提示病变在膀胱颈部、角区或后尿道的前列腺和精囊腺；全程血尿提示病变来自肾脏或输尿管。

3. 镜下血尿 尿液颜色正常，但显微镜检查可确诊，并可判断肾性或肾后性血尿。肾小球性血尿由于红细胞从肾小球基底膜漏出，通过具有不同渗透梯度的肾小管时，红细胞膜受损，血红蛋白溢出而变形，镜下红细胞大小不一、形态多样；肾后性血尿镜下红细胞则形态单一。

4. 症状性血尿 患者血尿的同时伴有全身或者局部症状。通常以泌尿系统症状为主，若病变在肾脏可伴有肾区钝痛或绞痛；若病变在膀胱和尿道可伴有尿频、尿急和排尿困难。

5. 无症状性血尿 部分血尿患者既无泌尿道症状也无全身症状，见于某些疾病的早期，如肾结核、肾癌或膀胱癌早期。隐匿性肾炎也表现为无症状性血尿。

【问诊】全科医师针对血尿的特点，如有无肉眼血尿，血尿的颜色，有无血块，血块出现在尿程的哪一段，有无皮疹、皮肤黏膜及其他部位出血等，进行仔细询问。

【分析】本例患者尿色呈淡红色，无尿频尿急尿痛，无排尿困难，无泡沫尿，尿量正常，无夜尿增多，无双下肢水肿等。2周前血尿加重，尿色加深，尿混浊，无血凝块。

（二）血尿的伴随症状

血尿可有的伴随症状鉴别见表2-1-27。

表2-1-27 血尿伴随症状鉴别

症状	特点		疾病
疼痛	肾绞痛，且疼痛沿输尿管向同侧下腹部、同侧大腿的内侧、内侧阴部放射		肾、输尿管结石
	输尿管部位疼痛		输尿管结石或血块堵塞
	排尿时痛、尿液突然中断或排尿困难		膀胱或尿道结石
尿频、尿急、尿痛	病程短，症状可完全消除		非特异性膀胱炎、前列腺炎
	病程长，症状从未消失或反复发作		泌尿系结核和膀胱肿瘤
	同时伴有高热、寒战、腹痛		肾盂肾炎
水肿、高血压			急性、慢性肾炎，高血压性肾病
合并乳糜尿			淋巴结核和肿瘤，丝虫病
肾脏肿块	单侧	肾肿瘤、肾囊肿、输尿管肿瘤、肾结石、肾结核所致的肾积水、肾下垂及异位肾等	
	双侧	先天性多囊肾	
合并尿路邻近器官疾病	有生殖系统结核（如附睾结核）者，尤其是有活动性肺结核者提示肾结核的可能性		
	合并妇科疾病如阴道、子宫、输卵管、附件的炎症和脓肿，以及盆腔如直肠、结肠炎症和肿瘤		
身体其他部位出血	血液病、感染性疾病、中毒、过敏及其他全身性疾病等		

【问诊】进一步询问伴随症状，如有无发热、畏寒，有无尿频、尿急、尿痛等尿路刺激征，有无腰痛、腹痛，有无尿细流、排尿困难，有无高血压、听力异常，有无外伤、泌尿道器械检查史等。此外，患者的诊治经过、接受过的检查、使用药物的剂量和疗效，病程中的一般情况也是问诊的要点。患者的既往史、个人史和婚姻史等情况一定不要遗漏。

【分析】本病例患者伴有尿频、尿急的膀胱刺激征，但无明显尿痛，症状从未消失，无其他明显全身性症状，无抗凝药物使用史，故本病例患者血尿病因是泌尿系统疾病可能性大，由于患者年龄较大，肿瘤不能排除。

二、体格检查

全面细致的体格检查可以为疾病诊断提供重要的线索。当为血尿患者进行体格检查时，首先要观察患者的一般情况及意识状态，注意是否有贫血，皮疹，淋巴结肿大，皮肤、黏膜出血点，血管杂音，肝脾肿大，肾及输尿管走行区局部压痛等重要体征。部分无症状血尿患者初期可无异常体征，随着疾病的进展可能会出现。因此，全科医师需反复进行体格检查，并动态观察体征的变化。

血压升高，水肿、体重增加提示肾小球疾病；发热提示感染性疾病、系统性自身免疫性疾病、血液系统疾病等；皮下出血提示造血系统疾病、重症感染、某些血管损害性疾病以及毒物或药物中毒等。扪及肾脏提示肿瘤或多囊肾。还应该注意生殖器及尿道口有无糜烂。腹部查体时肾脏、输尿管和膀胱区的体格检查在血尿患者中十分重要。

【分析】经过病史询问，可以对于血尿病因有倾向性的判断，因此体格检查既要整体全面，又要重点突出。观察一般情况及意识状态，并且重点查是否有贫血貌，皮肤、黏膜出血点，血管杂音，肝脾肿大，肾及输尿管走行区是否有局部压痛、肿物等体征。

本例患者慢性病容，贫血貌，浅表淋巴结未及异常肿大，皮肤、黏膜未见出血点和瘀斑，心肺无异常，腹平软，无压痛及反跳痛，肝脾肋下未及，无肾区叩击痛，无输尿管压痛，无肾动脉杂音，双下肢轻度水肿，神经系统检查无异常。本例患者阳性体征较少，应下一步进行辅助检查。

三、辅助检查

辅助检查是血尿病因诊断的重要手段，全科医师临床工作中，应根据不同血尿患者的具体情况有针对性地选择检查项目，必要时可重复送检以提高阳性率。临床上常见的检查有尿常规、红细胞形态学、尿液细菌学、尿液脱落细胞检查等。

1. 尿常规　尿常规除了测红细胞、白细胞数量、尿蛋白和尿糖等，还可以测尿管型。尿管型是蛋白质、细胞或碎片在肾小管、集合管中凝固而成的圆柱形蛋白聚体。如透明管型可见于肾病综合征、慢性肾炎、恶性高血压和心力衰竭等；颗粒管型可见于慢性肾炎、肾盂肾炎等。

2. 尿红细胞形态检查 肾小球性血尿由于红细胞通过病理改变的肾小球基底膜时，通过具有不同渗透梯度的肾小管时，受到挤压，红细胞膜受损，血红蛋白溢出而变形，显微镜下红细胞大小不一、形态多样；肾后性血尿镜下红细胞不通过肾小球基膜裂孔，如未受到影响则形态单一。

3. 尿液病原体及脱落细胞检测 这是对血尿病因诊断的重要检查，尤其对于感染性或肿瘤性疾病的病因学诊断及治疗具有决定性的作用。

4. 其他检查 影像学检查如X线、超声、CT、MRI等检查对于血尿病因或部位的确定有着重要的意义。侵入性检查：膀胱镜、肾穿刺、放射性核素肾图、肾动脉或静脉造影等明确血尿病因上也具有重要意义。

【辅助检查】尿常规：尿隐血（＋），镜下红细胞：4～10个/HP，尿蛋白（＋＋），无管型；生化系列：肌酐：189 μmol/L，尿素：16.37 mmol/L，白蛋白：33.9 g/L；血常规：血红蛋白：92 g/L；尿红细胞形态：无畸形红细胞；肾小球滤过率：24.5 mL/min。

【分析】全科医师一定要查看患者的尿常规、血常规、血生化系列、腹部CT等检查结果，避免不必要的重复，并给出初步印象诊断，再进一步完善相关检查。该患者检查结果如下：泌尿系彩超及盆腔CT示：膀胱左后壁占位（图2-1-6a）；膀胱镜检查：膀胱左侧壁输尿管口外上方可见一菜花样新生物，带蒂，大小约2 cm（图2-1-6b）。因此病例患者考虑泌尿系统肿瘤可能性大。

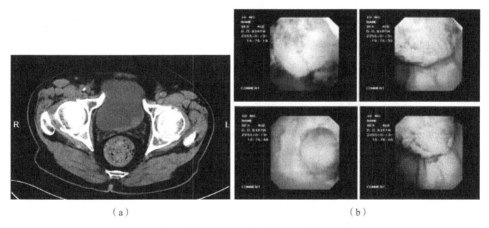

（a） （b）

图2-1-6 盆腔CT及膀胱镜检查

四、治疗原则

血尿的治疗原则是针对病因治疗，必要时给予止血，同时需加强支持治疗。对于血尿患者进行诊疗时，首先需明确真性血尿还是假性血尿，判断出血的部位及确定病变性质。若为感染性病变，则根据病原学检查，配合药敏试验，针对性地抗感染治疗。

若为肿瘤性疾病，则转诊至专科医师处尽早进行手术治疗。若伴有贫血症状，全科医师需根据患者的营养状态，对其进行饮食指导，告知患者注意补充铁剂、蛋白质、糖类及维生素等。

　　【分析】拟订治疗方案之前要充分了解患者的用药史，分析用药的情况可能对疾病造成的影响，再拟订进一步治疗方案。该患者考虑膀胱肿瘤可能性大，应及时转至专科手术治疗。

五、临床诊疗思维

　　在平日的临床工作中，全科医师会面临多种临床资料，需认真分析，综合判断。患者的主诉、症状、体征、辅助检查是密不可分的，患者的既往史、个人史、用药史、遗传史等亦十分重要。全科医师应将这些情况有机结合，整体判断，切忌顾此失彼，造成误诊。

（一）确定是真性血尿还是假性血尿

　　1. 血尿与尿的污染血相区别　月经、子宫、阴道出血或痔出血等常污染尿液，可造成假性血尿，尿标本一定要留清洁中段尿。

　　2. 血尿与血红蛋白尿相区别　血尿可呈鲜红色或暗红色，尿液常浑浊，震荡可呈云雾状，放置后可有少量红色沉淀，镜检发现红细胞。血红蛋白尿一般均匀暗红色，如含大量血红蛋白可呈酱油样，振荡时不呈云雾状，放置后无红色沉淀，镜检无红细胞或极少红细胞，而联苯胺试验阳性。

　　3. 血尿与卟啉尿相区别　由于卟啉新陈代谢障碍所致的卟啉病或铅中毒，可产生大量卟啉而引起卟啉尿。尿放置或晒太阳后尿色偏红色或棕红色，镜检无红细胞，联苯胺试验阴性，尿卟胆原试验阳性。

　　4. 血尿与其他相区别　与某些药物、蔬菜、染料等含色素类所致的红色尿区别。镜检无红细胞，联苯胺试验阴性。

（二）判断出血的部位及确定病变性质

　　1. 按照血尿的排尿时间先后来分析　将全程尿分段观察颜色如尿三杯试验，用三个清洁玻璃杯分别留取始段、中段和终末段尿观察。起始段血尿提示病变在尿道；终末段血尿提示病变在膀胱颈部、角区或后尿道的前列腺和精囊腺；全程血尿提示病变来自肾脏或输尿管。

　　2. 根据尿红细胞的形态来判断　肾小球性血尿由于红细胞通过病理改变的肾小球基底膜时，通过具有不同渗透梯度的肾小管时受到挤压，红细胞膜受损，血红蛋白溢出而变形，镜下红细胞大小不一、形态多样或以畸形红细胞为主；肾后性血尿镜下红细胞不通过肾小球基膜裂孔，未受到影响则形态单一。

（三）根据出血特点的不同进行分析

血尿中混有血凝块提示非肾小球性出血，大块凝血块提示膀胱出血；上呼吸道感染后出现血尿常见于IgA肾病或急性链球菌感染后肾炎。血尿伴耳聋可能是遗传性疾病。不同部位病因的血尿出血特点见表2-1-28。

表2-1-28 不同部位病因的血尿出血特点

病变部位	血尿特点
肾脏	无明显排尿不适，全程血尿，均匀，常为暗棕色，尿蛋白含量多 常伴有肾区钝痛或肾绞痛 血块多呈条束状，三角形，有时可发现红细胞管型或其他管型
膀胱	常伴有尿频尿急尿痛、排尿灼热感等症状，肿瘤性出血可无症状 血尿颜色较鲜红，可为终末血尿，血块大而不规则
前列腺、尿道	血尿呈鲜红色，前列腺及后尿道出血多为终末血尿 前尿道出血可呈尿道滴血或初始血尿 多伴有尿频尿急尿痛及排尿困难，排尿不净，尿液分叉等

（四）结合血尿的伴随症状及发病年龄进行分析

1. 结合伴随症状分析 详见表2-1-27。

2. 发病年龄与性别 见表2-1-29。

表2-1-29 血尿发病年龄、性别与疾病

发病年龄或性别	疾病
小儿时期	急性肾炎、上呼吸道感染、泌尿系畸形等
青少年或青年	细菌性感染、结核、结石、风湿性免疫性疾病、原发性肾炎、遗传性疾病等
40岁以上	男性考虑前列腺增生、膀胱和肾肿瘤、结石、感染、代谢性疾病 女性考虑泌尿系感染、膀胱肿瘤和代谢性疾病

（五）血尿的问诊

对于全科规范化培训医师来说，血尿的问诊也是考试的内容之一，注意在接诊的过程中要详细、重点突出，不要遗漏相关要点。血尿的问诊要点见表2-1-30。

1. 起病情况 起病时间，诱因：剧烈运动、劳累、感染、过敏、药物等。

2. 主要症状特点 有无肉眼血尿、血尿的颜色（鲜红、酱油样、洗肉水样等）、有无血块、血尿出现在尿程的哪一段，有无皮疹，皮肤、黏膜及其他部位出血，与运动有无关系。

3. 伴随症状 有无发热、畏寒、尿频、尿急、尿痛等尿路刺激征，有无腰痛、腹痛，有无尿细流、排尿困难，有无高血压、听力异常，有无外伤、泌尿道器械检查史等。

4. 诊治经过 在患病过程中是否去医院诊治过、使用的药物剂量等。

5. 一般情况 精神、体力状态、饮食、大便、小便、睡眠等。

6. 既往病史　高血压和肾炎史、用药史、传染病接触史、动物接触史、输血史等。

表 2-1-30　血尿的问诊要点

自我介绍			介绍自己的姓名、职务、问诊的目的，取得患者配合
问诊内容		一般项目	姓名、年龄、职业、民族、婚姻状况、出生地、住址、工作单位等
		主诉	主要症状及时间
	现病史		起病时间、缓急
			起病诱因：剧烈运动、劳累、感染、过敏、药物等
		主要症状的特点	有无肉眼血尿
			血尿的颜色（鲜红、酱油样、洗肉水样等）
			有无血块
			血尿出现在尿程的哪一段
			有无皮疹，皮肤、黏膜及其他部位出血
			与运动有无关系
		发展与演变：加重及其因素，频次的增多或者减少	
		伴随症状	是否伴有发热、畏寒、尿频、尿急、尿痛等尿路刺激征
			有无腰痛、腹痛
			有无尿细流、排尿困难
			有无高血压、听力异常
			有无外伤、泌尿道器械检查史
		诊治经过	诊断、接受过的检查、结果
			使用过的药物、剂量、疗程和疗效
		病程中的一般情况：精神、体力状态、饮食、大便、小便、睡眠	
	既往史		健康状况（过去是否有高血压和肾炎史）
			传染病史（肝炎，结核病史及血吸虫疫水接触史）
			预防接种史
			长期服药史和药物过敏史
			输血史
	个人史		社会经历
			职业与工作条件
			习惯嗜好：有无吸烟、饮酒、静坐、熬夜等不良生活习惯
			冶游性病史
	婚姻史、月经与生育史		
	家族史		有无类似患者
			有无遗传病史
诊断及处理			提出查看患者的血常规、尿常规、B超等检查
			印象诊断

续表

	提问的条理性
	无诱导性提问、诘难性提问及连续性提问
问诊技巧	不用医学名词或术语提问，如果使用术语，必须立即向患者解释
	询问者注意聆听，不轻易打断患者讲话
	谦虚礼貌、尊重患者，对患者有友好的眼神，体谅及鼓励的语言
	问诊结束时，谢谢患者合作

血尿的治疗原则是针对病因治疗，必要时给予止血，同时需加强支持治疗。血尿的诊疗流程见图2-1-7。

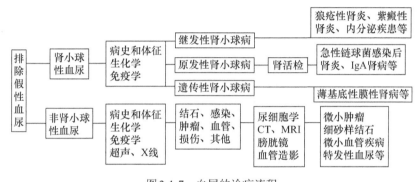

图 2-1-7　血尿的诊疗流程

（孙懿琼）

第十四节　蛋　白　尿

【病例】患者刘某，男，53岁，口干、多尿、多饮15年，1年前体检时发现血糖控制差且尿蛋白（＋），半月前于当地医院复查尿蛋白（＋＋），糖化血红蛋白10.2%，乏力伴双下肢水肿2个月余，于2020年8月20日门诊以"持续性蛋白尿；2型糖尿病"为主诉收入院。

【思考】作为全科医师，接诊以双下肢水肿伴持续性蛋白尿的患者，诊断思路如何？进一步检查有哪些？如何制订诊疗计划？

尿液中出现蛋白称为蛋白尿（proteinuria），也称尿蛋白。由于肾小球滤过膜的滤过作用和肾小管的重吸收作用，正常尿液中仅含有微量蛋白尿，为每日20～80 mg，普通尿常规定性试验检测不出。若尿蛋白定性试验阳性或尿蛋白定量大于100 mg/L或超过150 mg/24 h，称蛋白尿。蛋白尿是慢性肾病的典型症状和常见表现，但全身性疾病亦可出现蛋白尿。

在临床工作中，极少患者以单纯蛋白尿为主诉就诊，大部分是伴随其他症状出现，或者体检时被发现。因此本节主要对蛋白尿的产生机制、病因等进行分析，进而明晰诊断思路。

一、蛋白尿的病史采集

导致蛋白尿的病因有很多，分为生理性蛋白尿和病理性蛋白尿两大类。

1. 生理性蛋白尿　指泌尿系统无器质性病变，尿液内暂时出现蛋白质，程度较轻，持续时间短，诱因解除后消失。①功能性蛋白尿：是指因剧烈运动（或劳累）、发热、严寒环境、精神紧张、神经兴奋及血管活性剂等刺激下所致血流动力学改变，肾血管痉挛、充血，导致肾小球毛细血管壁通透性增加而出现的蛋白尿。多见于青少年。为轻度暂时性蛋白尿，去除原因后蛋白尿迅速消失。蛋白尿定性不超过（＋），定量不超过 500 mg/24 h。②体位性蛋白尿：又称为直立性蛋白尿，可能是由于人体直立位时前突的脊柱压迫左肾静脉导致局部静脉压增高所致，卧位休息后蛋白尿即消失。多发生于瘦高体型的青少年。患者清晨尿液中无蛋白，起床活动后逐渐出现蛋白尿，在长时间站立、行走或持续脊柱前凸姿势时，尿蛋白含量增加，平卧休息 1 h 后尿蛋白含量减少或消失。若反复发生体位性蛋白尿，需注意除外肾病，如胡桃夹现象（又称左肾静脉压迫综合征，是因主动脉和肠系膜上动脉挤压左肾静脉所致）。

2. 病理性蛋白尿　因各种肾脏及肾外疾病所致的蛋白尿，多为持续性蛋白尿。根据蛋白尿的发生机制可分为：

① 肾小球性蛋白尿：是一种最常见的蛋白尿。各种原因导致肾小球滤过膜通透性增加及电荷屏障受损，血浆蛋白大量滤入原尿，超过肾小管重吸收能力所致。常见于急性肾小球肾炎，肾病综合征等原发性肾小球损害疾病。继发性见于狼疮性肾炎等自身免疫性疾病、糖尿病肾病、紫癜性肾炎、高血压肾病、妊娠高血压综合征等。

② 肾小管性蛋白尿：炎症或中毒等原因引起近曲小管对低相对分子量蛋白质的重吸收减弱所致，常见于肾盂肾炎、间质性肾炎、肾小管性酸中毒、重金属盐类中毒、药物损害及肾移植术后等。

③ 混合性蛋白尿：肾小球和肾小管同时受损所致的蛋白尿，如肾小球肾炎或肾盂肾炎后期及可致其同时受损的全身性疾病（如糖尿病、系统性红斑狼疮等）。

④ 溢出性蛋白尿：因血浆中出现异常增多的低相对分子量蛋白质，超过肾小管重吸收能力所致的蛋白尿。常见于溶血性贫血和挤压综合征，表现为血红蛋白尿、肌红蛋白尿。另一类较常见的是本 - 周蛋白，见于多发性骨髓瘤、浆细胞病、轻链病等。

⑤ 组织性蛋白尿：由于肾组织被破坏或肾小管分泌蛋白增多所致的蛋白尿，多为低相对分子量蛋白尿，以 T-H 糖蛋白为主，多见于肾小管受炎症或药物刺激等。

⑥ 假性蛋白尿：由于尿液中混有大量血、脓、黏液等成分而导致蛋白定性试验阳性。一般不伴有器质性损害，经治疗后很快恢复正常。肾脏以下的泌尿系统疾病如膀胱炎、尿道炎、尿道出血及尿内掺入阴道分泌物时，尿蛋白定性试验可阳性。尿沉渣

中可见大量红细胞、白细胞、扁平上皮细胞，将尿液离心沉淀或滤过后，蛋白定性检查可明显减少甚至转为阴性。尿液长时间放置或冷却后，可析出盐类结晶，使尿呈白色混浊，易误认为蛋白尿，但加温或加少许醋酸后能使混浊尿转清，以助区别。有些药物如利福平从尿中排出时，可使尿色混浊类似蛋白尿，但蛋白定性反应阴性。淋巴尿可呈乳糜状，含蛋白较少。尿液中混入精液或前列腺液，或下尿道炎症分泌物等，尿蛋白反应可呈阳性。患者有下尿路或前列腺疾病的表现，尿沉渣可找到精子、较多扁平上皮细胞等，可作区别。

【问诊】该患者15年前诊断为"2型糖尿病"，口服二甲双胍降糖治疗，患者间断用药，血糖控制欠佳。8年前停用口服降糖药，开始应用胰岛素降糖治疗，平素饮食不控制，运动量少，疏于血糖监测。1年前体检时发现血糖控制差且尿蛋白（＋），患者自行加大胰岛素用量并开始间断口服黄葵、金水宝等药物降尿蛋白，用药后未复查。2个月前无明显诱因出现乏力，双下肢水肿，偶有晨起眼睑水肿，夜尿多伴泡沫。半月前于当地医院复查尿蛋白（＋＋），糖化血红蛋白10.2%。病程中伴有视物模糊，伴手足麻木凉感及疼痛，无间歇性跛行。无恶心、厌食，无发热，无咳嗽咳痰，无尿频尿急尿痛，无排尿困难，无头痛、头晕，无胸闷、胸痛等。食欲良好，睡眠佳，排便正常，精神可。

【分析】首先要鉴别真性与假性蛋白尿：根据患者的主诉、现病史、既往史及用药史、多次尿常规及尿蛋白结果分析，该患者蛋白尿为真性蛋白尿。继之鉴别生理性蛋白尿与病理性蛋白尿：该患者为中年男患，持续性蛋白尿，蛋白尿由（＋）发展至（＋＋＋）且无诱发及缓解因素，均不符合生理性蛋白尿的特点，故诊断为：病理性蛋白尿。

蛋白尿患者由于病因不同，因而伴随症状、体格检查和实验室检查也不尽相同，需要判断尿蛋白的来源并进一步查找具体病因。不同病因引起的蛋白尿临床表现不同，标志性蛋白也不同。

肾小球肾炎常合并血尿、高血压和水肿等肾病综合征：24 h尿蛋白定量≥3.5 g，同时伴有血清白蛋白<30 g/L，水肿，高脂血症。肾功能不全以蛋白尿伴肌酐升高为特征。标志性蛋白有清蛋白或抗凝血酶、转铁蛋白、前清蛋白、IgG、IgA、IgM和补体C3等。狼疮性肾炎是系统性红斑狼疮累及肾脏的表现。尿蛋白量可以表现为少量至大量，尿蛋白>0.5 g/24 h或呈管型尿。糖尿病肾病是糖尿病常见的并发症，早期肾脏受累，但尿常规检查尿蛋白可为阴性，后逐渐出现微量白蛋白尿，甚至大量蛋白尿。发展至Ⅲ期（早期糖尿病肾病）时出现持续微量白蛋白尿，尿白蛋白排泄率（UAER）持续在20～200 μg/min或24 h尿蛋白定量30～300 mg。Ⅳ期（临床糖尿病肾病）时UAER持续>200 μg/min或尿蛋白>0.5 g/24 h，可伴有水肿和高血压，肾功能逐渐减退。Ⅴ期为尿毒症，血肌酐升高，需要透析等治疗。高血压肾病：患病年龄多在40岁以上，有5～10年高血压病史。早期肾功能正常，尿常规蛋白阴性。临床蛋白尿期以尿常规蛋白阳性、24 h尿蛋白定量1～2 g为特征。发展至肾功能不全期以CCr下降、SCr升高为特征。良性高血压导致的蛋白尿一般≤1.5 g/24 h，而恶性高血压导致的蛋白尿常为突发性，24 h尿蛋白定量可由少量至大量，多数伴有血尿和白细胞尿，肾功能多急剧恶化。

【分析】结合患者年龄、体型、发病诱因、蛋白尿持续时间、既往史、用药史、家族史及血糖、血压控制等情况，考虑糖尿病肾病的可能性大。

二、体格检查

临床医师往往可以从体格检查中找到诊断及鉴别诊断的线索，为临床诊疗提供有力依据。蛋白尿最常见颜面水肿，双下肢对称性凹陷性水肿。严重者可伴有胸腔积液、腹腔积液，见于原发性和继发性肾小球疾病。关注体温的变化及扁桃体有无肿大，寒战、高热后出现的蛋白尿需考虑生理性蛋白尿、急性肾盂肾炎等。各类型肾小球肾炎、肾病综合征、IgA肾病、高血压肾病、狼疮肾炎等常合并高血压，血压监测及波动变化有助于疾病诊断。骨骼关节的检查包括有无红肿、骨痛、关节畸形、关节痛、关节腔积液等，有助于鉴别狼疮性肾炎、痛风性肾病、紫癜性肾炎、多发性骨髓瘤等。皮肤、黏膜的检查包括有无紫癜、蝶形红斑、结节性红斑、咽颊部红肿、贫血貌、红色斑丘疹等可提示紫癜性肾炎、狼疮性肾炎、药物过敏等继发性疾病导致肾损害。肾区叩击痛可提示肾盂肾炎、间质性肾炎等。眼底检查可有助于糖尿病肾病、高血压肾病等的诊断。

【分析】本例患者：体温：36.6℃，心率：84次/分，呼吸频率：18次/分，血压：134/86 mmHg，一般状态尚可，发育正常，体型中等，神清语利，全身皮肤、黏膜无黄染，浅表淋巴结未及异常肿大，眼睑水肿，口唇无发绀，伸舌居中，甲状腺未触及肿大，双肺呼吸音清，心律齐，各瓣膜区未闻及杂音。腹软，全腹无压痛和反跳痛，肝脾肋下未触及，无移动性浊音，双肾区无叩痛，肠鸣音正常，双下肢轻度对称性凹陷性水肿，双足背动脉搏动尚可。

三、辅助检查

对于蛋白尿病因诊断，辅助检查是最主要手段之一，也对分析病因、诊断及鉴别诊断具有重要的价值。全科医师临床工作中，应根据不同蛋白尿患者的具体情况有针对性地选择检查项目，必要时需要重复多次送检。常规检查包括血常规、C反应蛋白（可判断有无感染、贫血、血液系统的变化），血生化（了解肾功能情况，有无低蛋白血症），肝炎系列（有无肝炎）等有助于病理性蛋白尿的病因分析。尿蛋白检查可分为定性检查、定量检查和特殊检查。

1. 定性检查 尿常规最好为清晨首次中段尿，可排除体位性蛋白尿。定性检查只是初筛，肾脏疾病诊断、病情观察和疗效判定均应进一步定量检查。尿常规检查对病因诊断及鉴别诊断有重要提示作用。

2. 定量检查 微量白蛋白尿采用测定即时尿标本的微量白蛋白/肌酐（ACR），正常<30 μg/mg，微量白蛋白尿30～299 μg/mg，大量白蛋白尿≥300 μg/mg。

3. 特殊检查 尿蛋白电泳检查，可分辨选择性蛋白尿和非选择性蛋白尿。血尿免疫球蛋白电泳、免疫球蛋白测定、M蛋白、血尿β_2微球蛋白、轻链蛋白等有助于确定尿蛋白的组成成分。补体C3、C4、ANA谱、ANCA系列、风湿系列等自身免疫学检查有助于寻找病理性蛋白尿的病因。

4. 影像学检查 影像学检查如泌尿系超声、CT、MRI、肾图等检查对肾脏的形态及功能评估具有重要意义。

5. 侵入性检查 根据临床线索，完善相关检查后仍不能明确具体病因，如肾病综合征患者需详细分型；或考虑多疾病难以鉴别时，如肾病综合征合并糖尿病肾病等可选择侵入性检查。肾脏穿刺活检病理学检查具有重要意义，是诊断的金标准。

【辅助检查】尿常规：尿蛋白3＋，隐血阴性，高倍视野白细胞：无，高倍视野红细胞：无，细菌计数：无，管型：无。尿微量白蛋白：1480 mg/L。24 h尿蛋白定量：3.2 g。肌酐：67.6 μmol/L，尿酸：420.6 μmol/L，总蛋白：30.8 g/L，白蛋白：38.5 g/L，天冬氨酸氨基转移酶：30 U/L，丙氨酸氨基转移酶：27 U/L，胆固醇：6.51 mmol/L，三酰甘油：4.82 mmol/L，低密度脂蛋白：3.26 mmol/L。血常规：未见异常。糖化血红蛋白9.6%。尿蛋白电泳：混合性蛋白尿。本-周蛋白：阴性。免疫球蛋白、M蛋白、血尿β_2微球蛋白、轻链蛋白均为阴性。补体C3、C4、ANA谱、ANCA系列均为阴性。眼底检查双眼糖尿病性视网膜病变，可见出血点及渗出性病变。泌尿系彩超：前列腺轻度增生伴钙化，双肾、膀胱正常声像图。因患者拒绝肾脏穿刺活检检查。

【分析】诊断：糖尿病性肾病（可能性大）。

四、治疗原则

根据不同病因予以相应治疗，故明确诊断的重要性不言而喻。蛋白丢失的多少并不代表病情的轻重。肾小球病变轻的患者，如微小病变型肾炎及轻度系膜增殖性肾炎，尿蛋白每日可达几克甚至十几克。相反，一些局灶节段硬化性肾炎及新月体性肾炎，其病理损害严重，但每日尿蛋白量可能只有几克。所以治疗得好坏，主要取决于肾脏病理类型、损害的情况及肾功能情况。另外，患者是否注意防止复发诱因的出现（如感染、劳累、血糖、血压等），是否能坚持治疗，是否避免使用肾毒性药物。

根据患者尿蛋白情况制定合理蛋白摄取量，肾病综合征患者，尿中丢失大量蛋白质，如肾功能正常者，主张进食高蛋白质饮食，以纠正低蛋白血症，减轻水肿及改善或增强机体抵抗力。如果肾炎患者出现氮质血症，或早期肾功能不全时，则应限制蛋白质的摄入量，否则会加速肾功能恶化。总之，不同的病情，应采用不同的饮食食谱。

【分析】该患者给予降糖治疗控制原发病：糖尿病饮食教育，合理制订饮食食谱，运动处方，严格控制血糖。目前降尿蛋白药物均以中成药居多，合理选择联合应用。SGLT-2抑制剂在降糖的同时降低尿蛋白并保护肾脏，其良好的心肾获益可大大减少心肾靶点的不良结局。改善微循环及对症支持治疗等综合性治疗。

五、临床诊疗思维

必须结合病史、体征、实验室检查和影像学检查，甚至病理学检查，做整体分析并进行综合判断。

1. 病史采集　根据蛋白尿的原因不同追问病史要有所侧重，如水肿史，高血压发生情况，感染史，过敏性紫癜史，肝炎病史，损伤肾脏药物使用史，重金属盐类中毒史，结缔组织疾病史，代谢性疾病史和痛风发作史。

2. 体格检查　注意水肿程度及浆膜腔积液的情况；及时进行体温、血压监测；骨骼关节的检查；有无皮肤、黏膜的改变；贫血程度及心、肝、肾体征检查；眼底检查。

3. 鉴别诊断　鉴别的重点难点主要集中在病理性蛋白尿的病因及疾病诊断上。要掌握各种病因导致蛋白尿的临床表现及标志性蛋白特点。原发性肾小球疾病常合并血尿、高血压和水肿等。肾病综合征时尿蛋白≥3.5 g/24 h，白蛋白<30 g/L，水肿，高脂血症。蛋白尿伴肌酐升高为肾衰竭的特征。狼疮性肾炎常有系统性红斑狼疮病史及临床表现，合并多系统损伤，特殊免疫学检查阳性等。糖尿病肾病具有较长时间糖尿病病史，血糖控制不佳，可合并高血压，高血脂高尿酸等代谢综合征，眼底可见特征性病变。高血压肾病患者多有长期高血压病史，血压得不到有效控制或波动大，眼底可见特征性病变。多发性骨髓瘤尿中可检出本-周蛋白，严重挤压伤可见肌红蛋白尿，溶血性贫血可见血红蛋白尿，骨髓瘤及单核细胞白血病时可见溶菌酶尿。组织性蛋白尿多见于肾小管炎症或药物刺激等，T-H糖蛋白为主。肾盂肾炎伴有尿路刺激症状，尿常规可见白细胞计数增多、管型尿、脓尿，尿培养有致病菌。如较难鉴别时可选择肾脏穿刺活检病理学检查，以明确诊断。

4. 辅助检查　通过尿蛋白定性检查、定量检查和特殊检查，有针对性的免疫学检查如血尿蛋白电泳检查、免疫球蛋白测定、M蛋白、血尿β_2、微球蛋白、轻链蛋白、补体C3、C4、ANA谱、ANCA系列、风湿系列等寻找病理性蛋白尿的病因。有选择性地进行影像学检查如泌尿系超声、CT、MRI、肾图等检查。必要时行肾脏穿刺活检以明确诊断。

诊断步骤见图2-1-8。

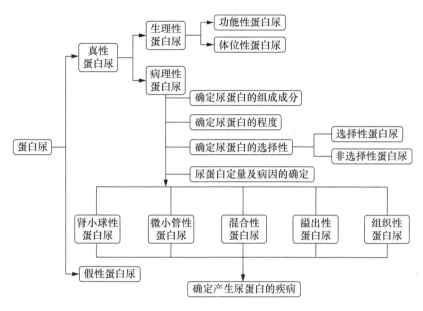

图 2-1-8　蛋白尿诊断步骤

（薛　畅）

第十五节　尿频、尿急与尿痛

【病例】患者林某，女，32岁，已婚，以"尿频尿急尿痛2周，伴腰痛发热2天。"为主诉于2020年9月3日入院。

【思考】作为全科医师，接诊以尿频尿急尿痛为主诉的患者，诊断思路如何？进一步检查有哪些？如何制订诊疗计划？

尿频（frequent micturition）是指单位时间内排尿次数增多。正常成人白天排尿4～6次，夜间0～2次，每次尿量200～400 mL。尿急（urgent micturition）是指患者一有尿意即迫不及待需要排尿，难以控制。尿痛（odynuria）是指患者排尿时感觉耻骨上区、会阴部和尿道内疼痛或烧灼感。尿频、尿急和尿痛合称为膀胱刺激征。

1. 尿频

（1）生理性尿频：因饮水过多、精神紧张或气候寒冷时排尿次数增多属正常现象。特点是每次尿量不少，也不伴随尿频尿急等其他症状。

（2）病理性尿频

① 多尿性尿频：排尿次数增多而每次尿量不少，全日总尿量增多。见于糖尿病，尿崩症，精神性多饮和急性肾功能衰竭的多尿期。

② 炎症性尿频：尿频而每次尿量少，多伴有尿急和尿痛，尿液镜检可见炎性细胞。见于膀胱炎、尿道炎、前列腺炎和尿道旁腺炎等。

③ 神经性尿频：尿频而每次尿量少，不伴尿急尿痛，尿液镜检无炎性细胞。见于中枢及周围神经病变如癔症，神经源性膀胱。

④ 膀胱容量减少性尿频：表现为持续性尿频，药物治疗难以缓解，每次尿量少。见于膀胱占位性病变；妊娠子宫增大或卵巢囊肿等压迫膀胱；膀胱结核引起膀胱纤维性缩窄。

⑤ 尿道口周围病变：尿道口息肉，处女膜伞和尿道旁腺囊肿等刺激尿道口而引起尿频。

2. 尿急

（1）炎症：急性膀胱炎和尿道炎，特别是膀胱三角区和后尿道炎症，尿急症状特别明显；急性前列腺炎常有尿急，慢性前列腺炎因伴有腺体增生肥大，故有排尿困难，尿流较细和尿流中断。

（2）结石和异物：膀胱和尿道结石或异物刺激黏膜产生尿频。

（3）肿瘤：膀胱癌和前列腺癌。

（4）神经源性：精神因素和神经源性膀胱。

（5）高温：高温环境下尿液高度浓缩，酸性高的尿液可刺激膀胱或尿道黏膜产生尿急。

3. 尿痛　引起尿急的病因几乎都可以引起尿痛，疼痛部位多在耻骨上区，会阴部和尿道内，尿痛性质可为灼痛或刺痛。尿道炎多在排尿开始时出现疼痛；后尿道炎，膀胱炎和前列腺炎常出现终末性尿痛。

一、病史采集

【问诊】起因与诱因，起病前是否劳累、受凉，是否为新婚、蜜月期，近期有无导尿，有无尿路器械检查，有无人工流产史等。

【分析】该患者可除外生理性原因。

常见疾病的临床表现如下。

1. 膀胱炎　是临床最常见的引起膀胱刺激症状的疾病。有显著的尿频、尿急、尿痛症状可伴下腹痛，尿液常浑浊伴异味，30%患者可出现血尿。全身感染中毒征象较轻，体温<38.5℃，血白细胞计数常不高。辅助检查可见脓尿、菌尿，肾功能一般正常。

2. 尿道炎　约30%女性会出现发作性尿痛、脓尿，中段尿培养呈阴性或少量细菌生长。一般起病较缓，无血尿、无耻骨上疼痛。

3. 急性肾盂肾炎　起病急，有膀胱刺激征。全身感染症状明显，发热、寒战、体温升高，伴有恶心、呕吐、腰痛及下腹痛等。查体有肋脊角区和季肋点压痛阳性，和（或）肾区叩痛阳性，常伴有输尿管点压痛阳性。大部分患者血白细胞及炎症指标显著升高；严重者可出现革兰阴性杆菌败血症表现。

4. 慢性肾盂肾炎　常有反复尿路感染病史，50%以上患者有急性肾盂肾炎病史。

可出现腰部酸痛不适、间歇性尿频、排尿不适，乏力、低热、食欲减退及体重减轻。反复发作、病情迁延可合并肾小管功能损伤，出现夜尿增多、低渗、低比重尿；影像学可见双肾大小不等或肾脏外形不光滑、肾盂肾盏缩窄变形等，病情持续发展可导致慢性肾衰竭。

5. 尿道综合征 常见于妇女，患者有膀胱刺激征，但多次检查尿细菌培养阴性。部分可能由于逼尿肌和膀胱括约肌功能不协调、妇科或肛周疾病、局部刺激、神经焦虑等引起的，也可能是衣原体等非细菌性感染造成。

6. 肾结核 临床表现取决于肾脏病变范围及输尿管、膀胱继发性结核的严重程度。早期可无症状，仅在尿液中找到结核杆菌。蔓延至肾髓质才成为临床肾结核。当病变累及膀胱时出现明显的膀胱刺激症状。尿路感染经抗生素治疗后仍残留尿沉渣异常，应高度注意肾结核可能。IVP可发现肾实质虫蚀样缺损等表现；晚期可见肾外形缩小，健侧肾盂有积水。

7. 泌尿系结石 肾结石在肾区突发肾绞痛，随后可出现肉眼或镜下血尿；输尿管结石的临床特点是绞痛沿输尿管走行方向放射至下腹部、会阴区沿着大腿内侧方向放射，绞痛后出现肉眼或镜下血尿。泌尿系结石易合并感染，出现膀胱刺激征。影像学检查可确定结石部位。

8. 膀胱肿瘤 泌尿系统最常见肿瘤。膀胱肿瘤可先后或同时伴有肾盂、输尿管、尿道肿瘤，早期膀胱肿瘤较少出现尿路刺激症状。若同时伴有感染，或肿瘤发生在膀胱三角区时，则尿路刺激症状可较早出现。凡是缺乏感染依据的膀胱刺激症状患者，应积极全面检查以确保早期诊断。

9. 急性前列腺炎 会阴部胀痛不适，小腹隐痛较明显，可向腰骶部、阴茎部及大腿根部放射，如因泌尿系感染引起，则可出现尿频尿急尿痛或血尿等症状。发病较急，可伴有发热、寒战、厌食、乏力等全身症状。血、尿常规白细胞增高，直肠指诊可摸到肿大的前列腺，有明显压痛，形成脓肿时可有波动感。

10. 慢性前列腺炎 出现尿频、排尿不尽、尿道灼热和发痒。疼痛为胀痛和抽痛，向阴茎头及会阴部放射，并有耻骨上部及腰骶部不适。患者常有前列腺溢液，多发生于排尿终端或大便用力时，尿道口流出白色分泌物。直肠指诊前列腺软硬不均，有轻度压痛。

11. 前列腺增生症 前列腺增生肥大压迫后尿道可引起膀胱刺激症状，在增生肥大的基础上合并前列腺炎，使症状更加突出。肛门指诊可发现前列腺增生，合并感染时尚可有触痛。B超和CT检查亦可帮助诊断。

12. 神经源性膀胱 神经源性膀胱所致尿频主要是由于神经系统病变等引起的逼尿肌反射亢进，一旦括约肌神经损伤或疲乏，不能抵抗逼尿肌反射产生的压力，即可导致尿频等症状。患者可能同时还伴有膀胱容量减少和少量剩余尿等特点。

【问诊】

1. 主要症状的特点：排尿的频次、夜频的次数、每次排尿的量，尿痛的部位、性质、持续时间、缓解方式、有无放射痛、放射部位，有无肉眼血尿。

2. 病情的发展与演变。

3. 伴随症状：是否伴有发热、腰痛、会阴部痛，有无低热、盗汗，有无妇科疾病、不洁性生活史，有无尿流中断、尿流细，有无多饮、多尿、口渴，睡眠状况如何。

4. 诊治经过，接受过的检查、结果、诊断，使用过的药物、剂量、疗程和疗效。

5. 病程中的一般情况：精神、体力状态、饮食、大便、小便、睡眠。

6. 既往史、传染病史、预防接触史、长期服药史（急速、避孕药、降压药等）和药物过敏史、输血史、个人史、婚姻史、月经与生育史、家族史等。

【分析】该患者于入院前2周因尿频尿急尿痛就诊于附近医院，尿常规提示白细胞（＋＋＋/HP），红细胞（＋/HP），给予头孢克洛0.125 g口服，一日2次，3天后症状好转，自行停药，未作尿常规及尿培养的随访检查。2天前无明显诱因再次出现尿频尿急尿痛，同时伴有左侧腰背部疼痛，畏寒发热，体温最高达38.6℃。发病以来食欲减退，偶有恶心，无呕吐腹泻，无明显排尿困难，无肉眼血尿，无少尿、多尿，睡眠欠佳，排便正常，体重未见明显变化。否认尿路感染和尿路结石史、否认尿路器械操作史。否认肝炎、结核病史及密切接触史。否认心脏病、高血压、糖尿病病史，无重大外伤及手术史，无输血史。否认药物及食物过敏史。否认长期服用激素和（或）免疫抑制剂史。否认家族史。

本患者为已婚女性，出现尿频、尿急、尿痛，应用抗生素可见好转，停药后症状再发并出现腰痛、发热，需考虑泌尿系统炎症、生殖系统炎症、尿路结石等可能。结合该患者性别、年龄、诱因、病史、辅助检查等，首先考虑泌尿系统感染。

二、体格检查

体格检查可以为疾病提供诊断线索，因此临床医师查体时要认真细致，因此需要全科医师具有扎实的基本功，部分患者在疾病初期并未体现某些异常体征，随着疾病的进展可能会出现，因此需要反复进行体格检查，并动态观察体征的变化，有助于病因的发现。

1. **测量体温**　有助于炎症的诊断。如有低热，需排查结核、肿瘤、慢性肾盂肾炎等情况。

2. **体重**　如近期消瘦需注意有无消耗性疾病存在。

3. **浅表淋巴结检查**　肿瘤或结核等可出现浅表淋巴结肿大。

4. **腹部检查**　腹部视诊有无膨隆，腹部有无压痛或包块：如触及包块，有尿潴留可能，或存在糖尿病性神经源性膀胱；伴有膀胱容量减少性尿频，需进一步明确病变性质如脑血管疾病、脑肿瘤、脑外伤等引起的逼尿肌反射亢进；膀胱触诊时注意是否充盈，有无尿意。如输尿管点、肋脊点压痛，肾区有叩痛，提示上尿路感染可能。

5. **外生殖器检查**　有无畸形、尿道下裂、尿瘘、尿道外伤、膀胱外翻等。尿道口有无红肿或分泌物。

6. 神经系统检查 包括会阴部感觉功能，下肢肌力及肛门括约肌功能等检查，有助于神经源性膀胱的诊断。糖尿病患者需考虑该病可能。

7. 直肠指诊 急性前列腺炎患者直肠指诊可摸到肿大的前列腺，有明显的压痛。形成脓肿时可有波动感。慢性前列腺炎可及前列腺质韧，有轻压痛。

【分析】本例患者体温：38.2℃，左侧肋季点压痛阳性，左肾区叩击痛阳性。结合病史高热、血白细胞总数、中性粒细胞比例均升高，提示上尿路感染，考虑急性肾盂肾炎可能性大。那么，为了明确诊断，该患者需要进行的进一步检查有哪些呢？

三、辅助检查

辅助检查是明确诊断最主要手段之一，它可以补充病史与体格检查中存在的不足，也对患者的病因诊断及鉴别诊断具有重要的价值。全科医师临床工作中，应根据不同患者具体情况具体分析，有针对性地选择检查项目，必要时重复送检以提高阳性率。

1. 血液检查 有无白细胞升高、中性粒细胞核左移等感染表现，提示炎症存在。如存在小细胞低色素性贫血，需注意排查肿瘤情况。高热伴寒战时应做血培养。疑有糖尿病时应查血糖，疑有免疫功能紊乱时应进行免疫功能检查。肾功能检查应注意肾小管功能检查及肾实质损害。

2. 尿液及分泌物检查 尿比重下降提示肾小管重吸收功能受损。尿白细胞增多、脓尿应考虑尿路炎症。需进一步做尿沉渣涂片染色显微镜下直接细菌计数和清洁中段尿培养，以确定有无尿路感染。新鲜中段尿细菌培养计数≥10^5/mL、膀胱穿刺的尿培养阳性可诊断为尿路感染；当女性有明显尿频、尿急、尿痛、尿白细胞增多，尿细菌定量培养≥10^2/mL，并为常见致病菌时，可拟诊为尿路感染。疑L菌株感染应进行高渗培养。为进一步确定上、下尿路感染，可作尿液抗体包裹细菌检查，或尿溶菌酶和尿FDP的测定，必要时行输尿管导尿法或消毒膀胱尿培养法以区别上、下尿路感染。若怀疑淋病等性传播疾病时，应取分泌物或离心后尿沉渣涂片染色，或用特异抗体作免疫荧光染色检查，另外也可行细菌培养。脓尿而尿培养阴性者，可能为病毒、衣原体和结核菌感染。若怀疑结核菌感染应进一步做24 h尿沉渣或晨尿查结核菌或结核菌培养。若存在血尿，应在相差显微镜下行红细胞形态分析，均一红细胞血尿应考虑感染、结石、肿瘤、结核等。

3. 前列腺液检查 男性患者前列腺液常规检查白细胞＞10个/HP；男性前列腺液细菌、支原体或衣原体培养阳性对前列腺炎症有重要诊断价值。

4. 尿流动力学检查 对尿液反流、尿路狭窄、梗阻帮助大。可排除尿失禁。

5. 影像学检查 X线检查对诊断肾脏大小、泌尿系统肿瘤、结石及尿路畸形帮助较大，包括静脉肾盂造影、排尿期膀胱输尿管反流造影、逆行肾盂造影等，必要时进行CT和MRI检查。但在尿路感染急性期，不宜选择静脉肾盂造影，老年人或有肾脏病史者更应慎重，以免导致造影剂肾病。放射性核素肾图检查主要目的在于了解双肾及单肾排泄功能和尿路梗阻、反流等情况。泌尿系超声可了解肾脏大小、形态，尿路有无畸形、结石、梗阻、肿瘤等情况。同时，还可检查前列腺、子宫、卵巢等盆腔情况。

6. 侵入性检查　通过内镜可以观察到膀胱、输尿管、肾盂内情况。分别搜集尿液，进行常规检查和培养对确定间质性膀胱炎、膀胱结石、肿瘤、尿道狭窄、肾盂积水帮助较大。

【辅助检查】亚硝酸盐＋，PRO－，白细胞＋＋＋＋/HP，红细胞＋/HP。白细胞：$10.78×10^9$/L，中性粒细胞：78.5%，红细胞：$4.67×10^{12}$/L，Hb：120 g/L，PLT：$227×10^9$/L。肝肾功能、血脂、血糖均正常。

【分析】完善相关检查，入院后在治疗之前，先行清洁中段尿尿细菌及真菌培养。泌尿系超声：双肾、输尿管、膀胱未见明显异常；残余尿基本无。妇科超声：子宫、附件未见明显异常。妇科检查：未见明显异常，分泌物正常。腹部卧立位片：正常。该患者目前诊断较为明确，确诊为：急性肾盂肾炎。

四、治疗原则

体现全科医学理念，需要全科医师早期规范治疗，了解患者全身情况及潜在致病因素，并给综合干预，对于反复发作尿路感染者，需长期随访，预防复发和长期并发症。目的在于减轻患者症状，清除病原体，预防或治疗败血症，防止反复发作。在抗感染治疗基础上，针对不同患者的全身情况及潜在致病因素进行个体化治疗；治疗后1、2、4、6周定期复查尿常规及尿培养，随访评估复发、重新感染情况等。

1. 一般治疗　强调整体、规范治疗理念，进行疾病健康教育，建立合理生活方式，多饮水，勤排尿；急性期发热患者卧床休息，进食易消化、高热量、富含维生素的饮食，可口服碳酸氢钠片减轻膀胱刺激征；注意会清洗阴部，尽量避免使用尿路器械，尽量减少留置导尿时间，性生活后立即排尿，以尽量减少易患因素。

2. 抗感染治疗　抗生素用药原则：①选用致病菌敏感抗生素，未获得病原学结果前，一般首选革兰阴性菌敏感的抗生素；治疗72 h无好转，则根据药敏结果调整；②选用尿液和肾内浓度高的抗生素；③选用肾毒性小的抗生素；④对于单一治疗失败、严重感染、混合感染、耐药时，则需联合用药；⑤不同类型尿感，剂量和疗程不同。

（1）急性膀胱炎：建议采用三日疗法。抗菌药物连用3天，大部分患者可以治愈。三日疗法疗效优于单剂量疗法；耐药性无增加；可减少复发，增加治愈率。但对于妊娠、老年、糖尿病、机体免疫力低下及男性患者不宜使用该疗法，应采用较长疗程。

（2）急性肾盂肾炎：首次发生的急性肾肾炎的致病菌80%为大肠埃希菌，在取细菌检查标本后应该立即开始治疗，首选对革兰阴性杆菌有效的药物。若72 h无效须按药敏结果更换抗生素。病情较轻者可以在门诊口服抗生素治疗，疗程10～14天。如果14 d后复查尿菌仍阳性，应参考药敏结果选用有效抗生素继续治疗4～6周。严重感染全身中毒症状明显者，需要住院治疗，静脉给药。治疗后好转者可于热退后继续静脉用药3天，再改为口服抗生素，完成2周疗程。

（3）再发感染：包括重新感染和复发。①重新感染：治疗后症状消失，尿菌阴性，但是在停药6周后再次出现真性细菌尿，菌株与上次不同，称为重新感染。对半年内发生2次以上者，可用长程低剂量抑菌治疗，即每晚临睡前排尿后服用小剂量抗生素，每7～10天更换药物，连用半年。②复发：治疗后症状消失，尿菌阴转后在6周内再出现菌尿，菌株与上次相同，称为复发。复发且为肾盂肾炎者，特别是复杂性肾盂肾炎，去除诱因后按药敏结果选择敏感抗生素，疗程不少于6周。反复发作者，给予长程低剂量抑菌疗法。

【分析】入院先行清洁中段尿尿细菌培养，之后经验性应用抗生素。予以左氧氟沙星0.5 g静脉滴注并补充能量，对症治疗，疾病健康教育，改善患者状态，次日患者体温下降。3天后退热，体温36.4℃，尿频、尿急、尿痛明显好转。中段尿培养＋药敏试验：大肠埃希菌≥10^5 CFU/mL，对左氧氟沙星敏感，尿真菌培养阴性。继续目前治疗方案，1周后患者腰背部疼痛缓解，改为左氧氟沙星口服，嘱患者门诊随访，定期复查。

五、临床诊疗思维

临床工作时，全科医师会面临大量的临床资料，需要去粗取精、去伪存真的分析、综合、判断。病史、症状、体征、辅助检查是不可分割的一个整体，而个体差异会使疾病表现形式多种多样。全科医师应将这些情况有机结合，整体判断。

（一）病史采集

1. 年龄、性别 尿路感染好发于女性。

2. 起病缓急 急性起病常提示炎症、结石、异物刺激等；起病隐匿，提示占位性病变。

3. 出入水量 重点询问每日水摄入量，了解尿频程度，单位时间排尿频率，如每小时或每天排尿次数，每次排尿间隔时间和每次排尿量，有助于辨别生理性尿频与病理性尿频。

4. 诱因 有无口服利尿剂、进食利尿作用食物，有无饮水过多，这些有助于生理性尿频的诊断。出现膀胱刺激征前是否有明显原因，如劳累，受凉或精神压力大等，是否接受导尿、尿路器械检查或流产术，这些常为尿路感染的诱因。

5. 诊疗经过 有无尿路感染反复发作史，发作间隔时间，是否检查尿常规，尿培养等及抗菌药物使用的种类和疗程。了解诊疗经过对疾病的诊断及治疗有极大帮助。

6. 既往史 有无慢性病史，有无内分泌代谢病史，有无泌尿系感染、结核、结石、肿瘤等病史，有无中枢神经系统病变和接受放射线及应用化学药物史，有无盆腔手术史等。这些疾病本身可以出现尿路症状，也是尿路感染的易发和难以治愈的因素。

对疑有性传播疾病所致尿路感染，应当询问患者本人或配偶有无不洁性交史。月经史，婚姻情况，妊娠史、分娩史。妇科疾病本身及其对泌尿系统的影响或妊娠均可以出现尿频、尿急等症状。

7. 家族史 对泌尿系统遗传性疾病的诊断有价值。

（二）体格检查

全面细致的体格检查能为疾病提供诊断线索。对于尿频、尿急、尿痛患者，有些异常体征比较容易发现，而有些则需要通过临床医师的认真体格检查才能发现。有无发热，是否有低热，近期消瘦情况，神志状态、患者体位，有无浅表淋巴结肿大，腹部可否触及包块。膀胱触诊时注意是否充盈，有无尿意，有无输尿管点、肋脊点压痛，肾区有无叩痛。关注外生殖器有无畸形，尿瘘、尿道外伤、膀胱外翻等。尿道口有无红肿或分泌物。神经系统查体包括会阴部感觉功能，下肢肌力及肛门括约肌功能等检查，直肠指诊前列腺有无肿大、压痛、波动感等。

（三）辅助检查

血液检查可提示炎症存在。如存在小细胞低色素性贫血，需注意排查肿瘤情况。高热伴寒战时应做血培养。疑有糖尿病时应查血糖，疑有免疫功能紊乱时应进行免疫功能检查。肾功能检查可评估肾小管功能及肾实质损害情况。尿液及分泌物检查包括尿比重、尿常规、尿细菌培养、尿真菌培养、尿高渗培养、尿液抗体包裹细菌检查，或尿溶菌酶和尿FDP的测定，尿沉渣涂片染色找菌，24 h尿沉渣或晨尿查结核菌或结核菌培养，对病因诊断具有重要意义。前列腺液检查对前列腺炎症有重要诊断价值。尿流动力学检查对尿液反流、尿路狭窄、梗阻帮助大，可排除尿失禁。X线、静脉肾盂造影、排尿期膀胱输尿管反流造影、逆行肾盂造影、CT、MRI、B超等对可了解肾脏大小、形态，尿路有无畸形、结石、梗阻、肿瘤等情况。侵入性检查可通过内镜观察到膀胱、输尿管、肾盂内情况辅助检查可以补充主观资料的不足之处，对于病因的诊断及鉴别诊断具有重要的价值。

（四）伴随症状与鉴别诊断

尿频是否伴有尿急和尿痛，三者皆有多为炎症，单纯尿频应逐一分析其病因。尿痛的部位和时间，排尿时耻骨上区痛多为膀胱炎；排尿结束时尿道内或尿道口痛多为尿道炎。伴有腰酸、腰痛、发热、寒战、恶心、呕吐等全身症状，急性肾盂肾炎可能性大；尿频尿急伴有血尿，午后低热伴有乏力、盗汗需考虑泌尿系结核；伴有会阴部、腹股沟及睾丸胀痛，常见急性前列腺炎；尿频尿急伴无痛性血尿，需排除膀胱及尿道肿瘤；老年男性尿频伴尿流细、进行性排尿困难，常见于前列腺增生；伴有尿痛及尿流突然中断、下腹部疼痛，多见于尿道或膀胱结石；伴尿道口脓性分泌物及红肿，需考虑性传播疾病；尿频，不伴尿急和尿痛，但伴有多饮多尿和口渴，常见于精神性多饮、糖尿病和尿崩症；如伴有肢体麻木，精神紧张和抑郁等，应考虑到精神性尿频尿急。

(五) 诊断步骤

诊断步骤见图2-1-9。

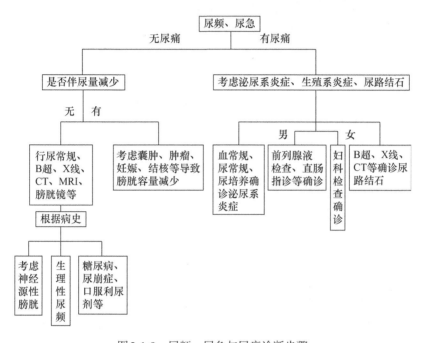

图2-1-9　尿频、尿急与尿痛诊断步骤

（薛　畅）

第十六节　少尿、无尿、多尿

【病例】患者姜某某，男性，63岁，以"多尿、多饮14年，尿量减少12天。"为主诉于2020年10月11日入院。

【思考】作为全科医师，接诊以尿量异常为主诉，多尿或少尿、无尿的患者，临床诊断思路应如何考虑？进一步应该做的辅助检查有哪些？应该如何制订全面的诊疗计划？

正常成人24 h尿量为1000～2000 mL（日尿量与夜尿量之比为2：1～3：2）。尿量一般与摄入的水量成正比例。许多情况如饮食、气温、环境、精神紧张、劳动或运动、疼痛等均能影响尿量。许多病理情况也能影响尿量，如患糖尿病、尿崩症，尿量增多；急性肾炎、急性肾衰竭可能尿量减少；尿路完全梗阻时会出现无尿。如24 h尿量少于400 mL，或每小时尿量少于17 mL称为少尿；如24 h尿量少于100 mL，12 h完全无尿称为无尿（或尿闭）；少尿或无尿常有不同程度氮质血症、水电解质及酸碱平衡紊乱，是急诊常见症状之一，若不及时明确病因，采取积极有效的处理措施，常可引起肾脏功能衰竭。如24 h尿量超过2500 mL称为多尿。

一、少尿、无尿与多尿的病史采集

（一）少尿、无尿

患者伴有低血容量表现，如血压下降、面色苍白、四肢冰凉、脉细数、意识模糊、嗜睡或烦躁不安等，提示肾前性少尿或无尿。需注意的是，若病情严重治疗不及时或措施不恰当，则可发展为肾功能损害；患者伴有高血压、水肿、血尿、蛋白尿、管型尿以及氮质潴留与水电解质、酸碱平衡紊乱而致恶心、呕吐、头痛、精神异常、昏迷、血钾过高、代谢性酸中毒表现，则以肾性少尿或无尿可能；伴有肾绞痛或原有肾盂积液、腹部肿块等提示肾后性可能性大。

（二）多尿

多尿伴有烦渴多饮，排低比重尿见于尿崩症。多尿伴有多饮多食和消瘦见于糖尿病。多尿伴有高血压，低血钾和周期性瘫痪见于原发性醛固酮增多症。多尿伴有酸中毒，骨痛和肌麻痹见于肾小管性酸中毒。少尿数天后出现多尿可见于急性肾小管坏死恢复期。多尿伴神经症症状可能为精神性多饮。

【问诊】

1. 如果有多尿、多饮、多食及体重减轻症状，结合尿比重、尿渗透压及伴随症状，考虑是否为多尿相关疾病。

2. 患者如果有恶心、呕吐、腹泻、消化道出血、心功能不全、休克、口渴、低血压甚至直立性低血压等临床表现及高血压危象、妊娠高血压综合征等相关疾病，需要排除肾前性少尿相关疾病。

3. 血尿、蛋白尿、高血压，如同时伴有关节疼痛、皮疹等临床表现，还应询问既往疾病史如有无慢性肾脏疾病病史、应用抗生素等以排除肾性少尿；肾前性和肾性因素引起的尿量减少一般不会突然出现完全无尿。

4. 如果患者出现突发性完全无尿或反复排尿减少、无尿，结合既往是否患有可能引起尿路梗阻、尿路外压疾病史、患者有无特殊体位等，要首先考虑肾后性因素，进一步结合泌尿系彩超、腹部平片及泌尿系CT等提示有尿路梗阻的形态学改变则需要考虑肾后性因素。

【分析】本例患者该于14年出现多尿、多饮症状，日饮水量与尿量相当，约3000 mL，诊断为"2型糖尿病"，口服降糖药物格列苯脲及二甲双胍治疗，自行根据症状服药，未系统监测血糖。入院前12天无诱因出现尿量减少，尿量420 mL/d，伴有头晕、腰痛、眼睑水肿，当地医院就诊，测血压150/90 mmHg，尿蛋白（2＋），尿酮体

（一），尿素氮14.2 mmol/L，肌酐553.64 μmol/L，血糖7.85 mmol/L，疑为"糖尿病肾病，肾功不全"。自患病以来周身乏力，体重减轻。食欲明显减退，便秘，近睡眠欠佳。

根据该患者病史特点分析考虑多尿是由于糖尿病所导致，患者血糖控制长期欠佳，结合其尿量变化，考虑糖尿病肾病、慢性肾衰竭的可能性大。问诊时应注重尿量减少伴随症状，水肿首发部位、发展速度、水肿性质、累及范围、程度，是否对称、伴随症状等。

二、体格检查

患者需重点检查如下内容：

1. 血压 接诊疑为肾病的患者都应测量血压，更应该通过查体进一步证实是否有血压异常，为明确诊断及下一步治疗提供依据。

2. 贫血 有头晕、乏力症状，体检时注意是否有贫血，贫血也是慢性肾衰竭的主要临床表现之一。

3. 体液潴留体征 水肿主要是由于多种因素引起肾排泄钠、水减少，导致钠水潴留，细胞外液增多，引起水肿。钠水潴留也是肾源性水肿的基本机制。

4. 有无端坐呼吸 是否有心脏病。

5. 其他 是否有泌尿道结石患者多呈强迫体位，查体输尿管点压痛，肾区叩痛。检查有无消瘦、腹部肿块等泌尿系肿瘤相应体征。

【分析】患者有头晕、眼睑水肿，查体时更需要监测血压、是否有贫血外观，水肿部位及性质，以及输尿管、肾脏触诊。本例患者：血压：140/100 mmHg，一般状态欠佳，慢性病容，表情痛苦，眼睑水肿，双肾区触诊无压痛，无叩痛，双下肢凹陷性水肿，符合肾病特点。

三、辅助检查

1. 血常规 注意有无贫血，急性肾功能损害，多不伴贫血。严重呕吐、腹泻、大量出汗、大面积烧伤等肾前性少尿可因血浆容量减少，红细胞计数和血红蛋白浓度相对性增多，红细胞压积升高。有大出血者可出现红细胞计数和血红蛋白浓度降低。慢性肾病者多有贫血。泌尿系肿瘤患者晚期可有贫血。

2. 尿常规 肾前性少尿、无尿，尿常规大致正常，尿液浓缩正常；肾小球疾病引起的少尿、无尿，尿常规异常：蛋白尿、血尿、管型尿；肾小管病变引起的少尿、无尿有肾小管功能异常，包括浓缩功能减退，尿比重<1.015，可有肾性糖尿，氨基酸尿；肾后性少尿、无尿，尿常规可有非肾小球源性血尿、白细胞尿，也可大致正常。

3. 便常规 粪便隐血阳性对消化道出血引起的肾前性少尿有提示价值。

4. 生化检查 查血肌酐、尿素氮、尿酸、白蛋白、球蛋白、电解质、碳酸氢盐、血糖、血脂等，如有低蛋白血症、高血脂，需考虑肾病综合征；血糖、糖化血红蛋白等高可能是糖尿病；还需要注意有无肝功能异常；电解质紊乱会危及生命。

5. 免疫指标检查　肾性少尿或无尿，查ANA、ENA、ANCA等相关免疫指标等，排除系统性红斑狼疮、系统性血管炎等疾病。

6. 肿瘤指标　排除肿瘤引起的肾后性梗阻。

7. 泌尿系统彩超　对泌尿系统实质性占位、结石、肾盂积水有诊断价值。初诊肾病患者，应给予双肾彩超，对于判定急性或慢性肾功损害有很大帮助。

8. X线及CT、MRI检查　有助于发现尿路病变部位、范围；腹部CT还可明确有无后腹膜纤维化。垂体MRI有助于确诊下丘脑-垂体肿瘤所致中枢性尿崩症。

9. 泌尿系内镜检查　明确梗阻性肾病原因。

10. 肾活检病理学检查　肾性少尿或无尿有必要进行肾活检，明确诊断。

11. 眼底检查　糖尿病视网膜病变还是高血压眼底，对于疾病鉴别诊断很有意义。

【**辅助检查**】血常规：血红蛋白95 g/L；血钾5.9 mmol/L，尿素28.48 mmol/L，肌酐587 μmol/L，UA：549 umol/L，血糖8.7 mmol/L；糖化血红蛋白6.8%；尿蛋白（3＋）。眼底检查：增殖性糖尿病视网膜病变Ⅴ期。彩超示双肾中度弥漫性改变。

【**分析**】提示该患者的诊断是糖尿病肾病所致肾衰竭。诊断为：糖尿病肾病；糖尿病视网膜病变；慢性肾衰竭。那么，该患者的治疗原则是什么？

四、治疗原则

1. 低糖、低淀粉、低盐、低钾、优质蛋白饮食。

2. 降糖：首先预防糖尿病肾病的最佳策略是预防糖尿病，一旦发生糖尿病，控制血糖可能预防或延缓糖尿病肾病的发生。对于已经发生糖尿病肾病的患者，血糖控制、血压控制、RAAS抑制剂对于延缓或减少ESRD的发生均极为重要，而血糖控制、血压控制、血脂管理对于延缓或减少心血管疾病的发生均极为重要。

3. 控制血压、利尿：当出现明显的钠水潴留、水肿、高血压时应给予利尿剂，避免应用保钾利尿剂，肾功衰竭时容易出现高钾血症，应用保钾利尿剂后更易出现高钾血症。

4. 纠正贫血。

5. 降尿酸、纠正酸中毒及水、电解质紊乱：别嘌醇治疗高尿酸血症有助于延缓肾功能恶化，并减少心血管疾病风险，但需大规模循证医学证据证实。纠正高钾血症和低钙血症、高磷血症。

5. 改善肾功：口服吸附疗法和导泻疗法口服氧化淀粉、活性炭制剂或大黄制剂等。

6. 如经过治疗，尿量仍减少且肾功进一步恶化，可行肾脏穿刺病理检查，肾脏替代治疗。

7. 防止感染：感染是导致慢性肾衰竭患者死亡的第二主要病因。

8. 高脂血症的治疗。

【分析】该患者诊断明确，应用对肾功影响小的降糖药物，首选胰岛素降糖；同时需要降压、利尿，降脂治疗；防治感染；降尿酸；纠正电解质紊乱；改善肾脏功能。

五、临床诊疗思维

（一）病史采集

多尿、多饮、多食及体重减轻症状，结合尿比重、尿渗透压，恶心、呕吐、腹泻、消化道出血、心功能不全、休克等相关疾病及临床表现，肾前性；血尿、蛋白尿、高血压，还应询问既往疾病史——肾性；突发少尿、无尿，泌尿系彩超、腹部平片及泌尿系CT等提示有尿路梗阻的形态学改变。

（二）临床表现

肾前性疾病可见有效血容量减少体征、体液潴留；肾性疾病可见水肿、高血压；肾后性疾病可突发少尿、无尿。

尿崩症可见开始时尿量增多先于多饮，逐日变化不大，呈持续性；糖尿病可见多尿、多饮、多食及体重减轻——糖尿病。

（三）体格检查

1. 血压：体位性低血压见于肾前性少尿；高血压、水肿多见于肾小球疾病引起的少尿、无尿。

2. 贫血：慢性肾衰竭常有贫血。

3. 水肿。

4. 脱水体征。

5. 泌尿系肿瘤、泌尿道结石体征。

6. 心力衰竭体征。

（四）辅助检查

尿常规基本正常，肾前性疾病可见尿比重、尿渗透压增高、血液浓缩；肾性疾病尿检有红细胞、蛋白尿、管型尿；肾后性疾病尿检可有非肾小球源性血尿、白细胞尿，也可大致正常。尿崩症可见低比重、低渗尿；糖尿病可见低比重、高渗尿、尿糖阳性。

（五）伴随症状与鉴别诊断

1. 少尿常见的伴随症状

（1）伴肾绞痛见于肾动脉血栓形成或栓塞、肾结石。

（2）伴心悸、气促、胸闷、不能平卧见于心功能不全。

（3）伴大量蛋白尿、水肿、高脂血症和低蛋白血症见于肾病综合征。

（4）伴有乏力、食欲减退、腹腔积液和皮肤黄染见于肝肾综合征。

（5）伴血尿、蛋白尿、高血压和水肿见于急性肾炎、急进性肾炎。

（6）伴有发热、腰痛、尿频、原急、原痛见于急性肾盂肾炎。

（7）伴有排尿困难见于前列腺肥大。

2．多尿常见的伴随症状

（1）伴有烦渴、多饮、排低比重尿见于尿崩症。

（2）伴有多饮、多食和消瘦见于糖尿病。

（3）伴有高血压、低血钾和周期性瘫痪见于原发性醛固酮增多症。

（4）伴有酸中毒、骨痛和肌麻痹见于肾小管性酸中毒。

（5）少尿数天后出现多尿可见于急性肾小管坏死恢复期。

（6）伴神经症状可能为精神性多饮。

值得注意的是有些疾病并不是只有一种伴随症状，往往多种共存，要结合患者的主观及客观资料进行鉴别诊断，并且有针对性地选择辅助检查，予以鉴别，谨防误诊、漏诊。

（六）诊断步骤

根据病史，临床表现及实验室检查，诊断一般不难（图2-1-10，图2-1-11）。

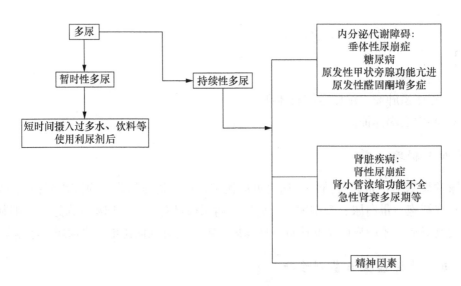

图 2-1-10　多尿诊断流程图

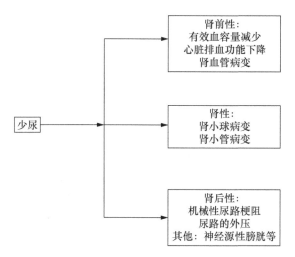

图 2-1-11 少尿、无尿诊断流程

（王　薇）

第十七节　尿失禁与排尿困难

【病例】患者孙某某，男，71岁，以"渐进性排尿困难伴尿频15年、加重6天余"为主诉，于2020年3月17日入院。

【思考】作为全科医师，接诊以排尿困难、尿失禁为主诉的患者，诊断思路如何？进一步体格检查、辅助检查有哪些？诊疗原则？如何制订全面的诊疗计划？

尿失禁（incontinence of urine）是由于膀胱括约肌损伤或神经功能障碍导致排尿自控能力下降或丧失，使尿液不自主地流出。尿失禁可以发生在任何年龄及性别，以女性及老年人多见。

排尿困难是指排尿时须增加腹压才能排出，病情严重时增加腹压也不能将膀胱内的尿液排出体外，而形成尿潴留（urine retention）的状态。根据起病急缓可分为急性尿潴留和慢性尿潴留。急性尿潴留是指既往无排尿困难的病史，突然短时间内发生膀胱充盈，膀胱迅速膨胀，患者常感下腹胀痛、膨隆，尿意急迫，而不能自行排尿。慢性尿潴留是由膀胱颈以下梗阻性病变引起的排尿困难发展而来。由于持久而严重的梗阻，膀胱逼尿肌初期可增厚，后期可变薄。

一、病史采集

尿失禁的病因可分为下列几项：①先天性疾病，如尿道上裂。②创伤，如妇女生产时的创伤、骨盆骨折等。③手术，成人为前列腺手术、尿道狭窄修补术等；儿童为后尿道瓣膜手术等。④各种原因引起的神经源性膀胱。

尿失禁按病程可分为以下几种。①暂时性尿失禁：见于尿路感染、急性精神错乱性疾病、药物反应和心理性忧郁症。②长期性尿失禁：见于脑卒中、痴呆、骨盆外伤损伤尿道括约肌、骨髓炎和慢性前列腺增生。

（一）尿失禁临床表现

尿液不受主观控制而自尿道口处点滴溢出或流出。尿失禁根据程度可分为轻、中、重度。轻度：仅在咳嗽、打喷嚏、抬重物时出现尿溢出；中度：在走路、站立、轻度用力时出现尿失禁；重度：无论直立或卧位时都可发生尿失禁。

尿失禁根据症状表现形式和持续时间可分为以下几种。

1. 持续性溢尿 见于完全性尿失禁，尿道阻力完全丧失，膀胱内不能储存尿液而连续从膀胱中流出，膀胱呈空虚状态。常见于外伤、手术或先天性疾病引起的膀胱颈和尿道括约肌的损伤。还可见于尿道口异位和女性膀胱阴道瘘等。

2. 间歇性溢尿 膀胱过度充盈而造成尿不断溢出，是由于下尿路有较严重的机械性（如前列腺增生）或功能性梗阻引起慢性尿潴留，当膀胱内压上升到一定程度并超过尿道阻力时，尿液不断地自尿道中滴出。该类患者的膀胱呈膨胀状态。因排尿依靠脊髓反射，上运动神经元发生病变时，患者也会出现不自主地间歇溢尿，患者排尿时无感觉。

3. 急迫性溢尿 患者尿意感强烈，有迫不及待排尿感，尿液自动流出。流出的尿量较多。有的可完全排空；多伴有尿频、尿急等膀胱刺激症状和下腹部胀痛；见于由部分性上运动神经元病变或急性膀胱炎等因强烈的局部刺激引起，由于逼尿肌强烈的收缩而发生尿失禁。

4. 压力性溢尿 是当腹压增加时（如咳嗽、打喷嚏、上楼梯或跑步时）即有尿液自尿道流出。主要见于女性，特别是多次分娩或产伤者，偶见于尚未生育的女性。

（二）排尿困难临床表现及特点

不同病因所致排尿困难，其原发病的表现及临床特点有所不同。

1. 膀胱颈部结石 在排尿困难出现前下腹部有绞痛史，疼痛向大腿会阴方向放射，疼痛时或疼痛后出现肉眼血尿或镜下血尿，膀胱内有尿潴留，膀胱镜可发现结石的存在，B超和CT检查在膀胱颈部可发现结石阴影。

2. 膀胱内血块 不是独立疾病，常继发于血液病如血友病、白血病、再生障碍性贫血等，此时依靠血液实验室的检查，一般不难确诊。外伤引起的膀胱内血块，往往有明确的外伤史，外伤后出现肉眼血尿，逐渐出现排尿困难，B超检查在尿道内口处可发现阴影，膀胱镜检查可确诊，同时亦是最有效的治疗手段。

3. 膀胱肿瘤 排尿困难逐渐加重，病程一般较长，晚期可发现远处转移肿瘤病灶，无痛性，肉眼或镜下血尿是其特点，膀胱镜下取活检可确定肿瘤的性质。

4. 前列腺良性肥大和前列腺炎 尿频、尿急为首发症状，早期多因前列腺充血刺激所致，以夜尿增多为主。之后随着膀胱残余尿量增加而症状逐渐加重。以后出现进行性排尿困难、排尿踌躇、射尿无力、尿流变细、排尿间断、尿末滴沥和尿失禁。肛门指诊可确定前列腺大小、质地、表面光滑度，对区分良性肿大和前列腺癌十分重要。行前列腺按摩取前列腺液行常规检查和细菌培养，对诊断前列腺炎十分重要。

5. 后尿道损伤 会阴区有外伤史，外伤后排尿困难或无尿液排出，膀胱内有尿液潴留，尿道造影检查可确定损伤的部位和程度，是术前检查的必要手段。

6. 前尿道狭窄 见于前尿道瘢痕、结石、异物等。瘢痕引起排尿困难者常有外伤史。前尿道自身结石少见，一般是肾盂输尿管膀胱结石随尿流移至尿道，一般依据泌尿道结石病史可诊断，必要时行尿道造影可确诊。

7. 脊髓损害 见于各种原因导致截瘫的患者，除排尿困难、尿潴留外，尚有运动和感觉障碍。

8. 隐性脊柱裂 发病年龄早，夜间遗尿、幼年尿床时间长是其特点，腰骶椎X线片可确诊。

9. 糖尿病神经源性膀胱 有糖尿病史，实验室检查血糖、尿糖升高可确诊。

10. 药物 见于阿托品中毒、麻醉药物等。有明确的用药史，一般诊断不困难。

11. 低血钾 临床上有引起低血钾的原因，如大量利尿、洗胃、呕吐、禁食等，可表现为心率快、心电图病理性u波出现、血钾降低等。值得注意的是肾小管性酸中毒、棉酚中毒、甲状腺功能亢进、结缔组织病等亦可引起顽固性低血钾。应根据其特有的临床表现和相应的实验室检查进行诊断。低血钾引起的排尿困难，随着补钾排尿困难应随即消失。

【问诊】1. 起病情况、患病时间（起病到就诊或入院的时间）、起因与诱因，如感染、劳累、腹泻或呕吐、药物、外伤或手术等。

2. 主要症状的特点，程度，尿的颜色。病情的发展与演变，加重或减轻及其因素。

3. 伴随症状：发热，腰痛，腹痛；尿频，尿急，尿痛，排尿困难；血尿，水肿，大出血，脱水等；心悸，气促不能平卧等心功能不全；乏力，食欲下降，腹腔积液，皮肤黄染；烦渴，多饮多食，消瘦；全天饮水情况；高血压，骨痛，肌麻痹；使用利尿药；精神症状等。

4. 诊疗经过及一般情况。

5. 既往史、个人史、家族史等。

【分析】本例患者为老年男性，渐进性排尿困难伴尿频15年，偶伴有血尿，同时伴有尿频，尿急，夜间为著，症状逐渐加重，出现尿线变细，尿无力，夜尿增多，约4次/晚。入院6天前无诱因患者尿频、尿急、尿痛及排尿困难症状明显伴有血尿，口服抗生素后血尿症状消失，排尿困难等症状无明显改善，入院3 h前出现不能排尿，伴下腹憋胀，无发热、寒战等，入院2 h前出现无意识漏尿，考虑前列腺增生的可能性大。为了明确诊断，仍需结合体格检查及辅助检查结果。

二、体格检查

需要进行常规的全身体检外，主要进行泌尿系统查体。需要检查有无尿潴留的体征，男性直肠指诊检查前列腺形态、大小、质地、有无结节及压痛、结构变化如中央沟是否变浅或消失及肛门括约肌肌力情况，外生殖器检查及局部神经系统检查是否有贫血体征。

【分析】 该病例患者查体双肾区无叩痛及压痛，双输尿管无压痛，膀胱区无压痛，直肠指诊前列腺Ⅱ度～Ⅲ度增生，质韧，无明显结节，中央沟变浅，压痛不明显，肛门括约肌肌力可。以上表明患者前列腺呈增生改变。

三、辅助检查

1. 血、尿常规：明确是否有感染、贫血、血小板异常；尿液中是否有红细胞、白细胞、尿糖、蛋白尿、尿胆原、尿亚硝酸盐、尿沉渣等。

2. 尿培养：一般指尿细菌培养，泌尿系感染时做培养以明确细菌感染类型，同时做药敏试验，指导精确选择抗生素。

3. 肝肾功能及电解质、血糖等：评估肝功、肾功，有无离子紊乱，血脂和血糖异常等。

4. 泌尿系彩超：有无残余尿、结石、肿瘤、肾积水、膀胱及前列腺疾病等。

5. 膀胱镜：检查膀胱内有无病变的重要检查手段，怀疑合并尿道狭窄、膀胱内占位性病变、间质性膀胱炎等时检查。

6. 尿流率检查：检查有无排尿困难，常用于诊断下尿路功能性疾病的检查。

7. 尿动力学检查：区分膀胱出口梗阻和膀胱逼尿肌无力，需除外中枢和周围神经系统病变、糖尿病等疾病所致神经源性膀胱。

8. 尿道功能测定：尿道功能异常者行尿道闭合压力图、尿道括约肌阻力测定、括约肌肌电图，用于尿失禁和神经源性膀胱的诊断。

9. 血清前列腺肿瘤标志物测定：排除前列腺肿瘤，前列腺癌肿瘤相关检测指标，必要时行前列腺穿刺活检病理检查。

【辅助检查】 血常规：正常。尿常规：正常。生化系列：正常。游离前列腺抗原 1.308 ng/mL，总前列腺特异抗原 5.829 ng/mL，FPSA/PSA：0.22。泌尿系彩超提示残余尿 16 mL。腹部平片（卧位）：盆腔内可见斑点状钙化。腹部 CT 示前列腺增生。

【分析】 该病例确定诊断为前列腺增生，需要进一步行前列腺穿刺病理检查。

四、治疗原则

尿失禁和排尿困难的治疗主要原则是治疗原发病，改善症状，防止感染，保护肾功能。

1. 导尿或膀胱穿刺造瘘引流尿液。

2. 前列腺增生症患者能耐受者可行前列腺摘除术。

3. 膀胱结石、膀胱肿瘤行相应治疗。

4. 尿道狭窄行尿道扩张术等。

5. 药物治疗。

【分析】该病例主诉、临床表现、体格检查及辅助检查表明该患者排尿困难及溢尿的原因为前列腺增生，其进一步治疗应包括患者教育；生活方式的指导，包括精神放松训练和膀胱训练等。药物治疗以缓解症状，延缓疾病进展，预防合并症，提高患者生活质量。如果前列腺穿刺病理结果前列腺癌、残余尿明显增多造成充溢性尿失禁时则需要外科手术治疗。

五、临床诊疗思维

（一）病史采集

排尿困难有无尿频、尿急、尿痛、血尿及夜尿增多等。既往病史有无糖尿病、神经系统疾病、外伤及手术史等。

（二）临床表现

早期多无症状，由常规体检发现，逐渐发展为下尿路症状（尿路刺激症状及尿路梗阻症状），终末期可有上尿路症状（肾功能受损），部分患者可出现膀胱过度活动症。

（三）体格检查

主要为直肠指诊和外生殖器检查及局部神经系统检查。

（四）辅助检查

尿常规；血清PSA；泌尿系超声；肾功；膀胱镜等。

（五）伴随症状与鉴别诊断

1. 尿失禁伴随症状

（1）伴膀胱刺激征及脓尿见于急性膀胱炎。

（2）伴排便功能紊乱（如便秘、大便失禁等）见于神经源性膀胱。

（3）50岁以上男性，伴进行性排尿困难见于前列腺增生症、前列腺癌等

（4）伴有肢体瘫痪（单瘫、偏瘫、截瘫）、肌张力增高、腱反射亢进、有病理反射见于上运动神经元病变。

（5）伴有慢性咳嗽、气促多为慢性阻塞性肺部疾病所致腹内压过高。

（6）伴有多饮、多尿和消瘦见于糖尿病性膀胱。因膀胱括约肌失控引起尿失禁，和膀胱逼尿肌与括约肌不协调引起的排尿障碍。

2. 排尿困难伴随症状

（1）伴有尿频、尿急、排尿踌躇、射尿无力、尿流变细、排尿间断甚至尿失禁见于良性前列腺增生（hyperplasia of prostate）。

（2）伴下腹部绞痛并向大腿、会阴方向放射见于膀胱颈部结石。

（3）伴血尿见于后尿道损伤、膀胱颈部结石、血液病（如血友病）等。

（4）脊髓损伤，如脊柱骨折、肿瘤压迫、结核、脊髓炎等引起排尿困难，常伴运动和感觉障碍甚 至截瘫和尿潴留。

（5）糖尿病神经源性膀胱所致排尿困难常伴血糖、尿糖升高。

（六）诊断步骤

见图2-1-12，表2-1-31。

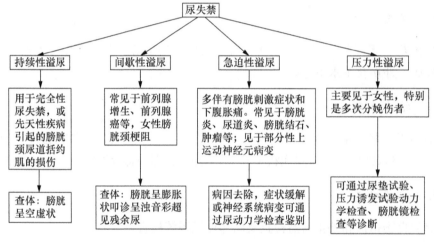

图2-1-12　尿失禁诊断思维线路图

表2-1-31　排尿困难诊断表

疾病	特点	诊断
膀胱颈部结石	排尿困难前多有下腹部绞痛史	膀胱镜、B超、CT检查
膀胱内血块	常继发于血液病或外伤	膀胱镜检查
膀胱肿瘤	病程长，晚期可发现远处转移	膀胱镜下取活检
前列腺良性肥大和前列腺炎	尿频、尿急常为首发症状，早期夜尿增多	肛门指诊，前列腺常规及细菌培养
后尿道损伤	会阴区有外伤史	尿道造影检查
前尿道狭窄	前尿道瘢痕、结石、异物等	尿道造影
脊髓损害	各种原因导致截瘫	
隐性脊柱裂	发病年龄早，夜间遗尿，幼年尿床时间长	腰骶椎X线片

疾病	特点	诊断
糖尿病神经源性膀胱	糖尿病史	血糖、尿糖升高
药物	明确用药史，阿托品中毒、麻醉药物等	
低血钾	有引起低血钾的原因	心率快，心电图病理性U波生化低血钾

（王　薇）

第十八节　水　　肿

【病例】患者范某某，女，43岁，以"双下肢水肿20天"为主诉，于2021年2月19日入院。

【思考】作为全科医师，接诊以水肿为主诉的患者，诊断思路如何？下一步需完善哪些检查？诊断时应该如何进行鉴别诊断？诊疗计划又该如何制订？

水肿（edema）是临床上较为常见的症状，它是指人体组织间隙有过多的液体积聚使组织肿胀。正常体腔中只有少量的液体存在，若体腔中体液积聚则称为积液，如胸腔积液、腹腔积液等。一般情况下，水肿并不包括内脏器官局部的水肿，如脑水肿、肺水肿等。

水肿的发生并非某一组织器官疾病所特有的表现，它的病因多种多样，进展有急有缓，不同部位、不同性质的水肿对疾病的诊断常有重要的提示意义。

一、水肿的病史采集

引起水肿的病因复杂多样，根据水肿波及范围及病因不同，临床上主要分为全身性水肿及局部性水肿。

1. 全身性水肿

（1）心源性水肿：常见于右心衰竭。水肿的程度可因心力衰竭程度不同而有所区别，轻者可仅表现为踝部水肿，重者可呈全身性水肿。水肿特点为凹陷性、下垂性、对称性，首先出现于身体下垂部位，行走活动后明显，休息后减轻或消失。心源性水肿也可见于某些缩窄性心脏疾病，如缩窄性心包炎、心包积液等，患者可同时伴有腹腔积液、淤血性肝肿大表现。

（2）肾源性水肿：常见于各种肾小球肾炎、肾病综合征及肾小管病变。水肿的主要特点是早期为局部水肿，表现为晨起眼睑与颜面水肿，以后很快发展为全身水肿。肾病综合征患者常出现中度或重度水肿，呈凹陷性，可伴有胸腔积液及腹腔积液。

（3）肝源性水肿：常见于各种原因引起的肝硬化失代偿期，主要表现为腹腔积液，也可首先出现踝部水肿，随后逐渐向上蔓延，而头、面部及上肢常无水肿。

（4）营养不良性水肿：常见原因为慢性消耗性疾病、长期营养缺乏、重度烧伤、慢性酒精中毒等所致低蛋白血症或维生素B₁缺乏。水肿发生前常已有体重减轻表现。水肿的特点是：常从足部开始逐渐蔓延至全身，皮下脂肪减少，组织松弛。一旦患者及时补充足够的蛋白质及维生素B₁后，水肿可迅速消退。

（5）内分泌性水肿：①甲状腺功能减退症。该病常表现为黏液性水肿，是组织间隙中透明质酸、黏多糖、硫酸软骨素等亲水物质增加而引起的一种特殊类型的水肿，常呈非凹陷性，不受体位影响，颜面及下肢较明显，水肿部位皮肤增厚、粗糙、苍白、温度减低。②甲状腺功能亢进症。部分患者可出现凹陷性水肿及局部黏液性水肿，多发于胫骨前下1/3部位，也可见于足背、踝关节、肩部、手背或手术瘢痕处、偶见于面部。③原发性醛固酮增多症。醛固酮及去氧皮质酮分泌增多致钠、水潴留，患者可出现下肢及面部轻度水肿。④库欣综合征。肾上腺皮质激素分泌过多，引起钠、水潴留，患者可出现面部及下肢轻度水肿。⑤腺垂体功能减退症。当垂体前叶功能减退伴有促甲状腺激素分泌不足时，可出现黏液性水肿。本病多表现面部黏液性水肿，伴上肢水肿。⑥糖尿病。部分患者在发生心脏和肾脏的并发症前即可出现水肿。

（6）经前期紧张综合征：多在月经前7～14天出现，月经来潮时消退，可表现为眼睑、下肢与手部轻度水肿。

（7）绝经期水肿：卵巢功能衰退后，雌激素对垂体及下丘脑的抑制作用减弱，易出现精神和自主神经系统功能紊乱的表现，有钠、水潴留倾向，易发水肿。

（8）妊娠性水肿：大多数妊娠女性在正常妊娠后期可出现不同程度的水肿，多数为生理性水肿，不伴有蛋白尿与血压升高，分娩后水肿可自行消退。

（9）特发性水肿：原因不明，可能与内分泌功能失调有关，几乎均见于20～40岁女性，水肿好发于身体低垂部位，呈凹陷性水肿。

（10）其他原因性水肿：某些结缔组织疾病、变态反应性水肿、药物所致水肿、间隙综合征性水肿等。

2. 局部性水肿　局部性水肿主要发生在病变局部，表现为局部肿胀明显，或伴有静脉曲张，常见病因有：

（1）炎症性水肿：见于蜂窝织炎、痈、高温及化学灼伤等。

（2）淋巴回流障碍性水肿：见于非特异性淋巴管炎、丝虫病等。

（3）静脉回流障碍性水肿：见于静脉曲张、静脉血栓、上腔静脉阻塞综合征等。

（4）血管神经性水肿：属变态反应性疾病，患者多有药物、食物过敏史，特点是突发无痛、硬而富有弹性的水肿。

（5）神经源性水肿。

（6）局部黏液性水肿。

水肿伴随症状的鉴别见表2-1-31。

表 2-1-31　水肿伴随症状的鉴别表

	常见疾病	常见部位及特点	伴随症状
心源性	右心衰竭，各种缩窄性心脏病	低垂部位开始，可蔓延全身，对称、凹陷性，移动性小，颜面无水肿	颈静脉怒张，肝大，发绀，呼吸困难，严重可有胸腔积液，腹腔积液
肾源性	各种肾炎、肾病综合征、肾小管病变	眼睑、颜面起始，可逐渐发展至全身，软，移动性大，晨起明显，发展快	高血压，尿检异常，肾功能受损
肝源性	肝硬化	腹腔积液多见，头面部、上肢无水肿	肝大、肝功能异常、门脉高压
内分泌代谢病性	甲状腺功能亢进	多发于胫骨前下 1/3，凹陷性或局部黏液性水肿	突眼、甲状腺肿大、消瘦
	甲状腺功能减退	颜面、下肢明显，非凹陷性，不受体位影响	心跳缓慢、血压偏低
	原发性醛固酮增多症	下肢、面部、轻度	高血压、低钾所致乏力
	库欣综合征	下肢、面部、轻度	高血压、向心性肥胖、腹部紫纹、糖代谢异常
	腺垂体功能减退	面部，黏液性水肿	上肢水肿
	糖尿病	下肢多见，可早于心肾并发症	
营养不良性	营养缺乏、慢性消耗性疾病	足部开始，可蔓延全身，水肿前常有消瘦	消瘦、皮肤弹性下降
妊娠性	妊娠	妊娠晚期出现，多为生理性，产后消退	
结缔组织疾病	系统性红斑狼疮、硬皮病等	轻度多见	面部红斑、发热、关节痛、口腔溃疡等
经前期紧张综合征	经期	眼睑、下肢，月经来潮前 7～14 d	乳房胀痛、盆腔沉重感
特发性	原因不明	低垂部位，凹陷性、女性多见	
绝经期水肿	绝经后女性	面部、下肢，绝经后女性	
药物性	解热镇痛、抗生素等药物应用史	解热镇痛、抗生素等药物应用史	

【问诊】该患者于 20 d 前无明显诱因出现双下肢水肿，呈凹陷性，自觉尿中泡沫增多，就诊于当地医院，查尿蛋白（＋＋＋），血浆白蛋白 29 g/L，给予利尿、对症治疗，未见明显好转，自觉乏力，食欲欠佳，24 h 尿量约 1000 mL，睡眠欠佳。平素健康。

【分析】问诊该患者可知水肿起始于双下肢，呈对称性水肿，并逐渐向上蔓延，考虑患者为全身性水肿，患者水肿呈典型的凹陷性水肿，且短期内进展迅速，首先应排查心、肝、肾源性水肿的可能，该患者既往否认心脏病病史及家族史，无夜间阵发性呼吸困难及劳累后呼吸困难史，同时，患者否认肝脏疾病、肝炎既往史，无大量饮酒等不良嗜好，因此，心源性及肝源性水肿不作为该患者的首要诊疗方向。结合患者有明显的尿液性状的改变，初步考虑患者水肿极可能由肾源性因素导致，本例患者具有典型的水肿及蛋白尿表现，自带检验结果显示血浆白蛋白水平降低，故初步诊断考虑为：肾病综合征。由于大量蛋白通过肾脏滤过膜，导致体内血浆白蛋白水平降低，血浆胶体渗透压降低，同时肾小球有效滤过压下降引发钠、水潴留导致水肿的发生，此外，组织液生成增多也会使有效循环血容量减少，激活肾素-血管紧张素-醛固酮系统使肾小管钠、水重吸收增多，进一步加重水肿。因此，接下来对该患者的体格检查及辅助检查应主要围绕肾脏疾病进行。

二、体格检查

水肿患者的检查要点包括：水肿的特点、伴随症状与体征、既往病史。不同疾病所致水肿常表现为不同的部位和特点，所以了解水肿的情况可以为疾病的诊断提供线索，同时原发病症常常伴发一些其他特征性体征，如肝-颈静脉回流征、腹腔积液等，对疾病的诊断也有重要的指导意义，因此细致的体格检查更利于明确诊断。

1. 水肿的特点 水肿出现的时间、进展速度、蔓延情况、全身性或局部性、是否凹陷性、是否对称、水肿与体位及活动的关系。

2. 伴随症状及体征 ①水肿伴颈静脉怒张、肝-颈静脉回流征，见于心源性水肿。②水肿伴高血压、尿检异常或肾功能受损，见于肾源性水肿。③水肿伴肝掌、蜘蛛痣、脾大、肝功能异常，见于肝源性水肿。④水肿伴呼吸困难与发绀，见于心源性水肿、上腔静脉阻塞综合征等疾病。⑤水肿伴心动过缓、畏寒、皮肤干燥、淡漠、便秘，见于甲状腺功能减退症。⑥水肿伴消瘦，见于营养不良性水肿。⑦局部水肿伴红肿热痛，提示组织炎症的可能。

3. 全身体格检查 ①一般检查：皮肤色泽、湿润度、弹性，是否有皮肤黏膜黄染。②胸部查体：肺部呼吸音，心脏浊音界，是否有颈静脉怒张及肝-颈静脉回流征。③腹部查体：是否有腹壁静脉曲张，是否有肝、脾肿大、移动性浊音，肾区叩痛情况。④局部水肿需注意局部红、肿、热、痛情况。

【分析】该患水肿始发于双足，并逐渐向上蔓延，查体可见水肿至双下肢近端，呈对称性、凹陷性水肿，因此，该病例呈典型的全身性水肿。同时面部查体可见其眼睑轻度水肿，而胸部、腹部查体均无异常，结合不同水肿的特点及问诊的结果，考虑该患为肾源性水肿。然而，肾性水肿亦有多种不同病因及病理类型。

三、辅助检查

辅助检查是疾病重要的诊断手段之一，通过有针对性的辅助检查，临床医师可以更确切地获得疾病的相关信息，进一步验证、明确诊断，同时利于观察患者在治疗过程中的反应及病情变化情况，为患者疾病的诊疗提供确切的依据和指导。临床常用的辅助检查项目包括：

1. 血常规、尿常规、肝肾功能 这几项检验是临床常用的、基本的检验项目，对于判断水肿的病因有重要的意义。如尿常规异常伴肾功受损常提示肾源性水肿，BNP增高伴心脏增大常提示心源性水肿。

2. 内分泌及免疫相关指标 多种内分泌系统疾病可伴发水肿，可结合患者的临床表现给予内分泌指标检查，如甲状腺功能，性激素、皮质醇、醛固酮等激素水平的检测。免疫相关指标如ANA谱、ANCA系列、免疫球蛋白等对于结缔组织病引发的水肿具有诊断意义。

3. 影像学检查 超声、CT、MRI等检查均是临床应用广泛且具有定位诊断意义的检查项目。通过这些检查可观察器官形态，明确病变位置，有时可初步判断脏器功能，如心脏彩超可反映心脏收缩及舒张功能，肝脏彩超可辅助判断门静脉压力。

4. 侵入性检查 当病情较为复杂或诊断困难时，患者为明确诊治，可能需进一步完善某些侵入性检查。如肾病综合征患者行肾活检明确病变类型，醛固酮增多症患者可能需完善肾上腺静脉采血判断是否有醛固酮优势分泌；侵入性检查往往为疾病的确定诊断提供可靠的依据。

【辅助检查】尿常规：尿蛋白（＋＋＋）；生化系列：血浆白蛋白29 g/L，血肌酐：88 μmol/L，总胆固醇：7.16 mmol/L。

【分析】完善该患者化验指标显示其24 h尿蛋白定量为6.95 g，超过3 g，符合大量蛋白尿表现，血浆白蛋白水平为29 g/L，低于35 g/L，符合低蛋白血症表现，同时该患兼具水肿及高脂血症的表现，结合问诊及查体结果，该患可确诊为肾病综合征。然而肾病综合征是一组症状相似的综合征，可由多种病变引起，相应地，其治疗方式各异，因此，在诊疗过程中需进一步明确该病例肾脏病变的病理类型，以更好地指导临床治疗。为该患者进行肾脏组织活检及病理检测，结果回报：符合1期膜性肾病。

该患者的诊断为：肾病综合征膜性肾病（活检见图2-1-14a光镜，图2-1-14b电镜）。

光镜

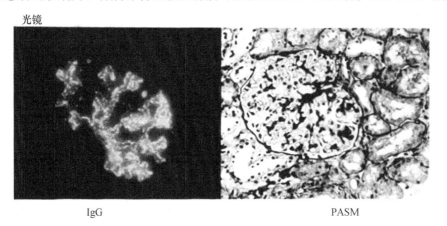

IgG   PASM

图2-1-14a　肾脏组织活检（光镜）

五、治疗原则

水肿的治疗原则为针对病因治疗，必要时给予利尿、消肿治疗，同时需要加强支持对症治疗。

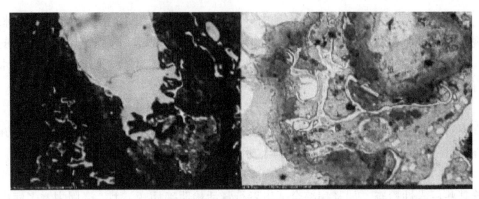

图2-1-14b　肾脏组织活检（电镜）

1. 一般治疗是水肿治疗的基础，包括注意休息，限钠饮食，避免劳累。很多水肿患者同时伴发低蛋白血症，饮食上可注意补充优质蛋白质，给予充分营养支持，并可通过补充白蛋白提高血浆胶体渗透压而减轻水肿。

2. 如果患者水肿严重可给予利尿对症治疗，常用利尿剂包括襻利尿剂、噻嗪类利尿剂及潴钾利尿剂。①噻嗪类利尿剂：主要作用于髓襻升支厚壁段和远曲小管，通过抑制钠、氯重吸收并增加钾的排泄发挥利尿作用，属中效利尿剂，常用于心衰患者。②襻利尿剂：以呋塞米为代表，主要作用于髓襻升支，对钠、氯和钾的重吸收具有强效的抑制作用，在临床中应用广泛，适用于心衰、腹腔积液及肾性水肿等多种疾病，但应用时需提防低血钾的发生。③潴钾利尿剂：主要作用于远曲小管，排钠利尿的同时增加钾的吸收，但利尿作用不强，与噻嗪类或襻利尿剂联用可减少低血钾发生的风险。此类利尿剂对肾功不全患者慎用。利尿治疗仅可对症消肿，若原发病不能解除，水肿极易复发。

3. 病因治疗是水肿治疗的核心，针对不同病因，需采取不同的治疗手段。若患者为心源性水肿，可联用心脏正性肌力药物、血管紧张素转化酶抑制剂（ACEI）、醛固酮受体拮抗剂，并酌情应用扩血管药物；若患者为肝源性水肿，针对病因应用抗病毒、抗纤维化药物；若患者为肾病综合征，针对不同病变类型酌情选择激素或细胞毒药物，针对病因治疗后水肿可逐渐好转或消退。

4. 纠正诱因也是治疗中不可忽视的环节，如感染、中毒、劳累等。

【分析】该患者结合病史、查体及辅助检查，诊断明确，治疗以糖皮质激素的应用为核心，患者虽有水肿表现，但考虑到患者尿蛋白量较大，应用利尿剂会导致更多白蛋白从尿中丢失，可能进一步加重低蛋白血症，同时减少有效血流量，并不利于缓解患者的水肿症状及疾病状态，因此，本例患者未应用利尿剂，而选择补充血浆及白蛋白以提高血浆胶体渗透压，缓解水肿症状，同时辅以改善肾血流等支持对症治疗。患者应用醋酸泼尼松龙后，尿蛋白水平明显下降，同时补充血浆后水肿亦有所改善，后患者遵医嘱规律应用糖皮质激素。考虑到患者需规律应用糖皮质激素8周后再逐渐减量，周期较长，而糖皮质激素对于血糖、血压及骨代谢均有影响，因此在整体治疗过程中，除需监测尿常规、肝肾功能外，仍需密切监测血糖、血压水平。

五、临床诊疗思维

在临床工作中，病史、查体及辅助检查都是疾病诊疗过程中不可或缺的部分，对疾病的诊断有重要意义。对于水肿的患者，要有明确的诊疗思路，细致的病史询问，全面的体格检查，结合辅助检查结果，综合分析，明确诊断。

（一）病史采集

病史采集要点包括：

1. 起病情况 水肿出现的时间、进展速度、蔓延情况、是全身性或局部性、是否是凹陷性水肿、水肿是否对称分布、水肿与体位及活动的关系。

2. 伴随症状及体征 如血压变化、颈静脉怒张、肝-颈静脉回流征、肝脾肿大、局部水肿伴红、肿、热、痛等。

3. 诊疗经过 在患病过程中去医院的诊治经过，使用药物的种类、剂量及效果。

4. 一般情况 如食欲、体重、睡眠、大小便情况。

5. 既往病史 包括既往疾病，如心脏、肝脏、肾脏等疾病史，既往用药史、过敏史、传染病史等。

（二）体格检查

水肿病因多种多样，因此，临床医师要熟练掌握查体技能，熟悉各系统疾病查体要点，以更迅速、更准确地做出诊断。水肿患者在查体过程中，应注意颈静脉怒张、肝脾肿大，肾区叩痛等伴随症状。

（三）辅助检查

水肿患者除需要完善血、尿常规等常规检验项目外，对于不同系统疾病所导致的水肿还有各自特殊的辅助检查项目。如BNP及心脏彩超异常提示心源性水肿。超声、CT、MRI等检查均对水肿具有定位诊断的重要意义。另外，当病情较为复杂或诊断困难时，侵入性检查可能为疾病的诊断及治疗提供重要的依据。辅助检查可以为诊断提供更可靠的依据，也可用以监测病情变化，是诊疗过程中必不可少的环节。

（四）水肿的诊断步骤

水肿的诊断核心就是病因诊断，主要通过以下步骤来完善诊断。

首先是明确是全身性水肿还是局部性水肿。局部水肿常常伴有局部红、肿、热、痛的表现，往往表现为双侧不对称性改变，而全身性水肿往往表现为双侧对称性的水肿，患者往往同时伴有原发疾病的一些特征性症状和体征。

其次是观察水肿的伴随症状，判断疾病属于哪个系统，结合病史及查体初步判断病变部位，再有针对性地完善辅助检查，明确水肿的病因，大部分患者基本可明确诊断。但对于一些复杂的病例，综合患者的情况，可以考虑结合侵入性检查以明确疾病诊断。

水肿的治疗原则是治疗原发病，利尿、消肿治疗，同时可给予营养支持，补充血浆白蛋白等对症治疗。水肿的主要诊疗流程见图2-1-15。

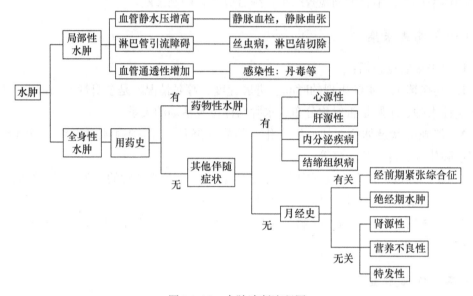

图2-1-15　水肿诊断流程图

（郭　畅）

第十九节　消　瘦

【病例】患者稽某，女，45岁，以"心悸、手抖、体重减轻2个月，加重1周"为主诉于2021年3月3日入院。

【思考】消瘦可见于多种疾病，甚至是很多疾病的首发症状，那么接诊消瘦患者的诊疗思路是什么？

消瘦（emaciation）是指由于各种疾病等原因造成体重低于正常低限的一种状态。由于体重的个体差异较大，许多低体重者并非疾病状态，一般认为，体重低于标准体重的20%可诊断为消瘦，目前国内外多采用体重指数（BMI）来判定消瘦，BMI＝体重（kg）/身高的平方（m²），普遍认为，BMI＜18.5 kg/m²即为消瘦。消瘦患者体内脂肪与蛋白质减少，脱水或水肿消退后的体重下降不能称为消瘦。若消瘦在短期内呈进行性，患者常有皮下脂肪减少，肌肉瘦弱，皮肤松弛、骨骼突出等旁证，严重消瘦状态又称恶病质。

人体体重一般维持在比较稳定的状态，短时间内的体重下降可能是机体敲响的"警钟"，常提示某种疾病或异常状态，当遇到消瘦患者时，切勿忽视，应对患者进行详细的病史询问，全面的体格检查，整体综合分析，明确诊治方案。

一、消瘦的病史采集

各种原因使机体摄入营养物质减少或机体对营养物质消耗增加，形成负氮平衡引起消瘦。消瘦是机体体重减轻的一种状态，可见于多种疾病。常见消瘦的病因有以下几种：

1. 营养物质摄入不足　各种原因引起的营养物质摄入不足，包括糖类、脂肪和蛋白质，均可导致消瘦。

（1）吞咽困难：①口腔疾病，如口腔炎，急性扁桃体炎、咽后壁脓肿，由于局部炎症、肿胀、疼痛引起进食困难，常伴有发热、口腔疼痛、牙龈肿胀出血等症状。②食管、贲门疾病，如食管损伤、食管癌等，患者常因疼痛或狭窄致进食困难，可伴反酸、呕血等症状。③神经肌肉疾病，如延髓麻痹、重症肌无力等，患者因肌肉无力致吞咽功能障碍。

（2）进食减少：①神经精神疾病，如神经性厌食症、抑郁症等。②消化系统疾病，如慢性萎缩性胃炎、胰腺炎、肝硬化等，患者食欲减退，进食减少导致消瘦。③呼吸系统疾病，如各种原因引起的肺功能不全。④循环系统疾病，如各种原因引起的心功能不全。⑤肾脏疾病，如各种原因引起的肾衰竭。⑥慢性感染性疾病，多见于慢性重症感染，如菌血症。

2. 营养物质消化、吸收障碍　营养物质摄入体内后，主要通过消化系统完成消化、吸收过程。当机体消化、吸收功能障碍时，即使进食正常，同样可引发消瘦。

（1）胃源性：指由于胃部疾病所引起。常见于重症胃炎、胃溃疡、胃切除术后，可伴有腹痛、反酸、恶心等症状。

（2）肠源性：见于各种肠道疾病及先天性乳糖酶缺乏症等，如溃疡性结肠炎，肠结核等，患者可伴有腹胀、腹泻、血便等症状。

（3）肝源性：常见于肝硬化、重症肝炎等疾病，可伴有黄疸、肝掌、肝脾肿大等表现。

（4）胰源性：见于慢性胰腺炎、胰腺大部分切除等疾病。

（5）胆源性：见于慢性胆囊炎、原发性硬化性胆管炎等疾病。

3. 营养物质利用障碍　糖尿病患者，因胰岛素缺乏使机体对葡萄糖利用障碍，糖从尿中排出，机体分解自身蛋白质及脂肪，引起体重减轻。

4. 营养物质消耗增加

（1）内分泌代谢性疾病：甲状腺功能亢进症、嗜铬细胞瘤、糖尿病、垂体功能减退等。

（2）消耗性疾病：结核、慢性感染、高热和肿瘤等。

（3）大面积烧伤：因大量血浆从创面渗出，发生负氮平衡而导致消瘦。

5. 减重 主动限制饮食，减少摄入，服用减重药物抑制食欲或服用泻药减少食物吸收而引发消瘦。

6. 体质性消瘦 部分个体生来即消瘦，无进行性进展，无任何疾病征象，可有家族史。根据不同的病因，消瘦患者常伴有其他特异性临床表现，按系统分类可分为：

（1）消化系统疾病：包括口腔、胃、肠、肝、胰、胆等系统疾病，患者因进食减少或吸收障碍导致消瘦，常伴有消化系统疾病表现，如食欲减退、反酸、恶心呕吐、腹痛腹泻等症状。

（2）神经系统疾病：常见于神经性厌食症、延髓麻痹和重症肌无力等，患者可同时伴有厌食、吞咽困难、恶心呕吐等症状。神经性厌食症常见于青年女性，常有精神因素诱因，有催吐史，表现为情绪紊乱，因恐惧肥胖拒绝进食，可伴有心动过缓、闭经等症状，但第二性征发育正常，在营养状态恢复后，可恢复正常。

（3）内分泌代谢性疾病：①糖尿病，患者可有"三多一少"症状。②垂体功能减退，多见于产后大出血女性患者，起病缓慢，可有产后无乳、闭经、性功能减退、毛发脱落的表现。③慢性肾上腺皮质功能不全，常见于自身免疫性肾上腺疾病或肾上腺结核，患者常伴有皮肤色素沉着、食欲减退、恶心呕吐、低血压、低血糖等表现。④甲状腺功能亢进，是引起消瘦最常见的内分泌系统疾病之一，患者常伴有多食、心悸、多汗、突眼及甲状腺肿大等表现。⑤嗜铬细胞瘤，见于肾上腺髓质、交感神经节或其他部位嗜铬组织的肿瘤。阵发性或持续性儿茶酚胺水平增多使基础代谢率增高，引起消瘦。

（4）慢性消耗性疾病：各器官系统的感染、结核、免疫缺陷病等均可引起消瘦。如感染常伴有发热、白细胞增多及感染组织器官相应症状。结核常伴低热、盗汗、咯血症状。肿瘤常伴有疼痛、恶病质等症状。

（5）神经精神疾病：抑郁症患者可伴有情感淡漠、情绪低落、食欲减退、疲劳、自杀倾向等表现。

消瘦伴随症状的鉴别见表2-1-32。

表2-1-32 消瘦伴随症状鉴别表

	常见疾病	伴随症状
感染性	急、慢性感染	发热、皮疹、淋巴结肿大、肝脾肿大
肿瘤性	各系统肿瘤	不规则发热，肿瘤局部症状
消化系统	口咽、食道病变：咽部脓肿、口腔大溃疡、食管癌、食管损伤	吞咽困难
	胃部疾病：胃炎、胃溃疡、胃癌等	上腹痛、恶心、呕吐、呕血、反酸
	肠道疾病：溃疡性结肠炎、肠结核、肠道肿瘤等	下腹痛、腹胀、腹泻、便血
	肝胆病变	黄疸、腹痛、食欲减退、腹胀

续表

	常见疾病	伴随症状
呼吸系统	肺结核、肺癌	咳嗽、咳痰、咯血、发热、胸痛
内分泌系统	甲状腺功能亢进症	突眼、眼球运动障碍、心悸、多汗、易怒、失眠
	糖尿病	多尿多饮、食欲亢进
	肾上腺皮质功能减退症	皮肤色素沉着、恶心呕吐、低血压、低血糖
	腺垂体功能减退症	性功能减退、闭经、毛发脱落
神经精神系统	神经性厌食	心动过缓、闭经、性功能减退
	抑郁症	情绪低落、食欲减退、自杀倾向
	延髓麻痹、重症肌无力	吞咽困难、构音障碍、乏力
药物	用药史	

【问诊】1. 起病缓急，时间，起病诱因，包括消化、神经、精神、内分泌系统疾病，慢性消化性疾病、药物、创伤。主要症状的特点，体重下降的速度（间歇性或持续性）。

2. 病情的发展与演变。

3. 伴随症状：食欲、体温、睡眠、尿量、口干、多饮、易饥、多汗、怕热、心悸、突眼、脾气性格改变、高血压、低血压、皮肤色素沉着或苍白、黄染、毛发脱落、恶心、呕吐、腹痛、腹泻等。可将症状分类，切忌漏诊、误诊。

4. 诊治经过，接受过的检查、结果、诊断，使用过的药物、剂量、疗程和疗效。

5. 病程中的一般情况：精神、体力状态、大便、小便、睡眠。

6. 既往史、传染病史、预防接触史、长期服药史和药物过敏史、输血史、个人史、婚姻史、月经与生育史、家族史等。

本例患者2个月前无诱因出现心悸、手抖及体重减轻症状，体重减轻约5 kg，伴有失眠、多梦及乏力，于当地医院就诊，查Holter示心动过速，频发房性期前收缩，遵医嘱口服美托洛尔25 mg，2次／天后稍有缓解。1周前，上述症状加重，于我院门诊检查时发现血游离甲状腺素水平增高，谷氨酸氨基转移酶增高，自觉食欲亢进。

【分析】引发消瘦的病因复杂多样，生理性、药物性及多种疾病因素均可导致体重减轻，这就给疾病的诊断带来很大难度，因此需要充分结合患者自身特点及临床表现，初步确定诊断方向，如年轻人多见主动减重、胃肠道疾病或内分泌系统疾病，而老年人则考虑肿瘤及慢性消耗性疾病的可能。问诊得知，本例患者具有明显的食欲亢进、进食增多的表现，首先可以排除营养物质摄入不足引起的消瘦，考虑为营养物质吸收障碍或消耗过多导致，该患者为中年女性，无减重史，因此，将诊疗方向主要集中于消化系统及内分泌系统疾病。患者除有消瘦表现外，有多汗、怕热等基础代谢率增高表现，考虑患者消瘦更可能为机体营养物质消耗增多导致，此外，患者有心悸、手抖等交感神经兴奋性增高的表现，结合消瘦常见病因分析，初步推断患者患有内分泌系统疾病，最可能为甲状腺功能亢进症（简称甲亢），门诊医师为患者进行了甲状腺功能及肝功能检测，结果回报患者游离甲状腺激素水平增高，伴有谷氨酸氨基转移酶水平增高，因此考虑初步诊断为甲状腺功能亢进症。而甲状腺功能亢进症可有多种不同病因导致，因此下一步将主要围绕该病进行进一步的查体及针对性检查，以明确诊断。

二、体格检查

体格检查是疾病诊断中不可或缺的一个环节，通过体格检查可以发现一些被忽略的问题，尤其是对于首发症状缺乏特异性时，它可以为疾病的诊断提供更多的线索。对于消瘦的患者，在进行体格检查时需要注意以下几点：

1. 基本情况　记录患者的身高、体重及一般状态。检查患者是否有营养不良的表现，如消瘦的程度，皮肤的湿度，色泽，是否伴有色素沉着。口腔是否有溃疡、炎症等情况。

2. 伴随症状与体征　①伴发热、盗汗、咯血常见于结核。②伴皮肤潮湿、心率加快及甲状腺肿大常见于甲状腺功能亢进症。③伴皮肤苍白、毛发稀疏及闭经常见于垂体功能减退。④伴皮肤色素沉着，血压下降及低体温常见于肾上腺皮质功能减退症。⑤伴皮肤紫癜、出血点及淋巴结肿大常见于血液病及恶性肿瘤。⑤伴腹部不适、疼痛、呕血、便血常见于胃肠道疾病等。⑥伴情绪低落、食欲不振常见于抑郁症。

3. 全身体格检查　①一般检查：精神状态，体温，血压，是否有突眼及眼球运动情况，皮肤色泽、湿润度、是否有出血点及黄染以及毛发的情况。②口腔检查：是否有口腔炎症、溃疡，是否有咽部充血、脓肿，是否有扁桃体肿大。③颈部检查：是否有淋巴结肿大，是否有甲状腺肿大及血管杂音。④胸部查体：肺部呼吸音，心率及节律。⑤腹部查体：视诊腹型，触诊是否有肿块、压痛，是否有肝脾肿大。⑥四肢及神经系统查体：是否有杵状指及关节肿胀，是否有下肢水肿，四肢肌力、生理反射及病理反射情况。

【分析】通过问诊，初步诊断该患者为甲状腺功能亢进症，门诊查甲状腺激素水平及谷氨酸氨基转氨酶水平均有增高，因此，对于该患者应重点围绕甲状腺及肝脏相关体征进行体格检查。查体见该患者体型消瘦，脉压增大，皮肤温暖潮湿，基础代谢率明显增高，符合甲状腺激素增多表现。甲状腺专科查体可见甲状腺Ⅱ度肿大、质软、无压痛，可闻及血管杂音。肝脏相关查体见患者无黄染，腹部无压痛，肝脾肋下未及，移动性浊音阴性，肝区无叩痛。结合该患者明显甲状腺肿大及甲状腺激素水平增高的表现，可以明确诊断为甲状腺功能亢进症。甲状腺功能亢进症是一种很常见的内分泌系统疾病，也是中青年消瘦患者最常见的原因之一，内分泌系统疾病的诊断分三部，功能诊断、定位诊断与病因诊断，那么为了进一步明确诊治，该患者下一步又要进行哪些辅助检查呢？

三、辅助检查

辅助检查是验证初步诊断，指导确定诊断的重要手段，通过辅助检查可以更好地评估患者的状态及病情变化，发现隐藏的问题，尤其是对于定位及病因诊断，辅助检查有关键性作用。临床工作中，面对消瘦患者，应根据患者的特点及临床表现，有针对性地选择辅助检查项目，明确诊断。以下是临床常用的辅助检查项目。

1. 血、尿、便常规及生化系列 如胃肠道疾病可能伴有贫血、便隐血阳性，肝脏疾病可能伴有白细胞、血小板减少，丙氨酸氨基转移酶及胆红素增高等情况。

2. 肿瘤指标 很多肿瘤的发生都伴有血肿瘤标志物的增高，且不同肿瘤指标的增高常提示不同部位肿瘤的发生，如胃肠道肿瘤、胰腺肿瘤伴糖类抗原19-9增高，原发性肝癌伴甲胎蛋白增高，乳腺癌、结肠癌常伴癌胚抗原增高，因此，对消瘦病因不明的患者，尤其是老年患者，肿瘤指标常作为常规筛查项目。

3. 内分泌及免疫相关指标 对于进食正常的中青年患者，引起消瘦最为常见的疾病即内分泌系统疾病，如糖尿病、甲状腺功能亢进症等，尤其是患者同时有多系统症状表现，如突眼、心悸、手抖、多尿、腹泻等时，更需要考虑到内分泌系统疾病的可能，因此甲状腺功能、糖化血红蛋白亦为消瘦常用筛查项目，对有明显性腺功能减退或皮肤黏膜色素沉着患者，需对性激素及皮质醇水平进行检测。系统性红斑狼疮、风湿病活动期、皮肌炎患者可因进食减少，炎症、发热引起能量消耗导致消瘦，可通过筛查抗核抗体谱（ANA谱）及抗中性粒细胞胞浆抗体（ANCA）、补体、风湿因子等免疫指标明确诊断。

4. 影像学检查 X线、CT、MRI等检查对疾病的定位及诊断具有重要意义。如疑有结核患者，可行肺部CT检查；疑有甲状腺功能亢进症患者，可行甲状腺彩超及甲状腺显像检查；疑有肿瘤患者，可行CT或MRI检查明确诊断。

【辅助检查】甲状腺功能：$FT_3>30.8$ pmol/L，FT_4：69.23 pmol/L，TSH＜0.001 mIU/L，甲状腺彩超：甲状腺体积增大，血流增多，呈"火海征"。肝功能：丙氨酸氨基转移酶：163 U/L。

【分析】为明确病因诊断，进一步为本患者完善相关辅助检查，结果回报其3 h甲状腺摄碘率为60%，甲状腺彩超示甲状腺体积增大，血流增多，呈"火海征"（图2-1-16），提示甲状腺功能亢进，结合患者甲状腺功能结果及甲状腺肿大的表现，确定病变定位为原发甲状腺性甲亢，该患促甲状腺素受体抗体为16.85 IU/L，明显增高，因此，进一步明确该患诊断为"Graves病"。此外，患者虽有丙氨酸氨基转移酶水平的明显增高，但考虑到其既往无肝脏相关疾病病史，且缺乏其他肝脏疾病体征，暂不推断为肝脏本身疾病所导致，而极可能由甲状腺功能亢进症引起肝酶学的增高，而肝酶学增高及白细胞减少也是Graves病常见的伴发表现。因此，该患确定诊断为"Graves病，肝功能异常"。

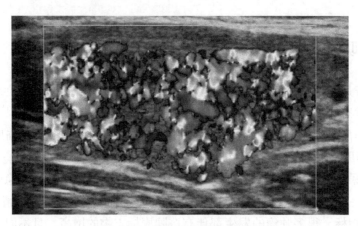

图2-1-16　甲状腺彩超"火海征"

四、治疗原则

消瘦的处理原则为针对病因治疗，并充分加强营养、支持治疗。当面对消瘦患者，首先应仔细追问病史，排除患者主动减重或精神神经疾病，对于此类患者建议心理或精神科就诊。其次确定患者进食情况及既往病史、用药情况，初步判断患者病因，针对病因进行治疗。

消瘦反映机体负氮平衡的状态，提示机体营养物质的缺乏，因此加强营养支持是消瘦治疗的基础，对消瘦患者，注意补充蛋白质、糖类及维生素，注意休息。若患者进食困难，可考虑静脉补充或肠内营养方式。

营养支持仅为对症治疗，而消瘦的最主要治疗是病因治疗。例如，肿瘤患者可切除肿瘤并进行化学或放射治疗，感染患者可应用抗生素、抗真菌等药物控制感染，甲状腺功能亢进症患者可应用抗甲状腺药物、^{131}I治疗或手术治疗，糖尿病患者可应用口服降糖药物或胰岛素治疗，垂体功能减退患者可针对性补充激素，当基础疾病逐渐好转，并联合营养支持，消瘦症状可有明显好转。

【分析】该患者被诊断为"Graves病"，建议患者：①低盐饮食，补充蛋白质，注意休息，增加营养物质的摄入而减少消耗，尽快纠正负氮平衡。②由于患者肝脏酶学指标明显增高，需同时进行保肝治疗，并监测肝酶学变化。③对甲状腺功能亢进症患者而言，最重要的是针对病因的治疗，即抗甲状腺治疗，主要方法包括药物治疗、^{131}I治疗及手术治疗，与患者充分沟通后，患者选择应用抗甲状腺药物治疗，因此，先给予患者普萘洛尔治疗，降低交感神经兴奋性，并减少T_4向T_3的转换，改善患者高代谢及交感神经兴奋的表现，待患者肝功好转后，给予抗甲状腺药物甲巯咪唑治疗，由于该药可能有皮疹、粒细胞减少及肝功能异常等不良反应，嘱患者密切监测肝功及血常规，定期复查甲状腺功能，随诊调整药物剂量。

五、临床诊疗思维

消瘦可见于多器官系统疾病，极易误诊，因此，要求临床医师掌握扎实的综合分析能力，根据患者的临床表现、体征及辅助检查整体判断，追根溯源，明确消瘦病因。

（一）病史采集

病史采集是对疾病第一印象建立的重要步骤，采集要点包括：

1. 消瘦起病情况 起病时间，消瘦的程度，是否伴有节食及进食情况。

2. 伴随情况 发热、皮肤色素沉着、心悸、多尿、咯血、腹痛等症状。

3. 一般情况 包括精神状态、大小便情况及睡眠情况。

4. 既往病史 既往是否有慢性感染性疾病、消化系统、内分泌系统等疾病，既往用药史，是否有缓泻剂应用史。

（二）体格检查

通过体格检查可以发现疾病更多的诊断线索，通过细致的病史询问及体格检查往往可以对疾病形成初步的认识，确定疾病诊疗方向，对消瘦患者而言，体格检查主要针对患者一般状态及各系统的特异性体征，如皮肤色素沉着、甲状腺肿大、肝脾肿大等。

（三）辅助检查

辅助检查对疾病的定位、鉴别诊断及确诊有重要的意义。消瘦相关的辅助检查多种多样，需要根据患者病情特点有针对性地进行检查，如疑有胃部疾病患者，可行胃镜或上消化道造影检查；疑有肝肿瘤患者，可行肝脏彩超、肝脏CT及肝脏功能、甲胎蛋白等检查；疑有结核患者，可行结核菌素试验、结核抗体、T-SPOT及肺CT检查；疑有甲状腺功能亢进症患者，可行甲状腺功能、甲状腺彩超及甲状腺显像等检查。辅助检查作为病史及体格检查的补充，对疾病的确诊有至关重要的作用。

（四）伴随症状与鉴别诊断

在多数疾病情况下，消瘦并非单一临床表现，患者往往合并有原发病的其他特征性表现，在临床工作中，需要充分重视患者的伴随症状，结合病史进行鉴别诊断，综合分析病情，以获得明确诊断。

（五）消瘦的诊断步骤

明确病因是消瘦诊疗的核心。面对消瘦患者，要有清晰、明确的诊疗思路，以更准确、迅速切中要害，针对病因纠正患者的疾病状态。

1. 了解患者的食欲，判断是营养物质摄入不足还是消耗过多。譬如，若患者食欲亢进，考虑消瘦于机体消耗、代谢过多或吸收障碍导致。

2. 仔细询问患者同时伴有的其他特征性表现，并进行详细的体格检查，初步推断可能的疾病。例如，若患者同时伴有发热、咯血、盗汗，可能为肺结核，若同时伴有突眼、心悸、手抖，可能为甲状腺功能亢进症。拟订诊断方向后，再有针对性地进行辅助检查以明确诊断。寻找到病因后，针对病因进行治疗，并给予充分的营养支持，改善患者的消瘦状态。消瘦的主要诊疗思路见图2-1-17。

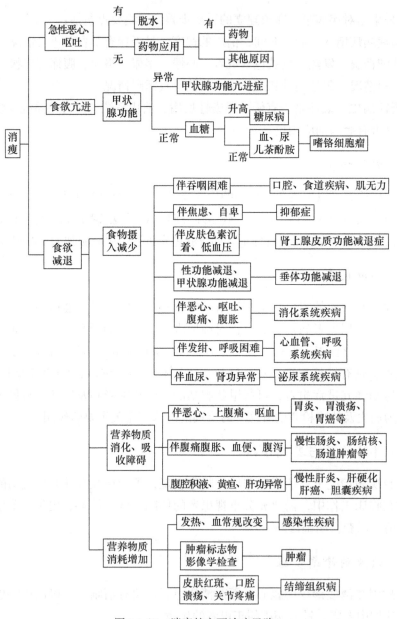

图2-1-17　消瘦的主要诊疗思路

（郭　畅）

第二十节　头晕与眩晕

【病例】患者车某某，男，76岁，以"眩晕3天，加重伴恶心、呕吐1天"为主诉。于2021年4月6日入院。

【思考】作为全科医师，如何接诊以头晕、眩晕为主诉的患者？诊断思路如何？进一步检查有哪些？如何制订诊疗计划？

头晕是头重脚轻、步态不稳、头脑不清醒的感觉。眩晕是一种运动性或位置性错觉，造成人与周围环境空间关系在大脑皮质中反应失真，产生旋转、倾倒及起伏等感觉。临床上按眩晕的性质可分为真性眩晕与假性眩晕。存在自身或对外界环境空间位置的错觉为真性眩晕，而仅有一般的晕动感并无对自身或外界环境空间位置错觉称假性眩晕。按病变的解剖部位可将眩晕分为系统性眩晕和非系统性眩晕，前者由前庭神经系统病变引起，后者由前庭系统以外病变引起。

一、头晕与眩晕的病史采集

对于全科规范化住培医师来说，头晕、眩晕的问诊也是考试的内容之一，注意在接诊的过程中要详细、重点突出，不要遗漏相关要点。头晕、眩晕的问诊要点见表2-1-33。

表2-1-33　头晕、眩晕的问诊要点

自我介绍			介绍自己的姓名、职务、问诊的目的，求得患者配合
问诊内容	一般项目		姓名、年龄、职业、民族、婚姻状况、出生地、住址、工作单位等
	主诉		主要症状及时间
	现病史		起病时间、缓急
			起病诱因：受凉、劳累、情绪激动等
		主要症状的特点	频度：阵发性或持续性
			发作的时间、次数
		发展与演变：加重及其因素，频次的增多或者减少	
		伴随症状	有无饮水呛咳、言语笨拙
			有无意识障碍、抽搐
			有无肢体麻木无力、头痛
			有无胸闷、气短、乏力
			有无失眠多梦、精神低落
			有无食欲不振、思维缓慢
		诊治经过	诊断、接受过的检查及结果
			使用过的药物、剂量、疗程和疗效

	现病史	病程中的一般情况
问诊内容	既往史	健康状况
		传染病史
		预防接种史
		长期服药史和药物过敏史
		输血史
	个人史	社会经历
		职业与工作条件
		习惯嗜好：有无吸烟、饮酒、静坐、熬夜等不良生活习惯
		冶游性病史
	婚姻史、月经与生育史	
	家族史	有无类似患者
		有无遗传病史
诊断及处理		提出查看患者的血常规、生化、头CT等检查
		印象诊断
问诊技巧		提问的条理性
		无诱导性提问、诘难性提问及连续性提问
		不用医学名词或术语提问，如果使用术语，必须立即向患者解释
		询问者注意聆听，不轻易打断患者讲话
		谦虚礼貌、尊重患者，对患者有友好的眼神，体谅及鼓励的语言
		问诊结束时，谢谢患者合作

　　头晕、眩晕发生的病因多样，脑血管疾病常见于椎基底动脉供血不足、脑干梗死、小脑梗死或出血等病。头晕、眩晕感可较轻，但持续时间长。各种类型贫血，导致血容量不足，出现脑部缺血症状。高血压、低血压、心律不齐、心力衰竭都可以引起头晕、眩晕的症状。眼外肌麻痹、屈光不正、先天性视力障碍、复视引起视物模糊，间接导致头晕、眩晕症状。梅尼埃病、良性发作性位置性眩晕、前庭神经元炎、迷路卒中等疾病，眩晕感严重，持续时间短。低血糖、糖尿病、尿毒症同样可以出现头晕症状。焦虑状态、抑郁状态、失眠等均会导致该症状出现。

　　眩晕分为系统性眩晕及非系统性眩晕。系统性眩晕是眩晕的主要病因，按照病变部位和临床表现的不同又可分为周围性眩晕与中枢性眩晕。前者指前庭感受器及前庭神经颅外段（未出内听道）病变而引起的眩晕，后者指前庭神经颅内段、前庭神经核、核上纤维、内侧纵束、小脑和大脑皮质病变引起的眩晕。

　　非系统性眩晕临床表现为头晕眼花、站立不稳，通常无外界环境或自身旋转感或摇摆感，很少伴有恶心、呕吐，为假性眩晕。常由眼部疾病、心血管系统疾病、内分泌代谢疾病、中毒、感染和贫血等疾病引起。

【问诊】询问完病因，该患者无诱因出现眩晕，呈阵发性。

【分析】考虑该患者眩晕的病因可能与脑血管疾病、耳部疾病相关，具体病因还需要进一步检查。

眩晕可分为周围性眩晕和中枢性眩晕。

1. 周围性眩晕　主要的病变部位位于前庭感受器及前庭神经颅外段，发病时症状重，眩晕呈阵发性，持续时间短，常常伴有恶心、呕吐、出汗、面色苍白等自主神经症状，伴有听觉损伤，出现耳鸣、听力减退。

2. 中枢性眩晕　主要病变部位位于前庭神经颅内段、前庭神经核、核上纤维、内侧纵束、小脑、大脑皮质，发病时症状轻，但是持续时间长，基本上没有自主神经症状和听觉症状，但是常常合并脑功能损害，肢体瘫痪、言语笨拙、脑神经损害、抽搐等。

周围性眩晕和中枢性眩晕的鉴别见表2-1-34。

表 2-1-34　周围性眩晕和中枢性眩晕鉴别

	中枢性眩晕	周围性眩晕
病变部位	前庭神经颅内段、前庭神经核、核上纤维、内侧纵束、小脑、大脑皮质	前庭感受器及前庭神经颅外段（未出内前庭神经颅内段、前庭神经核、核上纤维、听道）
发病时间	发病时症状轻，但是持续时间长	发病时症状重，眩晕呈阵发性，持续时间短
脑损害	脑神经损害、瘫痪或抽搐等	无脑功能损害
自主神经症状	听觉损伤不明显，少有自主神经症状	伴有耳鸣、听力减退等听觉受损，伴有恶心、呕吐、出汗、面色苍白等自主神经症状

【问诊】

1. 此次眩晕的特点，是间歇性或持续性，持续时间，加重或者缓解的因素。

2. 伴随症状，用于确定病因及鉴别诊断，有无恶心、呕吐，有无耳聋、耳鸣、听力下降，有无视物旋转、复视，有无肢体麻木无力、走路偏斜，有无意识障碍、抽搐发作，有无饮水呛咳、吞咽困难，有无言语笨拙。

3. 诊治经过，接受过的检查、诊断，使用过的药物，使用的剂量、疗程、效果。

【分析】该例患者眩晕是阵发性，伴有恶心、呕吐、走路不稳，目前可以考虑急性缺血性疾病、急性出血性疾病、耳部疾病、心血管疾病、内分泌疾病等疾病，需要进一步查体，结合辅助检查来明确病因。可以根据伴随症状的大致分类进行询问，切忌遗漏，否则容易误诊及漏诊。

本病例患者曾于医院就诊给予头部CT检查，检查结构回报腔隙性脑梗死，给予口服阿司匹林、银杏叶片治疗，症状未见好转，考虑眩晕与脑梗死有关。

二、体格检查

体格检查对于疾病的诊断，可以提供很多线索，全科医师查体时要认真仔细。头晕和眩晕的患者主要进行神经系统、心脏查体，体格检查首先生命体征，血压、心率、呼吸，注意观察一般状态和意识情况，主要是发育、营养、面容、表情、神志、体位、步态、精神状态、语言。

神经系统查体主要包括意识状态，言语情况，眼球运动、有无眼震，鼻唇沟是否对称，伸舌是否居中，四肢肌力、肌张力情况，四肢腱反射情况，双下肢病理征，粗测感觉是否有异常，共济运动，脑膜刺激征等。伴有共济失调见于小脑、脑干病变或颅后凹病变。伴有眼球震颤常见于脑干病变、梅尼埃病。伴有听力下降常见于前庭器官疾病、第八对脑神经病及肿瘤、突发性耳聋、药物中毒。

其次进行颈部、心脏查体，颈静脉是否充盈，肝颈静脉回流征是否阳性，心脏方面视诊心前区有无隆起、心尖冲动位置，触诊有无心包摩擦感，心脏叩诊相对浊音界，听诊心律、心音、杂音、额外心音等。

【分析】本例患者嗜睡，语速慢，水平眼震，四肢肌力肌张力正常，共济运动欠协调，右下肢病理征阳性，考虑与脑部神经系统病变有关。

三、辅助检查

对于头晕、眩晕的病因诊断，辅助检查可以帮助快速地鉴别疾病，它可以补充病史与体格检查中存在的不足，也对患者的病因分析、诊断及鉴别诊断具有重要的价值，在临床常用检查包括：血、尿、便常规，血糖血脂、肝功、肾功离子，同型半胱氨酸，头 CT、头 MRI＋MRA＋DWI、颈部血管彩超、心脏彩超、心电图、动态血压等检查。

1. **血、尿、便常规，生化系列，同型半胱氨酸** 血、尿、便三大常规是最为基本、实用、简单的检查，尤其是血常规，可简单明了地判断患者是否存在贫血。贫血的细胞学分类主要参考平均红细胞体积（MCV）、平均红细胞血红蛋白浓度（MCHC）这两个指标。大细胞性贫血，MCV＞100 fl，MCHC 在 32%～35% 之间，主要见于巨幼细胞贫血、伴网织红细胞大量增生的溶血性贫血、骨髓增生异常综合征、肝疾病。正常细胞性贫血，MCV 在 80～100 fl 之间，MCHC 在 32%～35% 之间，主要见于再生障碍性贫血、溶血性贫血、骨髓病性贫血、急性失血性贫血。小细胞低色素性贫血，MCV＜80 fl，MCHC＜32%，主要见于缺铁性贫血、铁粒幼细胞贫血、珠蛋白生成障碍性贫血。按照血红蛋白数值，将贫血分为轻、中、重和极重度贫血。HGB＞90 g/L 属于轻度贫血，HGB 在 60～90 g/L 之间属于中度贫血，HGB 在 30～59 g/L 之间属于重度贫血，HGB＜30 g/L 属于极重度贫血。生化系列中包括血糖血脂、肾功离子、肝功，这些可以帮助反映各系统情况，是否存在低血糖、糖尿病、尿毒症，从化验中很容易看出。同型半胱氨酸目前认为是与动脉粥样硬化相关，出现这个指标增高时，需服用叶酸和B$_{12}$来降低高同型半胱氨酸血症。

2. 彩超、HOLTE 等检查　颈部血管彩超可以评价颈部血管是否存在斑块、狭窄、闭塞，或者是否有先天血管畸形等情况，如果患者存在一侧血管狭窄、闭塞或者畸形等情况，就可能出现头晕、眩晕。心脏彩超、Holter对心脏有个初步的评价，心脏彩超主要对心腔结构、瓣膜情况、大血管血流变化有个初步评估，Holter记录心电活动的全程，评估记录过程中出现的心律失常、缺血改变。心律不齐、心力衰竭都可以引起头晕、眩晕的症状，通过这两个检查可以帮助判断疾病病因。动态血压监测患者24 h血压情况，包括全天24 h所有血压数值的收缩压和舒张压的平均值，对高血压患者密切个体化治疗，提高高血压患者诊断的准确性。

3. 影像学检查　头部CT、头部磁共振对于急性脑血管病的判断极其重要。对于头晕、眩晕急症考虑急性脑血管病患者，需首先完成头部CT检查，明确是否脑出血或脑梗死。头部磁共振能显示人体任何断面的组织结构，对软组织分辨率高，无骨性伪影，与头部CT比较，更加清楚显示脑干、后颅窝等的病变。DWI可以快速分辨出急性脑梗死的检查，一般在缺血2 h内就可以出现异常信号。头MRA可以帮助观察颅内血管，但评估准确性不如CTA或造影。

【自带辅助检查】头CT：腔隙性脑梗死。血常规、生化正常。

【分析】本病例中，考虑患者急性脑血管病可能性大，但由于患者近1天加重，伴有恶心、呕吐，再次给予头CT检查，该患者检查后，头部CT示：右侧小脑大片低密度灶（图2-1-18）。

该患者目前诊断较为明确，确诊为：急性小脑梗死。

诊断明确后，就要针对病因进行治疗，全科医师要理论结合临床实际情况，拟订治疗方案。

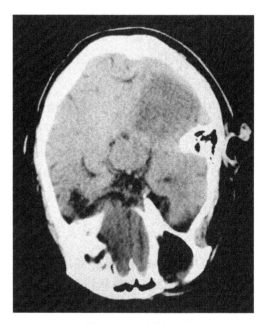

图2-1-18　头部CT

四、治疗原则

头晕、眩晕处理原则为针对病因治疗，对症治疗。对于急性发作性症状，可以使用前庭抑制剂如抗组胺类、苯二氮䓬类、抗胆碱能类药物，帮助控制眩晕发作。针对急性脑血管病、突发性耳聋伴眩晕急性发作，梅尼埃病时可以给予天麻素制剂、银杏叶制剂、倍他司汀等改善循环的药物。另外对症治疗，针对伴有恶心、呕吐，可以给予止吐药物，如甲氧氯普胺、多潘立酮等，如考虑存在颅高压情况，给予甘露醇、呋塞米、白蛋白等药物，针对有严重贫血，必要时输入新鲜红细胞悬液。脑梗死患者在溶栓时间窗内，根据情况给予溶栓治疗或降纤治疗。

考虑为耳石症的患者，给予手法复位治疗，通过改变体位，把耳石碎片从半规管引导出来回归椭圆囊的物理治疗方法。在复位前需要考虑是什么半规管的复位方法，主要包括PC-BPPV、LC-BPPV、AC-BPPV这三种手法。如果耳石复位无效或复位后仍有头晕、眩晕或不耐受复位治疗，可以考虑给予前庭康复训练。主要分为两类：主动式全身协调康复模式、被动式局部性辅助康复模式。

【分析】拟订治疗方案之前要充分了解患者的既往诊疗经过，分析用药的情况可能对疾病的影响。

该患者曾口服改善循环药物，效果欠佳，故需要调整治疗方案，予其静点改善循环药物、脱水降颅压，抗血小板等药物。患者住院后1周症状未见加重，仍有嗜睡症状，2周后症状略缓解，转入当地康复科继续后续治疗。全科医师嘱其规律口服药物，科学康复，如有不适随时就诊。

五、临床诊疗思维

临床工作很多时候需要全科医师一个完整的诊疗思维，去粗取精、去伪存真的分析、综合、判断，才能全面地考虑问题。患者症状、体征、辅助检查是主要的线索，帮助整体判断，避免武断地判断，切忌顾此失彼，造成误诊。

对于头晕、眩晕的患者，诊断思路要明确，细致地询问病史，认真地体格检查，结合辅助检查结果，明确确定诊断。

（一）头晕、眩晕的病史采集

认真细致地询问病史，病史采集的要点应包括：

1. 起病情况 如发病的诱因、起病缓急、病程等。

2. 伴随症状 如饮水呛咳、言语笨拙、意识障碍、抽搐、肢体麻木无力、头痛、失眠多梦、胸闷、气短、食欲不振、乏力、精神低落、思维缓慢及多系统症状等。

3. 诊治经过 在患病过程中是否去医院治疗过、使用药物及剂量、疗效等。

4. 一般情况 如精神状态、面容、言语状态、进食情况、体重改变等。

5. 既往病史 包括用药史、传染病接触史、过敏史、输血史等。

（二）体格检查

全面细致的体格检查能为疾病提供诊断线索。对于头晕、眩晕患者，有些异常体征比较容易发现，而有些则需要通过临床医师的认真体格检查才能发现。在为头晕、眩晕患者进行体格检查时，除了注意患者的一般情况及意识状态外，应特别注意有耳鸣、听力下降、共济失调、眼球震颤等伴随症状。

（三）辅助检查

头晕、眩晕的患者通过问诊查体，有针对性地对其进行检查及化验，可选择性进行血、尿、便常规，血糖、血脂、肝功、肾功、离子，同型半胱氨酸，头部CT、头部MRI＋MRA＋DWI，颈部血管彩超，心脏彩超，心电图，动态血压等检查。辅助检查可以补充主观资料的不足之处，对于病因的诊断及鉴别诊断具有重要的价值。

（四）伴随症状与鉴别诊断

在多数情况下，头晕、眩晕伴有局部或全身症状或体征，这些对诊断具有重要的参考意义。临床工作时可根据患病过程中的伴随症状和体征的特点做出诊断。伴有共济失调见于小脑、脑干病变或颅后凹病变。伴有眼球震颤常见于脑干病变、梅尼埃病。伴有听力下降常见于前庭器官疾病、第八对脑神经病及肿瘤、突发性耳聋、药物中毒。

值得注意的是有些疾病并不是只有一种伴随症状，往往多种共存，这个时候就要结合患者的主观及客观资料进行鉴别诊断，并且有针对性地选择辅助检查，予以鉴别，谨防误诊、漏诊。

（季智勇）

第二十一节 认知障碍

【病例】患者朱某，女，80岁，以"记忆力减退5年"为主诉，于2020年10月11日入院。

【思考】作为全科医师，接诊记忆力减退的患者，可考虑为认知功能障碍，问诊查体的要点是什么？诊断思路如何？进一步检查有哪些？如何进行鉴别诊断、制订诊疗计划？

带着这些疑问，首先了解什么是认知。认知是指大脑接收外部信息，通过加工处理，转化为内部心理活动，最终获得知识及应用知识的过程。记忆、语言、学习、定向、理解、判断、计算、视空间功能等能力都归属于认知范畴。

一、认知障碍的病史采集

全科医师接诊时，当患者出现哪些临床症状体征提示可能存在认知障碍呢？常见的主诉有"记忆力下降""反应迟钝""性格改变""说话笨拙"等，概括认知障碍的临床表现如下。

（一）记忆障碍

既往信息在脑内存储和提取的心理过程称为记忆，一般分为瞬时记忆、短时记忆和长时记忆。瞬时记忆为大脑对事物的瞬时映象，有效作用时间不超过2秒，并不能构成真正的记忆。只有得到注意和复习的小部分信息才变为短时记忆，短时记忆一般不超过1 min，如记电话号码。短时记忆经过反复的学习成为长时记忆，可持续数分钟、数天、甚至终生。临床中记忆障碍的类别通常依据长时记忆进行分类，包含记忆减退、遗忘和记忆错误等。

1. 记忆减退　指识记、保持和回忆能力普遍降低。早期通常是对专有名词、年代、日期等产生回忆困难，且以近期记忆减退多见，以后表现为近、远期记忆均衰退。在阿尔茨海默病、血管性痴呆、代谢性脑病等疾病中常见。

2. 遗忘　是对已记忆的信息丧失了回忆，或者出现错误的回忆。依据临床表现可分为顺行性遗忘、逆行性遗忘等。

（1）顺行性遗忘：指不能回忆在疾病发生以后一段时间内的经历，遗忘和疾病的发生同时开始，近期记忆差，不能保存近期获得的信息，而远期记忆尚保留。常见于阿尔茨海默病早期、脑震荡和脑挫裂伤后。

（2）逆行性遗忘：指不能回忆疾病发生之前一段时间内的事件。常见于阿尔茨海默病的中晚期、癫痫发作后等。

3. 记忆错误　包括记忆恍惚、记忆错构、虚构。

（1）记忆恍惚：包括似曾相识、旧事如新、重演性记忆错误等，与记忆减退有关。常见于颞叶癫痫、中毒、精神分裂症等。

（2）记忆错构：指记忆有时间顺序上的错误，如患者将过去经历的事件归之于另一无关时期，而患者并不自知，并坚信自己正确。常见于精神发育迟滞、乙醇中毒性精神病等。

（3）虚构：指患者在遗忘的基础上，将过去从未发生的经历说成确有其事，而不能自己纠正错误。常见于柯萨科夫综合征，可以由脑外伤、乙醇中毒、感染性脑病等引起。

（二）视空间障碍

视空间障碍指患者无法准确判断自身及物品的位置而出现的功能障碍。例如患者回家时不能判断方向而迷路，铺桌布时不能正确判断桌布和桌角的位置而无法让两者对齐。患者不能准确地临摹立体图，甚至无法画出简单的平面图。生活中可有穿衣困难，不能判断衣服的上下左右导致衣服和裤子穿反等。

（三）计算力障碍

计算力障碍指计算能力减退，无法正确做出以前能做的简单计算。日常生活中，患者买菜购物不知道该付多少钱，找回零钱是多少。随着病情进展，患者甚至不能计算出"2＋3＝？"、"1＋2＝？"等非常简单的题目。优势半球顶叶特别是角回损伤易出现计算力障碍。

（四）失语

失语是指在意识清楚、发音和构音没有异常的前提下，大脑皮质语言功能区受损导致的言语交流障碍，表现为自发谈话、听理解、复述、命名、阅读和书写六个方面能力的缺损或丧失。具体临床分类如下。

1. Broca失语 又称表达性失语或运动性失语，是优势侧额下回后部（Broca区）病变引起的。临床特点为口语表达障碍最突出，语言为非流利型，只能讲一两个简单词汇，或仅能发出个别的语音。口语理解相对保留，对单词和简单陈述句的理解正常，存在不同程度的复述、命名、阅读和书写障碍。在脑血管病等引起Broca区损害的神经系统疾病中常见。

2. Wernicke失语 又称听觉性失语或感觉性失语，由优势侧颞上回后部（Wernicke区）病变引起。患者临床表现为严重听理解障碍，虽然听觉正常，但不能听懂自己和别人的讲话，口语表达为流利型，发音和音调正常，但言语混乱，难以理解，答非所问。复述障碍与听理解障碍一致，命名、阅读和书写均有不同程度的损害。在脑血管病等引起Wernicke区损害的神经系统疾病中常见。

3. 完全性失语 也称混合性失语，是最严重的失语类型。临床特点为所有语言功能均严重障碍或完全丧失。病变为左大脑中动脉分布区大片病灶，预后差。

4. 命名性失语 由优势侧颞中回后部或颞枕结合区病变引起，主要表现为患者不能说出指定物品的名称，但能叙述该物品的性质和用途。

5. 失写症 由优势侧半球额中回后部病变引起，又称书写不能。患者手部运动功能正常，但丧失书写的能力，或写出的内容存在词汇、语义和语法方面的错误，抄写能力保留。

6. 失读症 由优势侧半球顶叶角回病变引起。患者并无失明，但不能辨识书面文字，不能理解文字意义。轻者能够朗读文字材料，但常出现语义错误，如将"桌子"念成"椅子"，将"上"念成"下"等，重者口头念的文字与书写的文字匹配的能力也丧失。

（五）失用症

失用症指在意识清楚，语言理解、运动和感觉功能无障碍的情况下，患者不能执行有目的的动作。临床上通常把失用分为以下几种：

1. 观念运动性失用 病变多位于优势半球顶叶。观念运动性失用是在自然状态下，患者可以完成动作，但不能按指令去完成这类动作。如要求患者张口，患者不能完成该动作，但给他苹果则会张嘴去咬。

2. 观念性失用　常由双侧大脑半球受累引起。观念性失用是指患者不能把一组复杂精细的动作按逻辑次序分解组合，使得各个动作的前后次序混乱，无法正确完成。如点火吸烟时把打火机放进嘴里。常见于中毒、动脉硬化性脑病和帕金森综合征等导致大脑半球弥漫性病变的疾病。

3. 结构性失用　病变多位于非优势半球顶叶或顶枕联合区。表现为患者不能绘制或制作含有空间位置关系的图画或模型，如不能搭积木等。

4. 肢体运动性失用　病变多位于双侧或对侧皮质运动区。主要表现为肢体（通常为上肢远端）不能执行精细熟练的动作，自发动作、执行口令及模仿均受到影响，如患者不能弹琴、书写和做手势等。

5. 穿衣失用　病变位于非优势侧顶叶。主要表现为患者穿衣时上下、正反及前后颠倒，扣错纽扣，将双下肢穿入同一条裤腿等。

（六）失认症

是指患者在意识清晰、基本感知功能正常的情况下，不能辨识出过去熟悉的事物。

1. 视觉失认　病变位于枕叶。表现为患者视力正常，但不能正确识别原来熟悉的物品，却可以通过其他感觉途径认出。如患者看到手机不认识，但通过触摸电话和听到电话的铃声可以辨认出是手机。

2. 听觉失认　病变位于双侧听觉联络皮质、颞上回中部皮质或优势侧半球颞叶皮质下白质。表现为患者无听力障碍，却不能辨别原来熟悉的声音，包括不能分辨乐音音调，不能区分人的嗓音等。

3. 触觉失认　病变位于双侧顶叶角回和缘上回。表现为患者没有触压觉、温度觉和本体感觉障碍，却不能触摸辨识出原来熟悉的物体，但如果睁眼看到或用耳朵听到物体发出的声音就能识别。

4. 体象障碍　病变位于非优势半球顶叶缘上回。表现为患者基本感知功能正常，但对自身躯体各个部位的存在、空间位置及各部位之间的关系认识障碍。临床上可分为以下几类：

（1）偏侧忽视：对病变对侧的空间和物体不注意、不关心，似与己无关。

（2）病觉缺失：患者对患侧肢体的偏瘫全然否认，甚至当把偏瘫肢体出示给患者时，仍否认瘫痪的存在。

（3）手指失认：指不能辨别自己的双手手指。

（4）自体认识不能：患者否认对侧肢体的存在，或认为对侧肢体不是自己的。

（5）幻肢现象：患者认为自己的手脚已丢失，或感到自己的肢体多出了一个或数个，例如认为自己有三只手等。

（七）执行功能障碍

执行功能是指确立目标、制订和实施计划，在实施过程中对照目标调整和修正计划，最终完成目标的能力和过程。执行功能障碍时，患者计划、设计、统筹安排能力下降，对照目标实施和既定目标调整修正的能力下降。常见于血管性认知功能障碍、阿尔茨海默病、帕金森病性认知功能障碍等。

【问诊】该患者记忆力减退5年提示患者可能存在认知障碍，因为该病起病过程是缓慢而隐匿的，患者及家属往往不能说清具体的起病时间。在进一步的问诊和查体中发现患者在自家小区内也存在迷路现象，提示患者存在视空间障碍；近两年患者情绪低落，对家人淡漠，易激惹，少言懒语，面部表情淡漠，提示患者有情绪、性格的改变；简单的算术如"100－7＝93"，再减7则回答不出，说明计算力明显下降；不知道现在是哪年哪月哪日，不能准确说出自己现在在哪里，提示时间地点定向力障碍；这些症状导致患者日常生活能力下降。

【分析】总结出该病例的特点：老年女性，隐匿起病，记忆力特别是近期记忆力减退为主要特征，呈缓慢进行性进展，伴有视空间障碍、计算力下降、时间空间定向力障碍等多个认知域受损，并出现性格的变化，影响了患者的日常生活，故初步诊断为：认知功能障碍。那么，为了明确认知功能障碍的病因，该患者需要进行哪些辅助检查呢？

二、认知障碍的辅助检查

认知障碍的辅助检查可以帮助进行诊断和鉴别诊断。临床常用的认知功能障碍相关的检查包括：实验室检查，影像学检查，脑电图，神经心理学检查和基因检查。

（一）实验室检查

1. 血液学检测 对所有首次就诊的认知障碍患者进行以下血液学检测有助于揭示认知障碍的病因，发现伴随的疾病：全血细胞计数、肝肾功能、甲状腺功能、甲状旁腺功能、电解质、血糖、叶酸、维生素 B_{12}、同型半胱氨酸、红细胞沉降率、HIV、梅毒螺旋体抗体、重金属、药物或毒物检测、肿瘤标志物、副肿瘤抗体、免疫全套，以及其他代谢和内分泌系统疾病。

2. 脑脊液检测 对疑似感染或脱髓鞘疾病的患者需进行脑脊液（cerebrospinal fluid，CSF）细胞计数、蛋白质、葡萄糖和蛋白电泳分析等检测。对自身免疫性脑炎和副肿瘤综合征的疑似患者应完善CSF自身免疫性脑炎抗体和副肿瘤抗体的检测。一些特殊蛋白，如Aβ、总Tau蛋白、磷酸化Tau蛋白、14-3-3蛋白的检测，有助于了解痴呆病因，并一定程度上帮助鉴别不同痴呆亚型。

（二）影像学检查

头颅CT扫描主要用于排除其他可治疗疾病引起的痴呆，如肿瘤、血肿及脑积水等，对血管性痴呆诊断的辅助作用更为明显。阿尔茨海默病患者头颅CT可见脑萎缩，脑室扩大；头颅MRI检查可见双侧颞叶、海马萎缩。弥散加权成像技术（diffusion-weighted imaging，DWI）可以显示血管性痴呆中的新发梗死灶，CJD患者皮质和纹状体的异常高信号。MRI的T1增强可显示年轻患者可能存在的感染（如单纯疱疹病毒性脑炎）或是炎症改变（血管炎、结节病和多发性硬化）等病因。功能影像学检查包括单光子发射计算机体层显像技术（single-photon-emission computed tomography，SPECT）和正电子发射计算机体层显像技术（positron emission tomography，PET）。SPECT和PET主要用于对结构影像学难以鉴别的诊断，可以增加临床诊断及结构影像的特异度。阿尔茨海默病患者SPECT灌注成像和氟脱氧葡萄糖PET成像可见顶叶、颞叶和额叶，尤其是双侧颞叶的海马区血流和代谢降低。

（三）脑电图

脑电图对于痴呆的诊断、鉴别诊断和预测具有一定价值。多种痴呆亚型如阿尔茨海默病、路易体痴呆、帕金森病相关痴呆，均可以出现全脑弥漫性慢波。阿尔茨海默病患者90%可有脑电图异常，表现为α节律减慢、消失或波幅下降，并可出现弥漫性慢波。克雅病（CJD）患者出现周期性尖慢复合波的特征性脑电图改变。

（四）神经心理学检查

对认知障碍的评估领域应包括记忆功能、言语功能、定向力、应用能力、注意力、知觉（视、听、感知）和执行功能七个领域，同时注意对患者心理状态进行评估。临床上常用的工具包括：简易精神状况检查量表（MMSE）、蒙特利尔认知测验（MoCA）、阿尔茨海默病认知功能评价量表（ADAS-cog）、长谷川痴呆量表（HDS）、汉密尔顿抑郁量表（HAMD）、汉密尔顿焦虑量表（HAMA）。

（五）基因检查

遗传因素在多种认知障碍疾病中发挥重要作用，在具有阳性家族史或早发性痴呆患者中检测相关致病基因具有重要意义。目前已确认位于14、1、21号染色体上的早老素1基因（presenilin1，PSEN1）、早老素2（presenilin 2，PSEN2）基因、淀粉样前体蛋白（amyloid precursor protein，APP）基因为家族性阿尔茨海默病的致病基因。

【辅助检查】该名认知障碍的患者血尿常规、生化全项、甲状腺功能、甲状旁腺功能、HIV、梅毒螺旋体抗体等均检测正常，家属拒绝腰穿和脑脊液检查；脑电图示全脑弥漫性慢波；MMSE评分15分；HAMD评分18分；HAMA评分16分，头颅MRI（图2-1-19）示：双侧颞叶、海马萎缩。

【分析】患者既往否认严重卒中病史、外伤史、酗酒史、毒物特殊药物接触史等认知障碍的继发病因，常规实验室检测均正常，排除常见的代谢和内分泌系统疾病引起的继发性认知障碍；脑电图没有特异性的改变；头颅MRI示双侧颞叶、海马萎缩明显，未发现有颅内感染、肿瘤、白质病变、关键部位梗死等征象，结合患者的MMSE、HAMD和HAMA评分，接诊医师认为患者认知功能障碍的最可能病因是阿尔茨海默病。

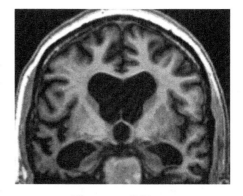

图2-1-19　头颅MRI

T1加权像示双侧脑室颞角扩大，颞叶萎缩，以海马萎缩明显

三、治疗原则

认知功能障碍患者目前治疗困难，综合治疗和护理有可能减轻病情和延缓发展。

（一）病因治疗

如叶酸、维生素B_{12}缺乏导致的认知障碍需补充叶酸和维生素B_{12}；甲状腺功能低下导致的认知障碍应当进行激素替代治疗；脑卒中引起的应当积极治疗脑卒中，尽量减轻认知障碍后遗症；对酒精中毒导致的应补充维生素B_1；其他中毒、感染类疾病导致的认知障碍主要是原发病的治疗。

（二）药物治疗

1. 改善认知功能

（1）胆碱能制剂：目前用于改善认知功能的药物主要是胆碱能制剂，包括乙酰胆碱酯酶抑制剂（AChE-I）和选择性胆碱能受体激动剂。AChE-I代表性的药物有多奈哌齐、利斯的明、石杉碱甲等。

（2）NMDA受体拮抗剂：美金刚能够拮抗N-甲基-D-门冬氨酸（NMDA）受体，具有调节谷氨酸活性的作用，现已用于中晚期AD患者的治疗。

（3）临床上还使用脑代谢赋活剂如奥拉西坦和吡拉西坦，银杏叶、脑蛋白水解物等辅助治疗药物。

2. 控制精神症状　对有严重精神行为症状的痴呆患者，需要选择抗抑郁药物和抗精神病药物，前者常用选择性5-HT再摄取抑制剂，如氟西汀、帕罗西汀、西酞普兰、舍曲林等，后者常用不典型抗精神病药，如利培酮、奥氮平、喹硫平等。这些药物的使用原则是：①低剂量起始；②缓慢增量；③增量间隔时间稍长；④尽量使用最小有效剂量；⑤个体化治疗；⑥注意药物间的相互作用。单纯睡眠障碍或焦虑障碍可选用小剂量苯二氮䓬类药物。

（三）非药物治疗

包括职业训练、适度的身体锻炼、生活行为干预、认知训练、社交活动以及音乐治疗等。

（四）生活护理与支持治疗

有效的护理能延长患者的生命，改善患者的生活质量，并能防止摔伤、外出不归等意外发生。重度认知功能障碍的患者自身生活能力严重减退，常导致营养不良、肺部感染、泌尿系感染、压疮等并发症，一旦出现需及时对症治疗。

【治疗】针对该患者我们给予了多奈哌齐口服改善认知功能，给予舍曲林口服改善抑郁情绪，鼓励患者尽可能参加社会活动和处理自己的日常生活，建议家属加强护理，避免摔伤、外出不归等意外发生。

【分析】对于继发性痴呆患者首要是纠正病因，尤其是可治性病因。而对于变性病性痴呆患者，如病例中的患者更重要的是对症治疗，加强护理，重视人文关怀。

四、临床诊疗思维

对于全科医师接诊一名认知障碍的患者，诊断思路要明确，针对重点进行问诊查体，结合辅助检查结果，进行诊断和鉴别诊断，进行合理的转诊，给予准确的治疗。

（一）病史采集和体格检查

病史采集和体格检查至关重要，在此基础之上导出认知障碍的初步诊断，有的放矢地选择相关的辅助检查，提高诊断的准确率同时避免漏诊和医疗资源的浪费。

1. 起病情况　如发病的诱因、起病缓急、病程进展快慢、有无记忆力、计算力、定向力、执行功能、语言、视空间等认知内容障碍。变性病性痴呆往往起病缓慢，进展迟缓；而颅内感染、脑卒中等继发的认知障碍通常急性或亚急性起病，快速进展。如有记忆力障碍，要区分是近记忆力还是远记忆力障碍。

2. 伴随症状　注意询问患者有无发热，如发热伴快速进展的认知障碍往往提示颅内感染的可能。此外还有注意患者有无幻觉、性格改变、情绪异常等精神症状，有无肌阵挛和小脑症状，以及有无其他内科系统疾病的伴随症状等。

3. 诊治经过　在患病过程中是否有诊治经历，使用的药物种类、剂量，对药物的反应等。

4. 一般情况　如精神状态、食欲、体重改变等，如患者体重明显下降提示有感染、肿瘤等可能。

5. 既往病史　包括既往脑血管病史和相关危险因素病史（高血压、糖尿病、高脂血症病史）、用药史（如抗胆碱能药物）、传染病接触史、脑外伤病史和其他内科系统疾病史等，既往病史可以提供思路，帮助进行诊断和鉴别诊断，切不可忽略。

6. 体格检查　全科医师在进行体格检查时，除了注意患者的一般情况及意识状态外，应特别注意有无高级皮质功能（包括记忆力、计算力、定向力、执行功能、语言、视空间等）障碍，针对怀疑CJD的患者注意其有无肌阵挛和小脑体征，针对考虑中枢神经系统感染引起认知障碍的患者需检查其有无脑膜刺激征，倾向于帕金森病性认知障碍的患者需要关注其有无肌张力障碍等。

（二）辅助检查

全科医师对认知障碍患者开具的辅助检查通常包括影像学、神经电生理、神经心理学和实验室检查等。注意怀疑血管性认知障碍、颅内占位引起的认知障碍以及脑外伤性认知障碍等要完善头颅CT或头MRI检查；怀疑感染性疾病所致认知障碍要完善腰穿脑脊液检查；怀疑代谢性或中毒性脑病要完善相关的实验室检查等。

（三）认知障碍病因诊断的常见分类

1. 变性病性痴呆 例如阿尔茨海默病、额颞变性疾病、路易体痴呆病、亨廷顿病等。

2. 非变性病性痴呆

（1）血管性痴呆，例如脑缺血性痴呆、脑出血性痴呆、皮质下白质脑病、合并皮质下梗死和白质脑病的常染色体显性遗传性脑动脉病等。

（2）正常颅压脑积水。

（3）抑郁和其他精神疾病所致的痴呆综合征。

（4）感染性疾病所致痴呆，例如神经梅毒、莱姆病、艾滋病-痴呆综合征、病毒性脑炎、朊蛋白病、真菌和细菌性脑膜炎/脑炎后、进行性多灶性白质脑病等。

（5）脑肿瘤或占位病变所致痴呆，例如脑内原发或转移脑瘤、慢性硬膜下血肿等。

（6）代谢性或中毒性脑病，例如心肺衰竭、慢性肝性脑病、慢性尿毒症性脑病、贫血、慢性电解质紊乱、维生素B_{12}和叶酸缺乏、药物中毒、酒精或毒品中毒、一氧化碳中毒、重金属中毒等。

（7）脑外伤性痴呆。

（四）全科医师对认知障碍的诊断途径

神经系统疾病的诊断思路是先进行定位诊断，再进行定性诊断。对于认知障碍的患者病变定位于高级皮质功能，定性诊断则复杂多样，要经过详细的询问病史和体格检查，再结合有力的辅助检查进行诊断和鉴别诊断。全科医师通过诊断筛选出可治病因的认知障碍患者，其中病情复杂或病因不明的患者可以进行转诊治疗；对于不可逆的变性病性痴呆的患者在给予药物对症治疗的基础上，全科医师注重人文关怀，对家属进行健康教育，避免患者发生意外伤害，认知障碍患者的诊断流程见图2-1-20。

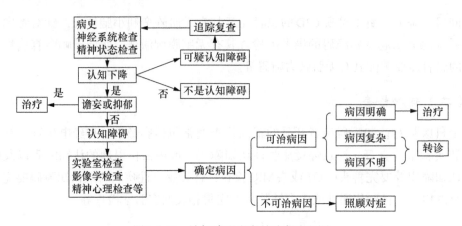

图2-1-20　认知障碍患者的诊断流程图

（孙宏巍）

第二十二节　抽搐与惊厥

【病例】患者朱某，男，46岁，以"发作性四肢抽搐伴意识丧失1天"为主诉，于2021年1月19日入院。

现病史：该患者入院前1天自行停用卡马西平后出现发作性四肢抽搐伴意识丧失，发作时先从左侧肢体抽动扩散至全身抽动，伴有双眼上翻、四肢僵硬、牙关紧闭、口吐白沫及小便失禁，每次持续时间1 min左右，共发作5次，发作后患者意识逐渐恢复如常，发作间期无言语笨拙、无肢体麻木无力，无幻觉等精神症状。未予诊治，今为求系统诊疗，遂来我院就诊，病程中食欲睡眠可，大便正常。

既往史：脑梗死病史5年，脑梗死后半年出现抽搐发作，平素口服卡马西平200 mg，一天两次，癫痫控制尚可，近1个月无抽搐发作，患者遂自行停药。否认肝炎、结核病史。否认新冠相关流行病学史。否认心脏病、高血压、糖尿病病史。无重大外伤及手术史。无输血史。否认药物及食物过敏史。预防接种史随当地进行。否认家族史。

体格检查：体温：36.2℃，心率：90次/分，呼吸频率：12次/分，血压：112/74 mmHg，一般内科系统查体无异常。神经专科查体：神志清楚，言语清晰，高级皮质功能查体正常，颅神经查体阴性，感觉运动系统查体均无阳性体征，共济查体正常，脑膜刺激征阴性。

初步诊断：癫痫（部分性发作继发全面强直阵挛性发作）。

【思考】作为全科医师，接诊以抽搐为主诉的患者，诊断思路如何？进一步检查有哪些？如何制订诊疗计划？

痫性发作是指由于大脑皮质神经元高度同步异常放电所引起的短暂脑功能障碍。

根据痫性发作时的病灶部位及发作时间的不同，痫性发作可有多种临床表现。

一、痫性发作的病史采集

（一）痫性发作的分类

目前应用最广泛的是国际抗癫痫联盟（LAE）1981年的癫痫发作分类，见表2-1-35。

表2-1-35 1981年LAE癫痫发作分类

1.部分性发作
（1）单纯部分性发作
 运动性发作：局灶性运动性、旋转性、Jackson、姿势性、发音性
 感觉性发作：特殊感觉（嗅觉、视觉、味觉、听觉）
 躯体感觉（痛、温、触、运动、位置觉）
 眩晕
 自主神经性发作（心慌、烦渴、排尿感等）
 精神症状性发作：言语障碍、记忆障碍、认知障碍、情感变化、错觉、幻觉
（2）复杂部分性发作
 单纯部分性发作后出现意识障碍：从单纯部分性发作开始继之意识障碍或自动症
 开始即有意识障碍：包括仅有意识障碍或自动症
（3）部分性发作继发全面性发作
 单纯部分性发作继发全面发作
 复杂部分性发作继发全面发作
 单纯部分性发作继发复杂部分性发作再继发全面性发作
2.全面性发作
（1）失神发作
 典型失神发作
 不典型失神发作：有短暂强直，阵挛或自主神经症状等一种或数种成分
（2）强直性发作
（3）阵挛性发作
（4）强直阵挛性发作
（5）肌阵挛发作
（6）失张力发作
3.不能分类的发作

（二）痫性发作的临床表现

1. 部分性发作 是由大脑半球局部神经元的异常放电所引起，包括单纯部分性、复杂部分性、部分性继发全面性发作三类。单纯部分性发作为局限性发放，无意识障碍，而复杂部分性和部分性继发全面性发作是指放电从局部扩展到双侧脑部，会出现意识障碍。

（1）单纯部分性发作：表现为突发突止，发作时间短，一般不超过1 min，发作时意识始终存在。常见以下四型：

1）部分运动性发作。表现为身体局部出现不自主抽动，多见于一侧眼睑、口角、

手或足趾，也可波及一侧面部或肢体，病灶多位于中央前回及附近，常见以下几种发作形式：①Jackson发作：异常运动从局部开始，沿皮质运动区移动，表现为抽动自手指-腕部-前臂-肘-肩-口角-面部逐渐发展，称为Jackson发作；严重者发作后可遗留短暂性（0.5~3.6 h内消除）肢体瘫痪，称为Todd麻痹；②旋转性发作：表现为双眼突然向一侧偏斜，继之头部不自主同向转动，伴有身体的扭转，但很少超过180°，部分患者过度旋转可引起跌倒，出现继发性全面性发作；③姿势性发作：表现为发作性一侧上肢外展、肘部屈曲、头向同侧扭转、眼睛注视着同侧；④语言性发作：表现为不自主重复发作前的单音或单词，偶可有语言抑制。

2）部分感觉性发作。表现为一侧面部、肢体的麻木和针刺感，多发生在口角、舌、手指或足趾，病灶多位于中央后回感觉区；特殊感觉性发作可表现为视觉性（如闪光或黑蒙等）、听觉性、味觉性和嗅觉性；眩晕性发作表现为坠落感、飘动感或水平/垂直运动感等。

3）自主神经性发作。表现为面色苍白、多汗、竖毛、瞳孔散大、恶心、呕吐、上腹不适、肠鸣、烦渴和欲排尿感等。病灶多位于岛叶、丘脑及周围（边缘系统），易扩散引起意识障碍，常作为复杂部分性发作的一部分。

4）精神性发作。可表现为各种类型的记忆障碍（如似曾相识、似不相识、强迫思维、快速回顾往事）、情感障碍（恐惧、欣快、忧郁、愤怒）、错觉（视物变形、变大、变小，声音变强或变弱）、复杂幻觉等。病灶位于边缘系统。精神性发作可单独出现，但常为复杂部分性发作的先兆，也可以继发全面强直阵挛性发作。

（2）复杂部分性发作：占成人癫痫发作的50%以上，也称为精神运动性发作，主要特征是有意识障碍，病灶多位于颞叶，故又称为颞叶癫痫，也可见于额叶、嗅皮质等部位。临床上主要有以下类型：

1）仅表现为意识障碍。一般表现为意识模糊，意识丧失较少见。由于发作中可有精神性或精神感觉性成分存在，意识障碍常被掩盖，表现类似失神。成人"失神"几乎毫无例外是复杂部分性发作，但在小儿应注意与失神性发作鉴别。

2）表现为意识障碍和自动症。典型的复杂部分性发作从发作先兆开始，患者对此留存记忆。发作先兆以上腹感觉异常最常见，也可表现为情感（恐惧）、认知（似曾相识）和感觉性（嗅幻觉）症状，随即出现意识丧失、呆视和动作停止，发作时间通常持续1~3 min。

自动症是指癫痫发作过程中或发作后在意识模糊情况下出现的具有一定协调性和适应性的无意识活动。自动症均在意识障碍的基础上发生，伴有遗忘。临床表现可以是反复咂嘴、咀嚼、舔舌、吞咽（口、消化道自动症）；反复搓手、拂面，不断地穿衣、脱衣、解衣扣、摸索衣服（手足自动症）；也可表现为游走、奔跑和无目的地开门、关门、乘车、上船；还可出现自言自语、叫喊、唱歌（语言自动症）或机械重复原来的动作。自动症并非复杂部分性发作所特有，在其他（如失神）发作类型或发作后意识模糊状态下也可发生。

3）表现为意识障碍与运动症状。复杂部分性发作开始即可出现意识障碍和各种运动症状，常常在睡眠中发生，可能与放电扩散较快有关。运动症状可为局灶性或不对称强直、阵挛和变异性肌张力动作、各种特殊姿势（如击剑样动作）等，与放电起源部位及扩散过程累及区域的不同有关。

4）部分性发作继发全面性发作。单纯部分性发作可发展为复杂部分性发作，单纯或复杂部分性发作均可演变为全面性强直阵挛发作。

2. 全面性发作　最初的症状学和脑电图提示放电起源于双侧脑部，通常在发作初期就出现意识障碍。

（1）全面强直阵挛发作：主要特点是意识丧失、双侧强直随后出现阵挛。可由部分性发作发展而来，也可起病即表现为全面强直阵挛发作。早期出现意识丧失、跌倒，随后的发作分为三期：

1）强直期。表现为全身骨骼肌持续性收缩，即眼肌收缩出现眼睑上牵、眼球上翻或凝视；咀嚼肌收缩出现张口，随后猛烈闭合，可咬伤舌尖；喉肌和呼吸肌强直性收缩致患者尖叫一声，呼吸停止；颈部和躯干肌肉的强直性收缩致颈和躯干先屈曲，后反张；上肢由上举后旋转为内收旋前，下肢先屈曲后猛烈伸直，持续10～20 s后进入阵挛期。

2）阵挛期。阵挛期表现为肌肉交替性收缩与舒张，呈一张一弛交替性抽动，阵挛频率逐渐减慢，松弛时间逐渐延长。在一次剧烈阵挛后，发作停止，进入发作后期。以上两期均可发生舌咬伤、呼吸停止、血压升高、瞳孔散大、唾液和其他分泌物增多，Babinski征可呈阳性。

3）发作后期。尚有短暂阵挛，可引起牙关紧闭，随后全身肌肉松弛，括约肌松弛，可发生尿失禁。呼吸首先恢复，随后瞳孔、血压、心率渐至正常，意识逐渐恢复。患者醒后常感头痛、全身酸痛、嗜睡，部分患者有意识模糊，此时强行约束患者可能发生伤人和自伤事件。全面强直阵挛发作典型脑电图改变是强直期开始出现逐渐增强的棘波样节律，频率为10次/秒然后频率不断降低，波幅不断增高，阵挛期见弥漫性慢波伴间歇性棘波，痉挛后期呈明显脑电抑制，发作时间愈长，抑制愈明显。

（2）强直性发作：多见于弥漫性脑损害的儿童，睡眠中发作较多。强直性发作表现为与强直阵挛性发作中强直期相似的全身骨骼肌强直性收缩，常伴有明显的自主神经症状，如面色苍白等。发作持续数秒至数十秒。典型发作期脑电图呈现暴发性多棘波。

（3）阵挛性发作：几乎都发生在婴幼儿期，之前无强直期。其表现与强直阵挛性发作中的阵挛期类似，可持续1 min至数分钟。脑电图缺乏特异性，可见快活动、慢波及不规则棘-慢波等。

（4）失神发作

1）典型失神发作。儿童期起病，青春期前停止发作。特征性表现是突发和迅速终止的意识丧失（5～10秒），正在进行的动作中断，手中持物坠落，发呆，呼之不应，可伴简单自动性动作，如擦鼻、咀嚼、吞咽等，醒后不能回忆，每日可发作数次至数百次。发作后立即清醒，无明显不适，可继续先前活动。发作时脑电图呈双侧对称3 Hz棘-慢综合波。

2）不典型失神。起始和终止均较典型失神缓慢，除意识丧失外，常伴肌张力降低，偶有肌阵挛。脑电图显示较慢的（2.0～2.5 Hz）不规则棘-慢波或尖-慢波，背景活动异常。多见于有弥漫性脑损害患儿，预后较差。

（5）肌阵挛发作：表现为突发、短暂、触电样肌肉收缩，可遍及全身，也可限于某个肌群或某个肢体，常成簇发生，声、光等刺激可诱发。可见于任何年龄，发作期典型脑电图改变为多棘-慢波。

（6）失张力发作：表现为部分或全身肌肉张力突然丧失，可导致垂颈（点头）、肢体下垂（持物坠落）或躯干失张力跌倒发作，持续数秒至1 min，时间短者意识丧失可不明显，发作后立即清醒和站起。脑电图示多棘-慢波或低电位活动。

3. 癫痫持续状态（SE）　是神经科常见的急危重症。目前SE定义为全面性惊厥发作超过5 min，或者非惊厥性发作或部分性发作持续超过15 min，或者5～30 min内两次发作间歇期意识未完全恢复者。值得重视的是，现在着重提出了非惊厥性SE（NCSE）的概念。NCSE是指具有明确的、可证实的超过30 min的行为、意识状态或感知觉改变；并具有脑电图发作超过30 min的持续或接近持续的痫样放电。

【问诊】该患者抽搐发作先从左侧肢体抽动开始，提示为部分性发作。而后抽动扩散至全身，伴有双眼上翻、四肢僵硬、牙关紧闭、口吐白沫及小便失禁，每次持续时间1 min左右，共发作5次，发作后患者意识逐渐恢复如常，说明患者部分性发作继发为全面性发作，但每次发作时间未超过5 min，且发作间歇期意识可完全恢复，未进展到癫痫持续状态。根据临床表现，患者的临床诊断是痫性发作（部分性发作继发全面强直阵挛性发作）。

【分析】抽搐部位对痫性发作的定位诊断有重要意义，特别是最先开始抽搐的部位往往提示相对应的皮质功能损害区。部分性发作起病的患者往往有病因，需要仔细查找。

二、痫性发作的病因与鉴别诊断

（一）引起痫性发作的病因非常复杂，受病因认识的局限性，目前可分为三大类。

1. 继发性　由各种明确的中枢神经系统结构损伤或功能异常所致，如：脑血管病、脑外伤、中枢神经系统感染、脑肿瘤、寄生虫、遗传代谢性疾病、皮质发育障碍、神经系统变性疾病、药物和毒物等。

2. 特发性　病因不清楚，未发现脑部有足以引起痫性发作的结构性损伤或功能异常，可能与先天因素和遗传因素密切相关，一旦明确病因就应归于继发性癫痫。

3. **隐源性** 临床表现提示为继发性,但现有的检查手段不能发现明确病因的。

(二)痫性发作的鉴别诊断

1. **晕厥** 为全脑血流灌注短暂下降而出现缺血缺氧引起意识丧失、跌倒。多有明确诱因,如久站、剧痛、咳嗽、哭泣、大笑、憋气、排便和排尿等。常有恶心、头晕、无力或眼前发黑等先兆。相比与痫性发作,跌倒较缓慢,常伴有面色苍白、出汗,缺失症状多于刺激症状,常出现肢体无力、肌张力低下,强直和阵挛不常见。单纯性晕厥发生于直立位或坐位,卧位时也出现发作多提示痫性发作。晕厥引起的意识丧失极少超过15秒,以意识迅速恢复并完全清醒为特点,不伴发作后意识模糊。原发病的存在也有利于晕厥的诊断,如心源性晕厥的患者有心律失常和心脏病的体征。

2. **假性痫性发作** 又称癔症样发作,是由心理障碍而非脑电紊乱引起的脑部功能异常。发作时脑电图上无相应的痫性放电和抗癫痫治疗无效是鉴别的关键。但应注意,10%假性痫性发作患者可同存真正的癫痫,10%～20%癫痫患者中伴有假性发作。

3. **发作性睡病** 可引起意识丧失和猝倒,易与癫痫发作混淆。根据突然发作的不可抑制的睡眠、睡眠瘫痪、入睡前幻觉及猝倒症四联征进行鉴别。

4. **短暂性脑缺血发作(TIA)** TIA多见于老年人,常有动脉硬化、冠心病、高血压、糖尿病等病史,临床症状多为缺失症状(感觉丧失或减退、肢体瘫痪),症状常持续15 min至数小时,脑电图无异常放电;而痫性发作见于任何年龄,以青少年为多,前述危险因素不突出,多为刺激症状(感觉异常、肢体抽搐),发作持续时间多为数分钟,极少超过30 min,脑电图上多有痫性放电。

【分析】该患者既往有脑梗死病史,脑梗死后半年出现抽搐发作,平素口服卡马西平200 mg,一天两次,癫痫控制尚可,近一个月无抽搐发作,发病前1天患者自行停药,提示梗死后的病灶瘢痕可能是引起癫痫的继发原因。结合患者的临床表现,发作间期患者无言语笨拙、无肢体麻木无力等新发局灶神经功能缺失,无幻觉精神症状等脑病的表现,无脑膜刺激征等中枢神经系统感染的阳性体征,也提示排除其他继发性癫痫的病因,但仍需进一步的检查来帮助进行诊断和鉴别诊断。

三、辅助检查

(一)脑电图

是诊断癫痫最重要的辅助检查方法,痫样放电在脑电图上的典型表现为棘波、尖波、棘-慢波或尖-慢波。理论上任何一种癫痫发作都能用脑电图记录到发作或发作间期痫样放电,但实际工作中受限于技术和操作,常规头皮脑电图仅能记录到49.5%患者的痫性放电,重复3次可将阳性率提高到52%,采用过度换气、闪光刺激等诱导方法还可进一步提高脑电图的阳性率,但仍有部分癫痫发作患者的脑电图检查始终正常。

在部分正常人中偶尔也可记录到痫样放电，因此，不能单纯依据脑电活动来确定是否有痫性发作。近年来广泛应用的24 h长程脑电监测和视频脑电图使发现痫样放电的可能性大为提高。

（二）神经影像学检查

包括头颅CT和头颅MRI，可确定脑结构异常或病变，帮助做出痫性发作的病因诊断，如颅内肿瘤、灰质异位等。MRI较敏感，能较好地显示海马病变。国际抗癫痫联盟神经影像学委员会于1997年提出以下情况应做神经影像学检查：①任何年龄、病史或脑电图提示为部分性发作；②在1岁以内或成人未能分型的发作或明显的全面性发作；③神经或神经心理证明有局限性损害；④一线抗癫痫药物无法控制发作；⑤抗癫痫药不能控制发作或发作类型有变化以及可能有进行性病变者。功能影像学检查如SPECT和PET等可以从不同角度反映大脑局部的代谢变化，辅助定位癫痫灶。

【辅助检查】该患者的辅助检查结果如下。脑电图：异常脑电图，左右明显不对称，右侧半球慢波、懒波改变，右颞散发尖波。头颅CT：右侧颞顶软化灶（图2-1-21）。头部MRI：多发脑梗死，部分陈旧软化灶（图2-1-21），血常规、生化系列、凝血项等常规化验结果均正常。

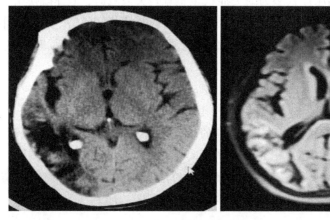

图2-1-21　头颅CT

【分析】该患者脑电图右侧半球慢波、懒波改变，提示右侧半球脑实质功能障碍，右颞散发尖波提示存在癫痫样放电，脑电图结果支持患者为痫性发作。患者头部影像结果显示右侧颞顶软化灶，与脑电图结果相对应，提示可能为患者的癫痫病灶。而且头部影像没有颅内占位、颅内感染等征象，常规化验结果正常，排除其他可能的继发癫痫病因。可进一步行腰椎穿刺抽取脑脊液进行检测，该患者及家属拒绝该项检查。结合患者的临床表现、既往史以及辅助检查，目前诊断较为明确：症状性癫痫（部分性发作继发全面强直阵挛性发作），脑梗死后遗症期。

四、治疗原则

主要治疗方案包括去除病因和诱因、药物治疗、外科治疗、生酮饮食及神经调控治疗等。

（一）去除诱因和病因

感染、疲劳、饮酒、突然停用抗癫痫药物等都是痫性发作的诱因，应积极消除诱因。更要重视查找纠正痫性发作的病因，从根本上进行治疗。

（二）药物治疗

抗癫痫药物（AEDs）是目前癫痫的主要治疗方案。抗癫痫药物使用前需与患者或监护者充分沟通，取得一致，开始AEDs治疗的原则如下：①第2次癫痫发作后。②已有2次发作，发作间隔期1年以上，可暂时推迟药物治疗。③有下述情况者，首次发作后即需开始治疗：脑功能缺陷；脑电图明确痫样放电；不能承受再次发作风险；头颅影像检查显示脑结构损害。药物选择需要依据癫痫发作分类，总结见表2-1-36。AEDs的使用原则在于：依据发作类型与综合征选药；尽可能单药治疗；对于儿童、妇女等特殊人群需考虑患者特点；第一种药物治疗失败后需考虑选用不同机制、药代动力学及不良反应无叠加、疗效具有协同增强作用的"合理的多药治疗"；治疗中注意观察抗癫痫药物的不良反应；如合理使用一线抗癫痫药物仍有发作，拟判断为药物难治性癫痫前要重新谨慎地评估癫痫的诊断。

表2-1-36 依据痫性发作类型的选药原则

成人部分性发作
  A级：卡马西平、苯妥英钠
  B级：丙戊酸钠
  C级：加巴喷丁、拉莫三嗪、奥卡西平、苯巴比妥、托吡酯、氨己烯酸
儿童部分性发作
  A级：奥卡西平
  B级：无
  C级：卡马西平、苯巴比妥、苯妥英钠、托吡酯、丙戊酸钠
老年人部分性发作
  A级：加巴喷丁、拉莫三嗪
  B级：无
  C级：卡马西平
成人全面强直阵挛发作
  A级：无
  B级：无
  C级：卡马西平、拉莫三嗪、奥卡西平、苯巴比妥、托吡酯、丙戊酸钠
儿童全面强直阵挛发作
  A级：无

B级：无

　　　　C级：卡马西平、苯巴比妥、苯妥英钠、托吡酯、丙戊酸钠

儿童失神发作

　　　　A级：无

　　　　B级：无

　　　　C级：乙琥胺、拉莫三嗪、丙戊酸钠

伴中央-颞部棘波的良性儿童癫痫

　　　　A级：无

　　　　B级：无

　　　　C级：卡马西平、丙戊酸钠

　　注：A、B、C代表效能/作用的证据水平由高到低排列；A、B级：该药物应考虑作为该类型的初始单药治疗；C级：该药物可考虑作为该类型的初始单药治疗

（三）外科治疗及其他治疗

　　外科的手术适应证包括：药物难治性癫痫；病变相关性癫痫，如局灶性脑皮质发育不良、海马硬化等。拟行手术者，术前需严格评估确定致痫灶的准确部位及周围大脑皮质重要功能区的分布情况，需在有经验的癫痫专科中心完成。其他治疗如生酮饮食，可用于难治性儿童癫痫、葡萄糖转运体Ⅰ缺陷症、丙酮酸脱氢酶缺乏症的治疗。神经调控治疗，如迷走神经刺激术、经颅电刺激、经颅磁刺激等可选为辅助治疗。

（四）癫痫持续状态（SE）的治疗

　　SE初始治疗首选静脉滴注地西泮10 mg（2～5 mg/min），10～20 min内可酌情重复给药一次，或肌内注射10 mg咪达唑仑。院前急救和无静脉通路时，优先选择肌注咪达唑仑；初始苯二氮䓬类药物射治疗失败后，可选择丙戊酸静脉推注后续静脉泵注；对于难治性癫痫持续状态建议转入重症监护病房，立即静脉输注麻醉药物，以脑电图监测呈现爆发-抑制模式或电静息为目标。NCSE由于症状隐匿，病因多样，临床未能得到足够重视，尚缺乏统一规范的治疗方案。其主要治疗内容是明确病因，进行针对性干预，其余治疗原则同惊厥性SE，只是治疗可相对保守。

　　【治疗】该患者入院后，继续给予卡马西平口服，后患者未再出现抽搐发作。同时对患者及家属进行抗癫痫药物的健康教育，嘱患者规律口服抗癫痫药物，不可突然停药，以免诱发癫痫持续状态。由于卡马西平可能引起皮疹、再生障碍性贫血、肝损害等不良反应，嘱患者关注有无皮损出现，定期复查血常规和肝肾功能，监测卡马西平血药浓度。

五、临床诊疗思维

　　在所有医学学科中，全科医学也许是最有挑战性的。全科医师担负着对许多严重

疾病的早期诊断的责任。为了早期发现潜在的威胁生命的疾病，有一个正确的诊断思维方法显得极为重要。约翰·莫塔提出的全科医学诊断模式正是社区医师识别威胁生命的疾病，减少诊疗错误所必需的。

当全科医师接诊一名抽搐患者，第一步确定是否为痫性发作，需要排除晕厥、TIA、癔症等其他可能混淆的临床综合征；确定为痫性发作后，进一步分析是何种类型的痫性发作，有助于病因诊断和治疗；下一步要查找病因，明确是原发性（特发性）还是继发性（症状性）痫性发作，如果是继发性则要确定病因和损伤部位，是颅内病变还是其他系统病变所致。在查找病因的过程中全科医师可以按照约翰·莫塔的全科医学诊断模式，回答下面5个问题，避免漏诊漏治：

1. 患者抽搐的可能病因是什么，例如脑外伤？脑血管病？脑肿瘤？中枢神经系统感染？特发性？隐源性？

2. 有什么重要的不能被忽略的病因吗？对于痫性发作的患者全科医师一定要仔细筛查病因，避免遗漏那些可治的症状性癫痫的患者，造成不可逆的损害。比如一些起病隐匿的脑肿瘤患者，影像学检查可帮助进行鉴别筛选。

3. 有什么容易被遗漏的疾病吗？对于首次痫性发作的患者注意询问有无特殊药物和毒物接触史；对于发热伴有痫性发作的患者需要注意中枢神经系统感染的可能。

4. 患者是否患有潜在的常被掩盖的疾病？一部分脑血管病患者是以抽搐起病，抽搐的临床表现容易掩盖其他局灶神经功能缺失的症状，这就需要医师在发作间期仔细地问诊查体，发现蛛丝马迹。

5. 患者是不是有什么话还没有说？注意患者是否有冶游史，有没有神经梅毒或艾滋病累及神经系统的可能。

全科医师对痫性发作的患者除了积极诊治外，还应注意人文关怀。痫性发作常常引起患者严重的心理障碍。患者往往会有羞耻感、不合群、活动受限或孤独感。全科医师要关注患者有无心理问题，注意心理疏导，必要时转诊到心理门诊进行专科干预。

（孙宏巍）

第二章
急 诊 急 救

第一节 心 脏 骤 停

【病例】 患者王某，女，64岁，入院30 min前在公园晨练时突发胸闷气短，随继出现晕厥。由朋友拨打"120"急救电话后急送我院，于2020年7月23日8：27到我科就诊。既往史冠心病病史3年，偶有胸闷气短，未经系统治疗。查体：深昏迷状态，呼之不应，口唇及四肢肢端发绀，全身皮肤冰凉，双侧瞳孔散大。

【思考】 导致该患者出现呼吸心搏骤停的原因是什么？

心脏骤停（cardiac arrest）是指各种原因引起心脏突然丧失射血功能而导致循环和呼吸功能停止，重要组织器官严重缺血、缺氧的临床死亡状态。这种出乎意料地突然死亡，医学上又称猝死。心室纤维颤动是引起心脏骤停最常见的原因。接诊时若呼唤患者无回应，压迫眶上、眶下无反应，即可确定患者已处于昏迷状态。再注意观察患者胸腹部有无起伏呼吸运动。如触颈动脉和股动脉无搏动，心前区听不到心跳，可判定患者已有心脏骤停。

一、病因

在对心脏骤停患者的抢救过程中，诊断的治疗基础疾病是处理心脏骤停的必要条件。《2005年美国心脏学会心肺复苏和心血管急救指南》中心脏骤停的常见原因总结为5个"H"和5个"T"（表2-2-1）。

表2-2-1 心脏骤停常见原因

H's	T's
低血容量（Hypovolemia）	张力性气胸（Tension pneumothorax）
缺O_2（Hypoxia）	心脏压塞（Tamponade, cardiac）
酸中毒（Hydrogen ion, acidosis）	中毒（Toxins）
低/高钾血症（Hypo-/Hyperkalemia）	冠状动脉血栓（Thrombosis, coronary）
低体温（Hypothermia）	肺栓塞（Thrombosis, pulmonary）

【分析】 冠心病是导致心脏骤停的最常见病因。冠心病常见类型有心绞痛、心肌梗死。近50%的心脏骤停是由心肌梗死所致。主要是冠状动脉粥样硬化导致血管堵塞，

血管被部分堵塞，可出现心绞痛的症状，大的血管分支而突然被全部堵塞，可出现没有任何征兆的猝死。该病例患者既往有冠心病病史3年，晨练时突然出现晕厥，因此考虑是心肌梗死导致的心脏骤停。

【思考】作为全科医师，在院外或院内遇到此类患者，将如何实施抢救治疗？

二、复苏治疗

一般将复苏治疗分为三个阶段，即基本生命支持（basic life support，BLS）、高级生命支持（advanced life support，ALS）和复苏后治疗（post-cardiac arrest care，PCAC）

（一）基本生命支持

1. 快速识别心脏骤停和启动紧急医疗服务（EMSs） 对心脏骤停的快速识别非常重要，但也十分困难。一旦犹豫不决，就可能失去宝贵的抢救时间。为避免在判断过程中浪费过多时间，2010年美国心脏学会（AHA）心肺复苏指南不再强调检查是否有大动脉搏动作为诊断心脏骤停的必要条件，同时将"看、听、感"作为判断是否有呼吸存在的方法删除。

对非专业人员来说，如果发现有人突然神志消失或晕厥，可轻拍其肩部并大声呼叫，如无反应，无呼吸或有不正常呼吸（如喘息性呼吸），即可判断已发生心脏骤停，无需检查是否有脉搏。此时，应立即拨打120，启动EMSs，以争取时间获得专业人员的救助和获取电除颤器（AED）。作为医务人员，在10秒内仍无法判断是否有脉搏，也应立即开始心肺复苏（CPR）。如果有2人或2人以上在急救现场，一人立即开始进行胸外心脏按压，另一人打电话启动EMSs。

2. 尽早实施CPR CPR是复苏的关键，启动EMSs后应立即进行CPR。胸外心脏按压是CPR的重要措施，因为在CPR期间的组织灌注主要依赖心脏按压。因此，在成人CPR一开始就优先进行胸外心脏按压。

胸外按压是CPR的基础，无论是否经过训练，所有施救者都应为心脏骤停患者进行胸外按压。不论心脏骤停患者的年龄，施行CPR的起始动作都应是胸外按压。研究表明，对于院前CPR，单纯胸外心脏按压与传统的CPR相比，存活率无明显差异。因此，2010年AHA心肺复苏指南将成人CPR的顺序由A-B-C改为C-A-B，建议非专业人员在现场复苏时，先进行单纯胸外心脏按压。

胸外心脏按压开始后，即可开始进行人工呼吸。在CPR期间进行人工呼吸的目的是供给机体需要的氧气和排出二氧化碳。对于心脏骤停时间长者，或因窒息引起心脏骤停者，人工呼吸与心脏按压同样重要。进行人工呼吸时，建议每次送气时间>1秒，以免气道压力过高；潮气量以可见胸廓起伏为宜，尽量避免过度通气；以心脏按压与人工呼吸之比为30：2进行复苏，直到人工气道建立。应心脏按压持续进行，不能因为人工呼吸而中断心脏按压（具体操作步骤参见本书有关章节）。

3. 尽早电除颤　电除颤（defibillation）是以一定能量的电流冲击心脏使室颤终止的方法，以直流电除颤法应用最为广泛。心脏骤停最常见和最初发生的心律失常是室颤。电除颤是目前治疗室颤最有效的方法。对于室颤患者，如果除颤延迟，除颤的成功率明显降低，室颤后4 min内、CPR 8 min内除颤可使其预后明显改善。因此，尽早实施电除颤是复苏成功的关键，尽早启动EMSs的目的之一就是尽快得到AED以便施行电除颤。

在启动EMSs后，如果AED在附近，单独的施救者马上取出AED，并为患者连接AED，然后进行高质量的CPR。当有两名以上的施救者在场的时候，一名施救者立即开始胸外按压，另一名施救者启动EMSs并取回AED，尽快应用AED。除颤流程：打开AED，按AED的提示操作，在除颤后立即继续胸外按压，尽量减少中断。

目前AHA心肺复苏指南推荐直接使用最大能量除颤，双相波200 J，单相波360 J。儿童首次除颤的能量一般为2 J/kg，再次除颤至少为4 J/kg，最大不超过10 J/kg或成人最大剂量。除颤一次后立即恢复胸外心脏按压，CPR 1个周期（按压30次＋通气2次＝1个周期）（约2 min）后再判断心律，减少因除颤导致的按压中断。

现将成人和儿童BLS关键步骤进行总结（表2-2-2）。

表2-2-2　成人、儿童关键BLS步骤总结

	成人	儿童
识别	无反应（所有年龄）	
	没有呼吸或不能正常呼吸（如仅仅是喘息）	不呼吸或仅仅是喘息
	对于所有年龄，在10 s内未扪及脉搏（仅限医务人员）	
心肺复苏程序	C-A-B	
按压速率	每分钟至少100次	
按压幅度	至少5 cm	至少1/3胸廓前后径大约5 cm
按压回弹	保证每次按压后胸廓回弹，医务人员每2 min交换一次按压职责	
按压中断	尽可能减少胸外按压的中断，尽可能将中断控制在10 s以内	
气道	仰头提颏法（怀疑有外伤（托下颌法））	
按压-通气比率（实施高级气道前）	30：2 1或2名施救者	30：2（单人施救者） 15：2（2名医务人员施救者）
通气（未经训练者以及训练后不熟练者）	单纯胸外按压	
使用高级气道通气（医务人员）	每6~8 s进行一次呼吸（8~10次/分） 与胸外按压不同步，每次呼吸1 s以上，明显的胸廓隆起	
除颤	尽快连接并使用AED，尽可能缩短电击前后的胸外按压中断；每次电击后立即从按压开始继续CPR	

注：A：气道；B：呼吸；C：胸外按压

【分析】作为全科医师，应该进行标准的BLS（图2-2-1），以提高心脏骤停复苏成功率。

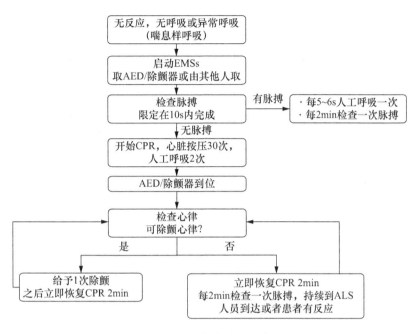

图2-2-1 医务人员BLS流程

【思考】成功的高级生命支持与高质量CPR的关系？

（二）高级生命支持

高级生命支持（ALS）是BLS的延续，是以高质量的复苏技术，复苏器械、设备和药物治疗，争取最佳疗效和预后的复苏阶段，是生命链中重要环节。

1. 建立有效人工呼吸支持 ALS强调人工呼吸和氧供的重要性，在此阶段应利用专业人员的优势，进行高质量的心脏按压和人工呼吸，以提高重要脏器的血供和氧供。及时建立人工气道有利于心脏复苏和复苏后的治疗，最佳方式是气管内插管，不仅可保证CPR的通气与供氧、防止反流误吸、避免中断胸外心脏按压，还可监测呼气末二氧化碳分压（$P_{ET}CO_2$），有利于提高CPR的质量。通过人工气道进行正压通气时，频率为8~10次/分，气道压低于2.94 kPa，避免过度通气。

2. 恢复和维持自主循环 ALS期间应着力恢复和维持自主循环。对室颤或无脉室速（VF/PVT）早期CPR和迅速除颤可显著增加患者的成活率和出院率。对其他类型的心脏骤停，首要任务是采取高质量的复苏技术和药物治疗以迅速恢复并维持自主循环。经过CPR自主心跳恢复者，应避免再次发生心脏骤停，尽快进入复苏后治疗以改善患者的预后。

高质量的CPR和规范的复苏程序对于恢复自主循环非常重要（图2-2-2）。CPR开始后即要考虑是否进行电除颤，应用AED可自动识别是否为VF/PVT并自动除颤。

除颤后立即CPR 2 min，并建立静脉通路（IV）或骨髓腔内注射通路（IO）以便进行药物治疗。2 min后如果仍为VF/PVT，则再次除颤，并继续CPR 2 min，通过IV/

IO给予肾上腺素（每3～5分钟可重复给予），建立人工气道，监测$P_{ET}CO_2$。再次除颤、CPR 2 min后仍为VF/PVT，可继续除颤并继续CPR 2 min，同时考虑应用抗心律失常药物治疗（胺碘酮），并针对病因治疗。如此反复救治，直止自主循环恢复。

　　如果是无脉性电活动或心脏静止（PEA/asystole），则应立即CPR，并通过IV/IO给予肾上腺素（每3～5分钟可重复给予），建立人工气道，监测$P_{ET}CO_2$。CPR2 min后，若为VF/PVT则进行电除颤，若仍为PEA/asystole应立即CPR2 min，同时进行病因治疗。如此反复救治，直至自主循环恢复。

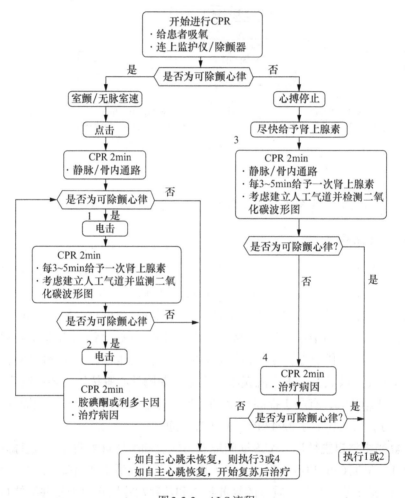

图2-2-2　ALS流程

3. CPR期间监测　CPR时，在不影响胸外按压的前提下，应建立必要的监测手段和输液途径，以便对病情的准确评估和药物治疗。主要监测内容包括：

（1）心电图（ECG）：心脏骤停时和复苏过程中可出现各种类型的心律失常（如心室停顿、电-机械分离、VF/PVT等），只有心电图才能明确诊断和鉴别，监测心电图可为治疗提供极其重要的依据。

（2）呼气末二氧化碳分压（$P_{ET}CO_2$）：$P_{ET}CO_2$正常值为35～40 mmHg，在复苏过程中连续监测$P_{ET}CO_2$可评估的效果。在CPR期间，体内CO_2的排出主要取决于心排血量和肺灌注量，当心排血量增加、肺灌注量提高时，$P_{ET}CO_2$则表现升高（＞20 mmHg），表明胸外心脏按压已使心排血量明显增加，组织灌注得到改善。当自主循环恢复时，最早的变化是$P_{ET}CO_2$突然升高，可达40 mmHg以上。因此，连续监测$P_{ET}CO_2$可以判断胸外心脏按压的效果，指导进行高质量的CPR，如能维持$P_{ET}CO_2$＞10 mmHg表示心肺复苏有效。

（3）动脉血压（ABP）：血压是评估循环功能的基本指标，在CPR期间监测ABP，可评价心脏按压的有效性，以此指导提高按压质量。在胸外按压时，若动脉舒张压＜20 mmHg，将难以恢复自主心跳，此时应提高CPR的质量，或联合应用缩血管药物。

（4）冠状动脉灌注压（CPP）：CPP为主动脉舒张压与右房舒张压之差，对于改善心肌血供和自主循环的恢复十分重要。在CPR期间CPP＜15 mmHg，自主循环将难以恢复。但在CPR期间难以监测CPP，而动脉舒张压与主动脉舒张压很接近。因此，在ALS阶段监测ABP对评价CPR质量十分必要。

（5）中心静脉血氧饱和度（$ScvO_2$）：$ScvO_2$是反映组织氧平衡的重要指标，正常值为70%～80%。在CPR期间，如果无法使$ScvO_2$达40%，即使间断测到血压，复苏成功率仍很低。如果$ScvO_2$大于40%，则有自主循环恢复的可能；如$ScvO_2$在40%～72%之间，自主循环恢复的概率逐渐增大；当$ScvO_2$＞72%时，自主循环可能已经恢复。因此，持续监测$ScvO_2$可客观评价心肌氧供与自主循环恢复情况。

4．CPR期间药物治疗　CPR期间用药目的是激发心脏恢复自主心跳并增强心肌收缩力，防治心律失常，调整酸碱失衡，补充体液和电解质。给药途径首选为IV/IO。

（1）肾上腺素：心肺复苏中的首选药物，在成人心脏骤停期间，每3～5分钟使用1 mg肾上腺素IV/IO。大剂量可用于特殊问题，如β受体阻滞药或钙通道阻滞药过量。如果IV/IO通道延误或无法建立，可经气管内给药，每次2～2.5 mg。

（2）血管加压素：CPR期间，血管加压素可增强组织器官灌注、改善脑供氧。血管加压素在复苏中的效果与肾上腺素无明显差异，所以在急救中可替代肾上腺素，一次用量及重复用量为40 U IV/IO。

（3）胺碘酮：胺碘酮具有钠、钾、钙离子通道阻断作用，并有阻断α和β肾上腺能受体功能。在CPR期间，如果VF/PVT对电除颤、CPR或血管加压药无效时，可考虑应用胺碘酮。首剂为300 mg（IV/IO），必要时可追加150 mg（IV/IO），一天总量不超过2 g。

（4）利多卡因：I_b类抗心律失常药，适用于室性心律失常，对室上性心律失常一般无效。对除颤后又复发室颤的病例，利多卡因可减少室颤的反复发作。单次静脉注射起始剂量为1～1.5 mg/kg，每5～10分钟可重复使用，恢复窦性心律后可以2～4 mg/min的速度连续静脉输注。

5．CPR期间不推荐的药物

（1）阿托品：阿托品对因迷走神经亢进引起的窦性心动过缓和房室传导降低具有

治疗作用。严重心肌缺血最终导致心脏静止或无脉性电活动，最有效的治疗方法是通过心脏按压及应用肾上腺素来改善冠脉血流灌注和心肌供氧。因此，2010年AHA复苏指南中不推荐在心脏静止和无脉性电活动中常规使用阿托品。

（2）碳酸氢钠：CPR期间纠正代谢性酸中毒最有效方法是提高CPR质量，增加心排出量和组织灌流，尽快恢复自主循环。对心脏骤停患者，不推荐常规使用碳酸氢钠。对于原已存在严重的代谢性酸中毒、高钾血症，可使用碳酸氢钠溶液，首次用量为1 mmol/kg，每10分钟可重复给0.5 mmol/kg。

（3）钙剂：钙可以增强心肌收缩力和心室自律性，使心脏收缩期延长。研究发现，钙剂在促进心脏静止和无脉性电活动的恢复中无任何效果。因此，心脏骤停不推荐使用钙剂。

【分析】成功ALS的基础是高质量的CPR和VF/PVT发生后及时实施除颤。ALS流程强调高质量CPR的重要性，高质量的CPR是处理所有心脏骤停不可或缺的。在ALS过程中，要保证足够的胸外按压幅度和按压频率，减少中断，避免过度通气。如果$P_{ET}CO_2 < 10$ mmHg，应尝试提高CPR质量；监测ABP，如果舒张压<20 mmHg，也应及时提高CPR质量。在不明显中断胸外按压或延误除颤的前提下，心脏骤停期间可以考虑应用其他的ALS措施（如建立静脉通道、气管插管和药物治疗）。

【思考】该患者入院后自主循环已经恢复，作为全科医师将如何为其进行后续治疗？

（三）复苏后治疗

通过心肺复苏成功恢复自主循环后，患者还可能面临全身各组织器官缺血缺氧造成的心、脑、肝、肾等多器官功能衰竭等问题。系统的PCAC不仅可以提高患者的存活率，还能改善患者的生存质量。因此，一旦自主循环恢复，应立即转运到重症监测治疗病房进行复苏后治疗。通过维持呼吸循环功能稳定，改善重要脏器灌注，促进神经功能恢复等手段，多学科联合治疗，达到提高患者存活出院率和无神经功能障碍存活出院率的目的。

1. 复苏后治疗流程　心脏骤停使全身组织器官立即缺血缺氧，其功能受损。多数死亡发生在心脏骤停后的第一个24 h内，所以成功地复苏后治疗对患者非常有益。图2-2-3详述心脏骤停患者复苏后治疗的流程。

2. 复苏后主要组织器官管理

（1）呼吸系统管理：患者恢复自主心跳后，应确认其呼吸道或人工气道是否通畅，维持良好的呼吸功能可优化通气和氧合，并提高患者的预后质量。在患者病情稳定后应采用胸部X射线检查评价气管插管的位置，有无肋骨骨折、气胸及肺水肿。应抬高床头30°预防误吸、肺炎和脑水肿。避免低氧血症的同时逐步下调吸氧浓度，维持氧饱和度≥95%，避免过高的氧分压加重再灌注损伤和引起氧中毒。对于昏迷、自主呼吸尚未恢复或有通气功能障碍的患者，应给予机械通气辅助呼吸。机械通气过程中避免

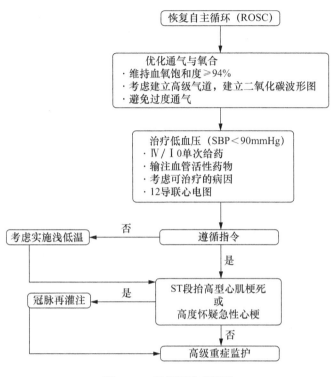

图 2-2-3 复苏后治疗流程

潮气量过大和高气道压，以免造成肺损伤、脑缺血和影响心功能。$PaCO_2$ 应维持在正常水平，避免过度通气引起脑血管收缩而减少脑血流灌注，进一步加重脑损伤。

（2）循环系统管理：血流动力学稳定性可影响心肺复苏后存活率。发生心脏骤停后，即使自主循环恢复，也常出现血流动力学不稳定，应加强生命体征的监测，全面评估患者的循环状态。复苏后都应适当补充体液，同时应用血管活性药物以维持理想的血压、心排血量和组织灌注。通常认为，维持血压在正常或稍高于正常水平为宜，平均动脉压 ≥ 65 mmHg，$ScvO_2$ ≥ 70% 较为理想。对于顽固性低血压或心律失常者，应考虑病因的治疗，如急性心肌梗死、急性冠状动脉综合征等。

（3）中枢神经系统管理：脑复苏是为了防治心脏骤停后缺氧性脑损伤所采取的措施。脑复苏是复苏后治疗的重要组成部分，其主要任务是改善脑的氧供需平衡，防治脑水肿和颅内压升高，减轻或避免脑组织的再灌注损伤，恢复脑细胞功能。脱水、降温和应用肾上腺皮质激素是防治急性脑水肿和降低颅内压的有效措施。脱水时应维持血浆胶体压 > 15 mmHg，维持血浆渗透压在 280～330 mmol/L。在脱水过程中适当补充胶体液以维持血容量和血浆胶体渗透压。渗透性利尿药（如甘露醇）作用相对缓和、持久，可作为脱水治疗的主要用药。脑水肿的发展一般在第 3～4 天达到高峰，因此脱水治疗可持续 4～5 天。低温是脑复苏综合治疗的重要组成部分。低温可以使脑细胞需氧量降低，从而维持脑氧供需平衡，起到脑保护的作用。肾上腺皮质激素在脑复苏中的应用尚存在争议。

【分析】该患者在自主循环恢复后可能出现暂时性、可逆性的心肌功能障碍，可以应用多巴酚丁胺等正性肌力药物改善心脏功能。研究表明，低血压与患者远期不良预后密切相关。要为患者进行充分补液，使其平均动脉压＞65 mmHg，收缩压＞90 mmHg。若仍无法到目标血压时可以选择应用去甲肾上腺素。该患者心电图显示ST段抬高，心肌酶学明显升高，考虑急性心肌梗死，应该立即为患者实施冠脉造影和相应指征的经皮冠状动脉介入治疗。

（程　磊）

第二节　休　　克

【病例】患者崔某，男，51岁，以"右下腹疼痛3个月，加重伴持续疼痛5小时"为主诉，于2020年10月13日入院。

现病史：患者于3个月前出现右下腹疼痛，呈钝痛，无恶心、呕吐，无发热，无腹胀，无腹泻及便秘，伴有腹胀、反酸、嗳气，于当地医院就诊，行剖腹探查手术治疗，确诊为"阑尾周围脓肿"，未行切除，放置引流管引流，术后缓解出院。1天前停止排气、排便，5 h前出现下腹部持续剧烈疼痛并进行性加重，并出现烦躁，为求进一步明确诊断来我院就诊。

既往史：高血压病史5年，否认肝炎、结核病史及密切接触史，否认新冠相关流行病学史；无重大外伤及手术史，无输血史；否认药物及食物过敏史；无长期服药史，预防接种史随当地进行；否认家族史。

体格检查：体温：37.6℃，心率：112次/分，呼吸：23次/分，血压：93/59 mmHg，一般状态差，烦躁，平车推入病房；全身皮肤、黏膜苍白、无黄染；双侧瞳孔等大等圆，双侧对光反射迟钝；全腹压痛和反跳痛，腹部肌紧张，叩诊呈鼓音，肝脾肋下未触及，双肾区无叩痛，肠鸣音弱；生理反射存在，病理反射未引出。

辅助检查：血常规：白细胞：11.6×10^9/L，中性粒细胞百分率：79.8%，血小板：87×10^9/L，血红蛋白：84 g/L；腹部CT示腹腔游离气体，腹腔积液；腹部穿刺可见暗红色血性液体。

初步诊断：感染性休克，急性弥漫性腹膜炎，消化道穿孔，高血压病。

【思考】作为全科医师，接诊此类患者，诊断思路如何？

休克（shock）是一种急性组织灌注量不足而引起的临床综合征。病因多样复杂，常常给诊断和治疗造成困难，其定义是机体有效循环血容量减少，组织灌注不足，细胞代谢紊乱和功能受损的病理生理过程。组织灌注不足导致组织氧的传递、转运和利用障碍，从而发生代谢障碍，引起细胞能量物质的缺乏及细胞代谢产物的堆积。有效血容量降低和组织器官低灌注是休克的血流动力学特征，组织细胞缺氧是休克的本质，产生炎症介质是休克的特征，因此恢复对其供氧、促进其有效的利用，重新建立氧的供需平衡和维护正常的细胞功能是治疗休克的关键环节。

一、休克的分类

有效循环血容量减少是多数休克发生的共同基础。血容量、心排血量和外周血管阻力是调节机体有效循环血容量的重要因素，三者中的任何一个因素受到影响，均可导致休克发生。目前临床上休克的分类并未完全统一，一般可以按休克的病因、休克发生的始动环节以及休克发生时的血流动力学特点等作如下分类。

1. 按休克的病因分类　一般将休克分为失血性休克、心源性休克、脓毒性休克、过敏性休克、神经源性休克、烧伤性休克和创伤性休克。

2. 按休克发生的始动环节分类　一般将休克分为低血容量性休克、心源性休克和血管源性休克。

3. 按休克发生时血流动力学特点分类　一般将休克分为低排高阻型休克和高排低阻型休克。前者血流动力学特点是心排血量低而外周血管阻力高，后者血流动力学特点与前者相反。

【分析】根据该患者的主诉、现病史、体格检查及辅助检查结果分析，该患者确诊为"阑尾周围脓肿"后未行切除，入院时体温37.6℃、心率112次/分，血压93/59 mmHg，呼吸急促，全腹压痛反跳痛、腹部肌紧张以及白细胞升高、血红蛋白降低，结合腹腔穿刺可见暗红色血性液体等检查结果综合考虑该患者是由消化道穿孔所导致的急性弥漫性腹膜炎继发休克，故初步诊断为：感染性休克。

【思考】患者被初步诊断为感染性休克后，作为全科医师还需明确该患者处于休克哪个阶段，以便后续开展治疗。

二、休克的临床表现

不同类型休克的临床过程各有不同的特点。根据休克的病程演变，休克可分为三个阶段，即休克代偿期、休克期和休克晚期。

1. 休克代偿期　由于机体的代偿作用，患者的中枢神经系统兴奋性提高，交感-肾上腺轴兴奋。表现为精神紧张或烦躁不安、皮肤苍白、四肢湿冷、心率加快、呼吸加快、血压正常或稍高、脉压小、尿量正常或减少等。对早期出现的休克症状要及时识别和处理，如处理不当，病情继续发展，进入休克期。

2. 休克期　患者神情淡漠、反应迟钝，甚至可出现意识模糊或昏迷、口唇肢端发绀、出冷汗、脉搏细速、血压进行性下降。严重时，全身皮肤黏膜明显发绀、四肢冰冷、脉搏扪不清、血压测不出、无尿。

3. 休克晚期 若皮肤、黏膜出现瘀斑或消化道出血，提示病情已发展至DIC。若出现进行性呼吸困难、脉速、烦躁、发绀或咳出粉红色痰，动脉血氧分压（$PaCO_2$）低至60 mmHg以下。吸氧无法改善症状，常提示发生ARDS。

【分析】该患者一般状态差，烦躁，全身皮肤黏膜苍白，可诊断为：感染性休克代偿期，需及时进行治疗，否则病情将发展到休克期。

【思考】根据患者临床表现及辅助检查结果，诊断为感染性休克代偿期。为评估休克严重程度，该患者需要进行哪些监测？

三、休克的监测

1. 基本监测

（1）精神状况：神经细胞对缺氧的反应主要是兴奋，表现为烦躁不安、焦虑。当脑组织血流灌注减少，神经细胞功能则表现为抑制，出现表情淡漠，意识模糊，最终出现嗜睡、昏迷。

（2）皮肤温度、色泽：皮肤改变可以反映体表血流灌注情况。皮肤苍白、青紫、呈花斑状，多是皮肤血管收缩和血流淤滞所引起，表明休克情况仍存在，未有明显好转。

（3）血压：一般认为收缩压<90 mmHg、脉压<20 mmHg，并有组织血流量减少的表现（尿量<20 mL/h、意识障碍、皮肤湿冷等），即可诊断为休克。维持稳定的组织灌注压是治疗休克的关键。但血压并不是反映休克程度的唯一指标，还需参考其他指标进行综合分析。

（4）脉率：脉率是休克监测中一项重要生理指标。休克早期脉率的变化先于血压变化出现，表现为脉率细快、血压正常。休克失代偿期，脉率加快，血压开始下降。休克好转时，脉率往往已恢复，但血压表现为正常或低于正常。临床上通常使用休克指数［脉率/收缩压（mmHg）］判定休克的有无及轻重。休克指数低于0.5提示无休克；休克指数在1.0～1.5提示有休克；休克指数大于2.0为严重休克。

（5）尿量：是反映肾血液灌注情况的重要指标。正常成人每小时尿量可达20～30 mL以上。休克早期可出现少尿或无尿。每小时尿量小于25 mL且比重增加表明仍存在肾血管收缩和供血不足；血压正常但尿量仍少且比重偏低，提示有急性肾衰竭可能。当尿量维持在30 mL/h以上时，则休克已好转。

2. 特殊监测

（1）中心静脉压（CVP）：CVP主要反映右心前负荷及回心血量的排出能力。CVP的正常值为5～12 cmH_2O。当CVP<5 cmH_2O时，表示血容量不足，需进行输血补液；CVP>15 cmH_2O时，提示右心功能不全，急需减低前负荷和改善心功能；若CVP>20 cmH_2O时，则表示存在充血性心力衰竭。通常需要连续测定CVP，动态观察其变化趋势以准确反映右心前负荷的情况。

（2）肺动脉楔压（PAWP）：PAWP反映左心房平均压力，正常范围在6～12 mmHg

之间。PAWP<6 mmHg时提示血容量相对不足；PAWP>20 mmHg提示出现中度肺淤血；PAWP>25 mmHg则提示出现重度肺淤血；PAWP>40 mmHg提示出现急性肺水肿。

（3）动脉血气分析：PaO_2正常值为80~100 mmHg，$PaCO_2$正常值为35~45 mmHg，动脉血pH正常范围为7.35~7.45。休克早期，患者因过度换气可致$PaCO_2$较低。随着病情进展，若患者原来无肺部疾病，出现低氧血症（PaO_2<60 mmHg）和（或）高碳酸血症（$PaCO_2$>55 mmHg），提示需进行氧疗或通气支持。通过监测动脉血pH有助于了解休克时酸碱失衡的情况。碱剩余（BE）或碱缺失（BD）可反映全身组织酸中毒的情况，反映休克的严重程度和复苏状况。

（4）动脉血乳酸：组织灌注不足可引起无氧代谢和高乳酸血症，持续动态监测乳酸水平有助于估计休克及复苏的变化趋势。其正常值<2 mmol/L，动脉血乳酸浓度是反应组织缺氧的高度敏感的指标之一。乳酸水平与患者预后密切相关，持续的高乳酸血症往往表明患者死亡率增加。

【分析】该患者入院后体格检查发现：体温37.6℃，心率112次/分，呼吸23次/分，血压93/59 mmHg，少尿，一般状态差，烦躁不安。采集患者动脉血行血气分析，结果显示：pH 7.37，$PaCO_2$ 40 mmHg，PaO_2 80 mmHg，BE 3 mmol/L，HCO_3^- 13 mmol/L。该患者存在感染性休克，有效循环血量不足导致机体内酸性代谢产物蓄积，HCO3-减少导致代谢性酸中毒。由于该患者HCO_3^-为13 mmol/L，远低于其正常值，而pH值为7.37，在正常范围内，判断该患者存在代偿性代谢性酸中毒。患者$PaCO_2$正常，因而无呼酸或呼碱。综合以上分析判断该患者存在的酸碱紊乱类型为代偿性代谢性酸中毒。

【思考】该患者诊断明确后，作为全科医师，如何制订诊疗计划？

四、治疗原则

1. 病因治疗　病因治疗是休克治疗的基础，针对引起休克的病因采取不同的治疗措施，制止休克的进一步恶化是休克基本治疗的首要措施。

休克所引起的器官损伤程度与血容量丢失程度和休克持续时间呈正相关。如果血容量持续丢失，组织缺氧无法缓解，休克的病理生理状态将进一步加重。因此，对于低血容量休克的患者应及时纠正引起血容量丢失的原因。

对于脓毒性休克患者，要及时进行感染灶的切除和引流并在确诊后的1 h内静脉滴注抗菌素治疗。可以行经验性抗感染治疗，应用一种或多种抗生素以足够的血药浓度抑制病原体。

外科相关疾病导致的休克，多需要通过手术方式治疗原发疾病。针对此类休克需在恢复有效循环血量后，尽快进行手术治疗，从而有效制止休克的恶化。在危机时刻，为避免延误抢救时机，可以在积极抗休克的同时进行手术治疗。

2. 补充血容量　补充血容量是循环功能支持的首要措施，也是纠正休克引起的组织灌注不足和缺氧的关键。液体复苏的方式、制剂种类的选择与休克的种类和致病因素有关。大量液体复苏时可联合晶体液与胶体液，必要时进行成分输血。一般认为，血红蛋白浓度维持在100 g/L、红细胞比容在30%为宜，力争在休克发生后6 h内液体复苏达到预期目标（恢复最佳心搏量、稳定循环功能和组织氧供）。经充分补液后，血压仍不能有效维持，组织灌注无明显改善，则需使用血管活性药及正性肌力药。

3. 纠正酸碱平衡紊乱　机体酸性环境对中枢神经系统、心肌和肾功能均有抑制作用。休克早期，因患者过度换气，引起低碳酸血症、呼吸性碱中毒。碱中毒使氧离曲线左移，氧不易释出，导致组织缺氧加重。故不主张早期应用碳酸氢盐治疗，以免加重病情。目前对酸碱平衡的治疗多推荐宁酸毋碱，酸性环境有助于氧与血红蛋白解离，从而增加组织供氧，对复苏有利。碳酸氢盐的治疗只用于紧急情况或pH<7.15时，以减轻酸中毒对机体的危害。

4. 强心药及血管活性药物的应用　在充分液体复苏后仍无法恢复血压和组织灌注，则应使用升压药物，同时药物的选择应结合当时的主要病情。

对于严重脓毒血症引起的感染性休克，首选升压药物是去甲肾上腺素。当去甲肾上腺素对感染性休克升压效果不佳时，推荐首选肾上腺素作为替代或加用。除以下几种情况外，不推荐使用去甲肾上腺素治疗感染性休克：①去甲肾上腺素引起严重心律失常；②心排血量较高但持续低血压；③正性肌力药物、血管升压药物和血管加压素联合应用仍难以达到理想血压。

肾上腺素能够激动α和β肾上腺素能受体。兴奋血管α受体，使血管收缩、血压升高，同时使支气管黏膜血管收缩，降低毛细血管通透性，利于消除支气管黏膜水肿；兴奋心脏的β_1受体，使心肌收缩力加强，心率加快，心输出量增加；兴奋β_2受体，使支气管平滑肌松弛，缓解支气管痉挛，并减少过敏性物质释放。因此，肾上腺素是治疗过敏性休克的首选药物。

对于血容量已基本补足，CVP、血压已在正常范围，但仍存在四肢冰冷、皮肤苍白、少尿、血内乳酸升高等症状的患者，此时应使用血管扩张药继续进行治疗。为防止血管扩张，有效血容量减少，血压下降，在应用血管扩张药时应适当补充血容量，加强监测。

为了兼顾各重要脏器的灌注水平，常联合应用血管收缩剂与扩张剂。例如：去甲肾上腺素0.1~0.5 μg/（kg·min）和硝普钠1.0~10 μg/（kg·min）联合静脉滴注，可增加心脏指数30%，减少外周阻力45%，使血压提高到80 mmHg以上，尿量维持在40 mL/h以上。

5. 治疗DIC改善微循环　对于已明确诊断的DIC，可应用肝素进行抗凝治疗。一般用量为1.0 mg/kg，每6小时一次，成人首次可用10,000 U（1 mg相当于125 U左右）。有时还可使用抗纤溶药物及抗血小板黏附和聚集药物。

6. 糖皮质激素的应用　糖皮质激素对感染性休克和其他较严重的休克都有良好的治疗作用，表现在：①阻断α受体兴奋作用，产生扩血管效应，改善微循环，降低肺血管阻力；②增强心肌收缩效应，增加有效循环血量；③稳定溶酶体膜和线粒体膜，减少细胞损害；④增强中枢神经系统应激反应，提高机体反应力；⑤促进糖异生，使乳酸转化为葡萄糖，减轻酸中毒。

【分析】针对该患者的治疗如下：

1. 病因治疗 该患者为消化道穿孔引起的感染性休克，故应行外科手术治疗。同时应积极进行抗休克治疗。

2. 补充血容量 根据患者的心肾功能状态决定补液的速度和量，先补晶体液后补胶体液。由于该患者需行手术治疗，故需要充分补液，同时密切监测生命体征。

3. 纠正酸碱平衡 该患者有代谢性酸中毒，尚处于代偿期，根据宁酸勿碱的原则，暂不输注碳酸氢钠溶液，观察后再行处置。

4. 糖皮质激素的应用 糖皮质激素可有效改善该患者的心肌收缩功能、改善微循环以及减轻酸中毒。

5. 抗生素的应用 该患者应尽早使用有效的抗生素治疗，必要时可以选择合用抗生素。

6. 其他对症处理 如物理降温、口腔及皮肤护理等。

（程 磊）

第三章
儿科常见健康问题

第一节 小儿发热

【病例】患儿王某，男，4岁，以"发热5天、咳嗽4天"为主诉于2020年5月20日入院。

【思考】作为全科医师，如何接诊以发热为主诉的患儿？如何进行诊断及鉴别诊断？进一步检查有哪些？如何制订诊疗计划？

发热（fever）是指机体在致热源（pyrogen）的作用下或其他各种原因引起的体温调节中枢功能障碍，体温升高超过正常范围。因小儿的新陈代谢较成人旺盛，小儿时期的正常体温较成人期略高。

一、小儿发热的病史采集

正常小儿的体温可在一定范围内波动，同时体温受体温调节中枢控制，可因测量部位的不同而导致测量数值有所差异。一般情况下，直肠温度的正常值为36.5～37.7℃，口腔温度为36.3～37.2℃，腋窝温度为36.0～37.0℃。

以口腔温度为标准，可将发热分为：低热，37.3～38.0℃；中热，38.1～39.0℃；高热，39.1～41.0℃；超高热，41.0℃以上。

作为全科医师在接诊患儿时，必须有整体观念，首先要仔细、全面地收集病史，确认患儿是否发热，明确发热程度。遇到小儿轻微、短暂发热，首先要排除环境温度过高、运动、哭闹、进食、衣被过多等影响因素。

（一）小儿发热的病因

发热是小儿最常见的临床症状之一，也是许多疾病共有的病理过程，因此小儿发热的病因也是多种多样。从临床实用性出发，可将小儿发热的病因分为感染性发热和非感染性发热两大类。在临床工作中，感染性发热更多见。

1. 感染性发热 可由细菌、病毒、支原体、衣原体、真菌、寄生虫等多种病原体感染所致。不论急性、亚急性、慢性，全身性或局灶性感染，均可导致发热。常见导致小儿感染性发热的病因见表2-3-1。

表 2-3-1 小儿感染性发热常见病因

病因	疾病
细菌感染	上呼吸道感染、中耳炎、扁桃体炎、咽喉炎、咽后壁脓肿、支气管炎、肺炎、胆囊炎、腹膜炎、感染性心内膜炎、泌尿系统感染、骨髓炎、细菌性脑膜炎、深部脓肿、伤寒、副伤寒、布鲁杆菌感染、肺结核、猩红热、鼠疫等
病毒感染	流行性感冒、病毒性肝炎、巨细胞病毒感染性疾病、EB病毒感染、传染性单核细胞增多症、病毒性心肌炎、乙型脑炎、风疹、麻疹、幼儿急疹、手足口病、艾滋病等
支原体、衣原体感染	支原体肺炎、衣原体肺炎等
螺旋体和立克次体感染	钩端螺旋体病、梅毒、回归热、鼠咬热、莱姆病、斑疹伤寒、恙虫病等
寄生虫或原虫感染	丝虫病、蛲虫病、贾第虫病、急性血吸虫病、肺吸虫病、黑热病、疟疾等
深部真菌感染	深部念珠菌病、隐球菌性脑膜炎、组织胞浆菌病等

2. 非感染性发热 也是小儿发热的常见病因。常见导致小儿非感染性发热的病因见表 2-3-2。

表 2-3-2 小儿非感染性发热常见病因

病因	疾病
结缔组织病	风湿热、幼年特发性关节炎、川崎病、系统性红斑狼疮、类风湿性关节炎、皮肌炎、多发性大动脉炎、结节性脂膜炎、白塞病等
恶性肿瘤及血液病	各种白血病、恶性淋巴瘤、神经母细胞瘤、肾胚胎瘤、组织细胞增多症、恶性网状细胞增多症、噬血细胞增多症、急性溶血等
变态反应性疾病	药物热、血清病、热带嗜酸细胞增多症、输血反应等
体温中枢病变或调节失常	中毒性脑病、间脑综合征、脑炎后遗症、蛛网膜炎、脑瘤、脑发育不全、暑热症等
组织破坏与吸收	手术后吸收热、骨折、烧伤、内出血、血管栓塞等
产热过多	甲状腺功能亢进、肾上腺皮质功能亢进、频繁抽搐、癫痫持续状态等
散热过少	先天性外胚叶发育不良、鱼鳞病、广泛性皮炎、大面积烧伤后、大量出血或严重脱水等

【问诊】由于引起发热的病因众多，作为全科医师，在接诊患儿时要进行非常全面和细致的问诊，同时关注患儿家庭及家长的特点。

【分析】本例病例中，患儿于入院前5天着凉后出现发热，体温最高达39.5℃，根据病情初步分析考虑感染性发热可能性大。

（二）小儿发热的临床表现

1. 热型 将患儿不同时间点测得的体温数值连接，可以形成一条体温曲线，该曲线的不同形态称为热型。常见的热型有以下几种：

（1）稽留热（continued fever）：指体温恒定地维持在39.0～40.0℃，持续数天或数周，24 h 内体温波动范围不超过1℃。小儿可见于腺病毒肺炎、伤寒等疾病。

（2）弛张热（remittent fever）：指体温常在39.0℃以上，体温波动幅度大，24 h 内波动超过2℃，但体温最低时仍高于正常。小儿可见于脓毒症、败血症等疾病。

（3）间歇热（intermittent fever）：指体温迅速上升至高峰后持续数小时，又迅速下降至正常水平，而后有1 d或持续数天的体温正常期，如此反复，高热期和无热期交替出现。小儿可见于疟疾等疾病。

（4）波状热（undulant fever）：体温逐渐上升，可达39℃或以上，持续数天后逐渐下降至正常水平，数天后体温再次逐渐升高，如此反复多次。小儿可见于布鲁杆菌病等疾病。

（5）回归热（recurrent fever）：体温骤升至39℃或以上，持续数天后骤降至正常体温，高热期与无热期各持续数天后规律性交替1次。小儿可见于革兰阴性杆菌败血症。

（6）不规则热（irregular fever）：体温上升及下降没有一定的规律性。小儿发热性疾病中大部分表现为不规则热。

2. 热程 指发热持续时间的长短。

（1）短期发热：发热持续时间不超过2周。小儿短期发热多是由感染性疾病所致，如上呼吸道感染、支气管炎、急性肠炎、尿路感染等，一般预后良好或属于自限性疾病。

（2）长期发热：发热持续时间达到或超过2周。小儿长期发热可由耐药菌株感染、肿瘤性疾病和结缔组织疾病所致，或者由于机体免疫功能低下等导致的反复感染所致。

3. 伴随症状 小儿发热时不同的伴随症状提示可能的不同病因，常见的伴随症状有：

（1）伴寒战：可见于大叶性肺炎、脓毒血症、急性胆囊炎、流行性脑脊髓膜炎、疟疾、药物热、急性溶血或输血反应等。

（2）伴皮疹：可见于幼儿急疹、麻疹、风疹、猩红热、手足口病、传染性单核细胞增多症、川崎病、药物热等。

（3）伴淋巴结肿大：可见于传染性单核细胞增多症、川崎病、风疹、淋巴结结核、化脓性淋巴结炎、亚急性坏死性淋巴结炎、白血病、淋巴瘤、转移癌等。

（4）伴肝脾肿大：可见于传染性单核细胞增多症、病毒性肝炎、肝及胆道感染、布鲁杆菌病、结缔组织病、白血病、淋巴瘤、黑热病等。

（5）伴出血：可见于重症感染、急性传染病（如流行性出血热、病毒性肝炎等）、恶性血液病等（如白血病、再生障碍性贫血、噬血细胞综合征等）。

（6）伴关节肿痛：可见于风湿热、幼年特发性关节炎、败血症、猩红热、布鲁杆菌病、痛风、过敏性紫癜等。

（7）伴结膜充血：可见于川崎病、麻疹、流行性出血热、斑疹伤寒、钩端螺旋体病等。

【问诊】本例患儿无寒战及抽搐，无流涕及咽痛，口服布洛芬后热可退，但易复升，1天发热3~4次。发热次日患儿出现咳嗽，呈阵发性，咳嗽伴痰声，但痰液不会吐出，无声音嘶哑及喘息，无胸闷及呼吸困难。家长自行给予小儿感冒颗粒及阿奇霉素口服4天，症状无好转，病程中患儿食欲减退，活动较平日减少，睡眠正常，大小便正常。个人史及家族史：G1P1，足月顺产，新生儿期体健，生长发育史正常，预防接种史正常，否认家族性遗传病史。既往史：平素体健，否认新冠相关流行病学史，否认结核、肝炎等传染病接触史，否认手术及输血史，否认食物及药物过敏史。

【分析】初步诊断：感染性发热。通过详细的问诊，寻找患儿发热可能的诱因、了解患儿发热的伴随症状、明确患儿发热的特点，为下一步确定患儿发热的病因奠定基础。

二、体格检查

当为发热患儿进行体格检查时，首先要观察一般情况及意识状态，并且在体格检查的过程中注意是否有皮疹，淋巴结肿大，皮肤、黏膜出血点，血管杂音，心脏杂音，肝脾肿大，局部压痛等重要体征。部分发热患者在疾病初期并未体现某些异常体征，随着疾病的进展可能会出现，因此，病因未明的发热患者需要负责医师反复进行体格检查，并动态观察体征的变化，有助于病因的发现。

【分析】本例患者体温：38.1℃，心率：110次/分，呼吸频率：20次/分，精神反应可，热性面容，呼吸平稳，皮肤黏膜无皮疹，浅表淋巴结未触及异常肿大，咽部充血，扁桃体Ⅱ度肿大，颈软，双肺听诊呼吸音粗糙，左肺可闻及细湿啰音，心音有力，节律齐，各瓣膜区未闻及杂音，腹部平软，全腹无压痛及反跳痛，肝脾肋下未触及，肠鸣音正常，双下肢无水肿，生理反射存在，病理反射未引出。提示：呼吸道感染。

三、小儿发热的辅助检查

1. 常规检查

（1）血常规：白细胞总数增高，中性粒细胞核左移，中性粒细胞胞质内有中毒颗粒出现，多见于细菌感染；嗜酸粒细胞计数增高，需注意过敏性疾病或寄生虫疾病；异型淋巴细胞的出现及单核细胞、淋巴细胞增多，常提示病毒性疾病，如EB病毒感染、巨细胞病毒感染等；外周血中出现原始或幼稚细胞，提示恶性血液系统疾病可能。

（2）尿常规：尿中白细胞增高或镜检见到成堆脓细胞，有助于尿路感染的诊断；尿中蛋白阳性，需注意热性蛋白尿或肾病综合征可能；尿液镜检见到畸形红细胞增多，提示急性肾小球肾炎可能。

（3）大便常规：大便镜检见到脓细胞及红细胞，提示肠道感染性疾病可能，如急性肠炎、细菌性痢疾等；大便镜检见到虫体、虫卵可诊断寄生虫病；大便镜检见到阿米巴滋养体，有助于诊断阿米巴痢疾。

2. PPT试验或结核感染T细胞检测 长期发热、午后低热、乏力、消瘦及有慢性咳嗽者，或有结核接触史者，应常规检查，有助于结核感染的诊断。

3. 红细胞沉降率（血沉） 炎症、风湿免疫性疾病、恶性肿瘤等疾病时，血沉增快。

4. 体液及分泌物培养 尿中培养出细菌，有助于尿路感染的诊断；血或骨髓中细菌培养阳性，有助于败血症或脓毒症的诊断；脑脊液中培养出细菌，可确诊细菌性脑膜炎；胸腔积液结核杆菌培养阳性，可确诊结核性胸膜炎；腹腔积液培养阳性，可明确腹腔感染病原体；便培养阳性，可确定肠道感染的病原体，如沙门菌、大肠埃希菌等；咽拭子及痰培养阳性，可协助呼吸道感染的病原体诊断。

5. 血清抗体检查 抗链球菌溶血素"O"滴度升高，有助于风湿热、链球菌感染的诊断；支原体抗体阳性及滴度升高，支持支原体感染的诊断；EB病毒抗体阳性，有助于传染性单核细胞增多症的诊断；肥达反应阳性，支持伤寒和副伤寒的诊断。

6. 免疫功能检查 免疫球蛋白和T淋巴细胞亚群测定有助于原发性或继发性免疫缺陷病的诊断，如X连锁无丙种球蛋白血症、慢性肉芽肿病等。对反复感染的患儿，应注意此项检查。

7. 骨髓细胞学检查 可协助诊断血液系统疾病及恶性肿瘤性疾病，如白血病、再生障碍性贫血、噬血细胞增多症、恶性组织细胞病等。

8. 活体组织检查（简称活检） 淋巴结活检有利于坏死性淋巴结炎、淋巴瘤等疾病的诊断；肌肉活检可协助皮肌炎、肌营养不良等疾病的诊断；皮肤印片或局部活检可确诊朗格汉斯组织细胞增生症。心肌细胞活检可确诊病毒性心肌炎。

9. 影像学检查 胸部X线检查，可协助肺部感染性疾病的诊断；肺部CT检查有助于粟粒性肺结核、肺脓肿等疾病诊断；胸腹部B超可明确胸腔和腹腔积液的诊断；腹部MRI检查可诊断腹腔病变，特别是膈下、腹腔深部脓肿、腹膜后肿瘤及脓肿等疾病。

10. PET-CT 在常规辅助检查不能获得明确病因时，可以考虑此项全身影像学检查，以获得隐藏的发热病因线索。

【辅助检查】白细胞：15.2×10^9/L，中粒细胞百分率：65%，淋巴细胞百分率：23%，单核细胞百分率：10%，血红蛋白：112 g/L，血小板：335×10^9/L。

【分析】面对小儿发热患者，作为一名全科医师，在取得详细、准确的病史资料后，要细致、耐心地进行全面的体格检查，给出初步印象诊断。然后根据印象诊断，选择常见的辅助检查，如血、尿常规，胸部X线片等，避免重复检查及有创、昂贵的检查。如果仍不能明确病因或治疗效果不佳时，应该及时转诊，以保证患儿生命安全为首要目标。

本例患儿，表现为发热、咳嗽的呼吸道感染症状，体格检查中左肺可闻及细湿啰音，结合辅助检查结果，考虑肺炎可能性大，进一步完善胸部X线检查，结果如下（图3-1-1）：双侧胸廓对称，纵隔气管居中，左肺下叶可见淡片状阴影，心影大小形态正常，肋骨走行未见异常，双膈面光整，双侧肋膈角锐利。诊断：左肺炎。

该患儿目前诊断较为明确，确诊为：左肺支气管肺炎。

四、小儿发热的治疗原则

小儿发热的治疗原则是在积极寻找病因的基础上，进行发热管理。发热管理的主要目标是减轻发热所致的不适，即改善舒适度，而不是单纯恢复正常体温；在某些特

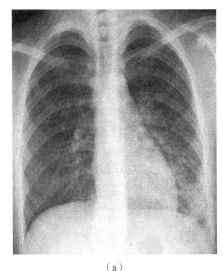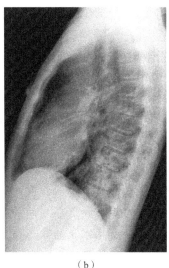

（a）　　　　　　　　　　　　　（b）

图 2-3-1　胸部正侧位片

殊情况下，为保护脏器功能，应积极降温；同时查找并治疗引起发热的原因。

1. 控制体温　对于原因不明的发热患儿，在积极寻找病因的同时，可以采取降温措施，体温超过 38.5℃ 时应给予物理降温及退热药物应用。

（1）物理降温：降低环境温度、解开衣被、多喝温开水、洗温水浴均可增加散热，起到降温作用，一般可使体温下降 0.5～1.0℃，但维持时间不长，需要持续或反复进行。也可以用冷毛巾、冰袋、冰帽等在额部、颈部、腋下及腹股沟体表大血管处湿敷，或应用冷生理盐水灌肠等，可达到暂时降温效果，但是建议在专业医护人员指导下或在医院内进行。

（2）药物降温：小儿发热时应用解热镇痛药物应遵循基本原则（5R 原则），即合适的患者（right patient）、合适的药物（right drug）、合适的剂量（right dose）、合适的给药时间（right time）和合适的给药途径（right route），同时要综合考虑患儿的年龄、肝肾功能状态、药物间相互作用和特殊情况下应用问题等。目前推荐用于小儿的解热镇痛药物有以下几种。①布洛芬：适用于 6 个月龄及以上小儿，给药途径有口服、栓剂和静脉，常用剂量为 5～10 mg/kg，起效时间 <1 h，达峰时间 3～4 h，作用持续时间 6～8 h。②对乙酰氨基酚：适用于 2 个月龄及以上小儿，给药途径有口服和栓剂，常用剂量为 10～15 mg/kg，起效时间 <1 h，达峰时间 3～4 h，作用持续时间 4～6 h。

小儿解热镇痛药临床应用时还需要注意：2 个月龄以下的婴儿、新生儿禁用解热镇痛药；不推荐对乙酰氨基酚和布洛芬联合或交替使用；不推荐解热镇痛药与含有解热镇痛药的复方感冒药合同；长期发热患儿的退热治疗不是主要目的。

2. 支持治疗　对于发热时间长的患儿，因长期入量及热卡摄入不足，应酌情给予支持治疗，如静脉高营养等，维持水、电解质平衡及热量需要。

3. 抗感染药物的应用　如果不能获得病原学证据，但临床高度怀疑感染的情况下，需分析可能的感染部位，进行经验性的病原学判断，严格把握抗感染药物的使用指征。

4. 糖皮质激素的应用　糖皮质激素对大多数病因引起的发热均有良好的退热作用，但是不建议用于病因未明的发热患儿，仅可用于休克、多器官功能衰竭及严重炎症反应综合征等治疗。

【分析】本例患儿给予抗感染、支持对症治疗后，临床症状和体征消失，复查血常规恢复正常，达到临床治愈标准。

在对发热患儿进行诊治时，要注意小儿发热时除了经口摄入量减少之外，其活动、睡眠和行为等方面也会发生不同程度的改变。推荐发热患儿使用退热药正是基于舒适度提高后随之而来的活动和喂养方面的改善，减轻烦躁和改善患儿的整体状况，也可以在一定程度上减轻患儿家属的焦虑与担忧。同时，作为一名全科医师，认真评估发热患儿病情和不适程度，有利于早期识别危重征象，及时干预和转诊，缓解不适症状，使患儿安全，相对舒适地度过急性发热期。

五、小儿发热的临床诊疗思维

1. 详细收集临床资料　作为全科医师，收集临床资料时应该做到全面、细致、耐心，不遗漏、不诱导、不难堪。

（1）详细询问病史：对发热患儿进行病史采集时需注意：患儿的年龄、来源（地域）、起病是否急骤、热型及时间规律、发热前有无诱因、发热是否有各器官和系统的伴随症状、治疗用药情况及用药后反应、是否来自疫区、当地流行病及地方病特点、既往身体状况及疾病史、预防接种史、家族性疾病史、传染病接触史及家庭史（如护理人员身体状况、家庭居住环境）等。

（2）全面系统的体格检查：小儿发热体格检查时尤其需要注意精神状态、肝脾淋巴结检查、皮肤检查（有无皮疹、出血点、皮下结节、黄疸等）、心肺腹查体及关节外形和活动度检查。

（3）必要的辅助检查：对于长期发热的患儿应常规检查血细胞分析、尿常规、大便常规、C反应蛋白、抗"O"、血沉、PPD试验、胸部X线检查，然后根据病史、体格检查结果和常规辅助检查结果的分析，进行下一步较特异性辅助检查项目的选择。如果怀疑细菌性感染，可进一步完善各种体液标本（如血液、尿液、胸腔积液、腹腔积液、关节腔积液、脑脊液等）的细菌培养和鉴定；如果怀疑病毒性感染，可进一步完善病毒分离、核酸检测和血清学抗体检测；如果怀疑传染性疾病，可进一步完善病原学检测，血清特异性IgM抗体测定、肥大反应、冷凝集实验、结核感染T细胞检测、嗜异凝集反应等；如果怀疑寄生虫感染，可进一步完善皮肤试验等；如果怀疑恶性肿瘤，可进一步完善骨髓细胞学检查、放射性核酸扫描、PET-CT等检查；如果怀疑免疫缺陷类疾病，可进一步完善免疫细胞分析、基因检测等检查。必要时还可以行支气管镜、胃镜、肠镜、胸腔镜、腹腔镜、组织细胞活检术等检查。完善辅助检查需遵循从简到繁、从易到难、从一般到特殊、从无创到有创的原则，尽量避免不必要的检查，以减轻患儿及家长的痛苦和经济负担。

2. 认真分析临床资料 作为全科医师，要对临床资料进行综合分析，依据病史、查体及初步辅助检查结果，逐步缩小诊断范围，最后通过一些较特异性的检查手段予以确诊。

（1）年龄特点：不同年龄段小儿的常见发热病因是不同的。由于小儿免疫发育的特点，出生后免疫系统的功能是逐渐完善的，所以小儿发热以感染性发热最为常见，年龄越小，感染性疾病发病率越高，而结缔组织病和变态反应性疾病多见于年长儿。小儿发热中容易被遗漏的感染性疾病有：中耳炎、鼻窦炎、尿路感染和中枢神经系统感染等。

（2）起病急缓和热程：小儿急性高热多为上呼吸道感染、急性肠炎、尿路感染、出疹性疾病或中枢神经系统感染等感染性疾病。长期发热（数周），有乏力、寒战等症状，经足量足疗程抗生素治疗后发热终止，其他伴随症状亦消失，有利于细菌感染性疾病诊断。长期发热（数月），呈进行性消耗、衰竭者，以肿瘤性疾病多见。热程达数月甚至数年，发热反复发作，无毒性症状，发热间隔期一般状态良好，多以结缔组织病常见。

（3）热型：某些发热性疾病有其特殊的热型，如小儿腺病毒肺炎多为稽留热，但是近年来，由于抗生素的广泛使用、菌株的变异、糖皮质激素及退热药的应用等，使得某些疾病的特殊热型变得不再典型，同时由于个体反应的差异也使得热型不典型，如新生儿在感染性发热时可无发热或仅表现为低热。

（4）伴随症状及体征：一般来说，小儿发热伴有某个系统的症状或体征时，多提示所在系统或器官病变的可能性较大。如发热伴有流涕、咽痛可能是上呼吸道感染；伴有咳嗽、喘息可能是肺部感染；伴有呕吐、稀便可能是急性肠炎；伴有黄疸、厌食可能是病毒性肝炎；伴有尿频、尿痛可能是泌尿系感染；伴有心悸、气促可能是病毒性心肌炎；伴有头痛、抽搐甚至昏迷可能是中枢神经系统感染；发热伴有多系统、多脏器损害大多提示结缔组织病。但是需要注意的是小婴儿的伴随症状常常缺乏特异性，不同系统疾病可能表现为相似的伴随症状，如发热伴恶心、呕吐可能呼吸系统疾病如肺炎所致，也可能是消化系统疾病如肠炎导致，还可能是神经系统疾病如脑炎引发，在鉴别诊断时需特殊注意。

3. 密切观察治疗反应 作为全科医师，在临床诊治过程中一定要密切观察治疗反应，这对小儿发热的某些疾病具有一定的诊断价值。如果经过规律、足量、足疗程抗生素治疗后患儿发热仍无好转，应怀疑非感染性疾病的可能；如果长期应用抗生素治疗但热不退，同时缺乏其他阳性体征和辅助检查阳性结果，需注意药物热的可能。

（王亚君）

第二节　小儿咳嗽

【病例】患儿张某，男，10岁，以"反复咳嗽，喘息2个月，加重2天"为主诉于2020年10月15日入院。

【思考】作为全科医师，如何接诊以咳嗽为主诉的患儿？如何进行诊断及鉴别诊断？进一步检查有哪些？如何制订诊疗计划？

咳嗽（cough）是小儿临床疾病中最常见的症状之一。咳嗽是一种反射性防御动作，可以清除呼吸道内分泌物和异物；也可以是一种病理性状态，是小儿呼吸系统疾病的常见症状之一，如咳嗽可使呼吸道感染扩散，剧烈咳嗽可以诱发咯血和自发性气胸等。

一、小儿咳嗽的病史采集

小儿咳嗽按时间分为3类。①急性咳嗽：病程在2周之内；②迁延性咳嗽：病程在2～4周；③慢性咳嗽：病程超过4周。小儿慢性咳嗽又可以分为特异性咳嗽（specific cough）和非特异性咳嗽（non-specific cough）。特异性咳嗽指咳嗽伴有能够提示特异性病因的其他症状或体征，即咳嗽是这些诊断明确的疾病症状之一；非特异性咳嗽指咳嗽为主要或唯一表现，胸部X线片未见明显异常的慢性咳嗽。

小儿咳嗽按性质分为2类。①干性咳嗽：指咳嗽时不伴有痰液或痰量极少；②湿性咳嗽：指咳嗽时伴有痰液。

咳嗽是小儿最常见的临床症状之一，其病因复杂且涉及面广，特别是胸部影像学检查无明显异常的慢性咳嗽，因诊断不明确，患儿需要反复进行各种检查，或者长期大量使用抗菌药物和镇咳药物，收效甚微并产生诸多不良反应，对患儿及其家长的工作、学习和生活质量都造成严重影响，同时也带来了严重的经济负担。

咳嗽的病因很多，除呼吸系统疾病外，心血管系统疾病、神经因素、某些药物和心理因素等都可以引起咳嗽。小儿咳嗽的病因与成人不完全相同，其具有复杂性和个体差异性。按咳嗽的伴随症状分类如表2-3-3所示。

表2-3-3　小儿咳嗽疾病的分类

伴随症状	疾病
咽喉部不适	慢性咽炎、急性喉炎、慢性喉炎、喉结核、鼻窦炎等
咯血	支气管扩张、肺结核、肺和胸膜阿米巴病、肺真菌病、风湿性肺炎、特发性肺含铁血黄素沉着症、肺充血、肺水肿、Kartagener综合征、肺吸虫病、肺包虫病、钩端螺旋体肺炎、肺出血-肾炎综合征、肺部肿瘤等

伴随症状	疾病
呼吸困难	肺炎、呼吸道异物、支气管哮喘、化脓性胸膜炎、气胸、脓气胸、急性支气管炎、急性肺血吸虫病、卡氏肺囊虫病等
发热	急性上，下呼吸道感染，肺结核、胸膜炎等
胸痛	肺炎、胸膜炎、自发性气胸等
脓痰	支气管扩张、肺脓肿、肺囊肿合并感染、支气管胸膜瘘等
哮鸣音	支气管哮喘、心源性哮喘、弥漫性泛细支气管炎、气管与支气管异物等
杵状指（趾）	支气管扩张、慢性肺脓肿、脓胸、先天性心脏病等
其他	百日咳、主动脉瘤、纵隔肿瘤及胸骨后甲状腺肿大、外耳道疾病、习惯性咳嗽、黏液黏稠病、胃食管反流、纤毛不动综合征、囊性纤维化等

不同年龄段小儿慢性咳嗽的病因不同，这是儿童有别于成人的重要特征。不同年龄小儿慢性咳嗽的常见病因如表2-3-4。

表2-3-4　不同年龄小儿慢性咳嗽常见病因

年龄	疾病
新生儿及婴儿（<1岁）	先天畸形（气管软化、开口异常、大血管畸形、原发性纤毛不动综合征），先天和新生儿感染（病毒性肺炎、风疹、巨细胞病毒等），误吸（牛奶、胃内容物、唾液等）等
婴幼儿及学龄前期（1～6周岁）	呼吸道感染和感染后咳嗽，咳嗽变异性哮喘，上气道咳嗽综合征，迁延性细菌性支气管炎，胃食管反流，吸入异物，化脓性肺疾病，支气管扩张等
学龄期（>6周岁至青春期）	咳嗽变异性哮喘，上气道咳嗽综合征，心因性咳嗽，支气管肺炎等
各年龄段共有	慢性支气管炎，支气管哮喘，百日咳，囊性纤维化等

【问诊】主要症状及发病时间、诱因及时间和规律，但要避免诱导式问诊。

【分析】该患儿咳嗽为2个月内反复出现咳嗽、喘息，多于感冒后出现，偶有运动后咳喘，考虑为慢性支气管炎、支气管哮喘、支气管扩张、肺结核等疾病可能性大。

小儿咳嗽的性质、咳嗽的时间和规律、咳嗽时声音的特点基本与成人相同。咳嗽痰液的性质可分为黏液性、浆液性、脓性和血性痰。黏液性痰多见于急性支气管炎、支气管肺炎、支气管哮喘和大叶性肺炎等疾病的初期，也可见于慢性支气管炎、肺结核等疾病；浆液性痰多见于肺水肿、肺泡细胞癌等；脓性痰多见于化脓性细菌性下呼吸道感染，如肺炎、支气管扩张、肺脓肿等；血性痰是由于呼吸道黏膜受侵害、损害毛细血管或血液渗入肺泡所致，上述各种痰液均可带血。

急性呼吸道炎症时痰量较少，婴幼儿由于不会将痰液吐出而导致咳出的痰量较少；痰量多常见于支气管扩张、肺脓肿和支气管胸膜瘘等疾病，且排痰与体位有关；日咳数百至上千毫升浆液泡沫痰应考虑肺泡细胞癌的可能。痰的颜色与气味：铁锈色痰为典型肺炎球菌肺炎的特征；黄绿色或翠绿色痰提示铜绿假单胞菌感染；金黄色痰提示金黄色葡萄球菌感染；痰白黏稠且呈拉丝状提示有真菌感染；大量稀薄浆液性痰中含粉皮样物提示棘球蚴病（包虫病）；粉红色泡沫样痰是肺水肿的特征；恶臭痰提示有厌氧菌感染。

【问诊】

本病例患者2个月内反复出现咳嗽、喘息，多于感冒后出现，偶有运动后咳喘，经抗感染治疗后咳喘可消失，但反复发作，发作间期患儿日常活动正常，近2个月共发作4～5次。此次患儿再次于2天前因感冒后出现咳喘，口服抗生素及感冒药（具体不详）后症状无好转。个人史及家族史：G1P1，足月顺产，新生儿期体健，生长发育史正常，预防接种史正常，患儿父亲有支气管哮喘病史。既往史：婴幼儿期有反复湿疹病史，平素易患"感冒"。

【分析】本例病例中，患儿咳嗽病程超过4周，为慢性咳嗽，伴有喘息，家族史中有支气管哮喘病史，故初步考虑支气管哮喘可能性大。

二、小儿咳嗽的体格检查

体格检查是诊断疾病的必要步骤，咳嗽、咳痰患者主要进行肺部和心脏查体，首先是观察一般状态和意识情况，主要是发育、营养、面容、表情、神志、体位、步态、精神状态、语言，还有观察是否有淋巴结肿大、咽部红肿、杵状指（趾）。当出现杵状指（趾）常见于支气管扩张、慢性肺脓肿、支气管肺癌、脓胸等。

其次进行胸部查体，胸廓形态、肋间隙宽度、语颤、胸膜摩擦感、肺部叩诊，主要是肺部听诊，呼吸是否规整，呼吸音的性质和部位，是否有啰音、胸膜摩擦音，当出现哮鸣音多见于支气管哮喘、心源性哮喘、慢性阻塞性肺疾病、弥漫性泛细支气管炎、气管与支气管异物等。局限性哮鸣音可见于支气管肺癌。

再次进行颈部、心脏查体，颈静脉是否充盈，肝颈静脉回流征是否阳性，心脏方面视诊心前区有无隆起、心尖冲动位置，触诊有无心包摩擦感，心脏叩诊相对浊音界，听诊心音、杂音、额外心音等。

【分析】本例患儿呼吸略促，口唇及皮肤黏膜无发绀，双肺听诊呼吸音粗糙，可闻及哮鸣音，心音有力，节律齐，各瓣膜区未闻及杂音。支持支气管哮喘诊断。

三、小儿咳嗽的辅助检查

1. 影像学检查　咳嗽的患儿应常规行胸部X线检查，如果不能明确诊断或病情复杂的患儿，可行胸部CT检查、肺部CT三维重建、胸部大血管造影、心血管造影等检查。

2. B超检查　胸部B超可协助诊断大叶性肺炎、胸腔积液、肺脓肿等疾病。

3. 血常规　如白细胞总数增高，中性粒细胞核左移，多见于细菌感染，需注意有无细菌性上、下呼吸道感染疾病；如嗜酸粒细胞计数增高，需注意有无咳嗽变异性哮喘或支气管哮喘可能。

4. 血清支原体抗体检测　肺炎支原体IgM抗体由阴性转为阳性，或抗体滴度>1∶160，多提示支原体的现症感染。

5. 血清总IgE、特异性IgE和皮肤点刺试验　对怀疑与过敏相关的慢性咳嗽患儿，了解患儿是否有特应性体质等有一定的参考价值。

6. 痰涂片及培养检查　痰涂片阳性可协助鉴别呼吸道细菌性感染；痰抗酸染色涂片阳性有助于肺部结核感染的诊断；痰细菌或真菌培养阳性可帮助确诊肺部细菌或真菌感染性疾病。

7. 肺功能检查　5岁以上慢性咳嗽小儿应常规进行肺通气功能检查，并可根据检查结果及支气管舒张试验或支气管激发试验，协助咳嗽变异性哮喘、非哮喘性嗜酸粒细胞性支气管炎和过敏性咳嗽的诊断和鉴别诊断。

8. 支气管镜检查　对不明原因咳嗽的患儿可行支气管镜检查，有助于发现先天气道发育畸形、气道异物（包括气道内生异物、痰栓等）等疾病；同时可对大叶性肺炎等疾病进行灌洗治疗。

9. 诱导痰或支气管肺泡灌洗液细胞学检查和病原微生物分离培养　可以明确或提示呼吸道感染病原。

10. 鼻咽喉镜检查　对怀疑有鼻炎、鼻窦炎、鼻息肉、增殖体肥大/肿大导致咳嗽的患儿，可行鼻咽喉内镜检查以明确诊断。

11. 24 h食管下端pH监测　怀疑胃食管反流导致咳嗽的患儿，此项检查是诊断的金标准。

12. 呼出气一氧化氮（NO）测定　NO的升高与嗜酸粒细胞相关性气道炎症有关，可用于辅助诊断咳嗽变异性哮喘、嗜酸粒细胞性支气管炎等疾病。

13. PPT试验或结核感染T细胞检测　怀疑肺结核或有长期咳嗽病史或有结核接触史者，应常规检查，有助于结核感染的诊断。

【辅助检查】（自带）血常规：白细胞：$11.5×10^9/L$，中粒细胞百分率：41%，淋巴细胞百分率：35%，单核细胞百分率：9%，嗜酸粒细胞百分率：12%，血红蛋白：112 g/L，血小板：$375×10^9/L$。

【分析】作为一名全科医师，应该清醒地认识到咳嗽只是一个症状，要尽可能明确引起咳嗽的病因。诊断程序应从简单到复杂，从常见病到少见病。应重视年龄对小儿咳嗽可能病因的提示，应注意各病因引起咳嗽在24 h内的好发时相。诊断性治疗有助于小儿慢性咳嗽诊断，其原则是在无明确病因提示时，按咳嗽变异性哮喘、上气道咳嗽综合征和感染后咳嗽顺序进行诊断性治疗。

本例患儿咳嗽症状多由感染诱发，咳嗽伴有喘息，查体肺部可闻及哮鸣音，血分析化验中嗜酸粒细胞比例增高，均支持支气管哮喘诊断，需进一步完善胸部X线、肺功能、血清总IgE等相关检查以进一步确定诊断。本例患儿初步考虑支气管哮喘性大，进一步完善胸部X线检查及肺通气功能、支气管舒张试验检查，结果胸部X线检查提示双肺纹理增粗、紊乱，肺通气功能检查提示阻塞性通气功能障碍、支气管舒张试验阳性，故支气管哮喘诊断成立。

四、小儿咳嗽的治疗

儿童咳嗽治疗的关键在于病因治疗。处理原则是明确病因，针对病因进行治疗；病因不明者，可进行经验性对症治疗，包括调整生活方式、化痰、中药止咳、雾化吸入等。如果经验性治疗后咳嗽症状没有缓解，应重新评估。镇咳药物不宜应用于婴儿。

【分析】本例患儿经规律雾化吸入治疗后症状、体征消失，肺功能恢复正常，达到临床治愈标准。

作为全科医师，评估一名主诉为咳嗽的小儿患者时需要详尽的病史，特别注意咳嗽的持续时间和特点、家庭成员吸烟史、家庭环境、家庭成员职业因素、过敏史、喘息史、鼻窦炎和上感症状、胃部不适、气短等症状。通过仔细询问病史和体格检查能够缩小咳嗽的诊断范围、提供病因诊断线索，甚至得出初步诊断并进行经验性治疗，或根据病史提供的线索选择有关的检查，从而能更快地明确病因诊断。

五、小儿咳嗽的临床诊疗思维

1. 重视年龄对小儿咳嗽病因诊断的提示　不同年龄段小儿咳嗽的病因构成不同。呼吸道感染代表了各年龄段小儿急性咳嗽的最常见原因，特别是学龄前儿童。对于婴幼儿来说，还需要注意先天性疾病和误吸及呛咳。而对于学龄期儿童而言，支原体肺炎导致的咳嗽则更为常见。各年龄段儿童的细菌性肺炎也可以引起咳嗽，冬季为高发季节。当反复发作性咳嗽的各年龄段小儿有过敏症状、特应性体质或哮喘家族史时，应考虑支气管哮喘的可能。

2. 详细的病史采集　详细询问病史包括患儿年龄、咳嗽持续时间、咳嗽性质（如犬吠样、雁鸣样、断续性或阵发性、干咳或有痰咳嗽、夜间咳嗽或运动后加重等），有无打鼾，有无异物或可疑异物吸入史、服用药物史尤其是较长时间服用血管紧张素转换酶抑制剂、既往有无喘息史、有无过敏性疾病或过敏性疾病阳性家族史等，要注意患儿暴露的环境因素（如被动吸烟、环境污染、大气污染等）。病史采集时需注意：

（1）小儿咳嗽症状的特点：当小儿咳嗽为急性发作且伴有发热或急性感染症状时，多为病毒感染引起，这种咳嗽往往剧烈，伴有稀痰，夜间加重。在细菌或支原体感染的情况下，咳嗽是小儿最显著的症状，这种咳嗽可持续数小时、数天甚至数周，痰液往往呈黏稠状、淡黄色。上呼吸道感染或支气管炎所导致的咳嗽通常持续7~10 d，如果咳嗽持续超过14天，可能存在二重感染。如果小儿咳嗽伴有气短和双侧喘鸣，可能存在支气管哮喘，哮喘所致咳嗽没有或仅有少量黏液分泌，通常在午后或夜间加重，伴有喘息，可由特定的刺激物引发，而且更容易发生于有哮喘、过敏或特异性体质家族史的小儿中。继发于鼻后滴漏的急性或慢性咳嗽小儿应询问其是否有吞咽黏液（鼻涕）、是否经常清嗓子、咳痰及咳嗽清晨加重，体检可发现咽后壁黏液分泌、黏膜呈鹅卵石样改变，或可见鼻窦炎体征。夜间咳嗽伴有气短应考虑夜间阵发性呼吸困难或充血性心力衰竭。夜间咳嗽不伴有呼吸困难多提示过敏引起。另外，夜间减轻或消失的慢性咳嗽应考虑精神因素或"习惯性咳嗽"。下午或傍晚发作的咳嗽通常由哮喘或过敏引起，季节性明显的咳嗽强烈提示过敏导致。如果咳嗽的发生与进食巧克力、咖啡因或其他促进反流的食物有关，则需考虑胃食管反流的可能，运动诱发的咳嗽也可能由反流引起。

（2）小儿咳嗽的伴随症状：如果咳嗽伴有鼻涕增多、咽后疼痛或全身不适时，可能由病毒感染引起。如果咳嗽伴有发热、寒战、结膜炎、腹痛、头痛或胸痛提示细菌或支原体存在。如果咳嗽伴有发作性喘息和气短，可能是支气管哮喘导致。如果咳嗽伴有胃灼热或反射症状，需考虑胃食管反流可能。如果咳嗽伴有喉鸣，往往提示喉、气管上部或声门下部的异物或感染。如果咳嗽伴有打喷嚏、鼻黏膜水肿、结膜炎或眼痒，而且无法用其他原因解释时，可能由过敏导致。如果咳嗽伴有活动后呼吸困难，夜间或平卧位时症状加重，需考虑充血性心力衰竭所致。

（3）小儿咳嗽诱发和加重因素以及缓解因素：运动诱发的无法解释的咳嗽，即使没有典型的喘息也需考虑哮喘。过敏性鼻炎和慢性鼻窦炎导致的咳嗽夜间加重，因为夜间平卧位时会有更多的鼻腔分泌物进入喉咙。胃食管反流引起的咳嗽也会在夜间平卧位时加重，也可以因咖啡、茶、巧克力、酒精和运动诱发。对于过敏性鼻炎患儿，抗组胺药物治疗和（或）激素可以减少鼻部分泌，从而缓解咳嗽。如果咳嗽（特别是夜间咳嗽）可以通过吸入激素而缓解，可能是哮喘。

3. 全面的体格检查 注意评估患儿生长发育情况（包括体型）、呼吸频率、胸廓有无畸形、腭扁桃体和（或）增殖体有无肥大/肿大、咽后壁有无滤泡增生、有无分泌物黏附、有无发绀、杵状指等，尤其要注意检查肺部及心脏。肺部听诊要注意有无哮鸣音，干、湿性啰音或爆破音。心脏检查要注意有无心界扩大、期前收缩、器质性杂音等心脏体征。

4. 适宜的辅助检查 怀疑肺部感染性疾病导致的咳嗽可行胸部X线或肺部CT检查；怀疑支气管哮喘引发可咳嗽可行肺通气功能检查、支气管激发试验和（或）支气管舒张试验。怀疑先天性肺部疾病或气管发育异常等导致的咳嗽可行支气管镜检查或肺部CT三维重建。怀疑先天性心脏病引起的咳嗽可行超声心动图检查。怀疑大血管发育异常导致的咳嗽可行胸部和心脏大血管造影检查。怀疑鼻咽喉部疾病导致的咳嗽可行鼻咽喉内镜检查。怀疑过敏性疾病所致的咳嗽可行血清总IgE、特异性IgE和过敏原检查。怀疑胃食管反流导致的咳嗽可行24 h食管下端pH监测检查。

5. 注意少见疾病的诊断 小儿肺部肿瘤性疾病少见，支气管来源的肿瘤或肺癌患儿可在病程的某一阶段出现咳嗽症状。如果咳嗽伴有明显呼吸困难、呼吸频率加快、心动过速、四肢乏力、活动减少、房颤、胸膜摩擦音或咯血，需考虑肺栓塞的可能。

婴儿咳嗽需注意先天畸形可能，例如气管食管瘘或喉裂。有一种罕见且不易识别的慢性咳嗽是由于耳垢堵塞、外耳道异物或毛发引起，通过反射机制（耳-咳嗽）引起咳嗽，这种咳嗽是外耳道或鼓膜的刺激引发的。ACEI 和 β 受体阻滞药（包括 $β_2$ 受体阻滞药滴眼剂）可导致慢性干咳。当通过完整的病史采集和体格检查以及实验室检查仍找不出咳嗽的病因时，需考虑膈下病变（如脓肿或肿瘤）可能。如果慢性咳嗽找不到器质性原因，需考虑抽动-秽语综合征或其他精神因素，这类小儿夜间并不咳嗽，且通常可以通过训导令咳嗽停止，这种咳嗽几乎没有痰，同时为了引起别人的注意还会伴有其他症状（如挤眉、口角抽动、喉部异常发声等）的表现。

（王亚君）

第三节　小　儿　腹　痛

【病例】患儿7岁，女，以"阵发性腹痛13小时"为主诉，于2019年6月19日入院。

【思考】作为全科医师，如何接诊以腹痛为主诉的患儿？如何进行诊断及鉴别诊断？进一步检查有哪些？如何制订诊疗计划？

腹痛（abdominal pain）是小儿常见的症状之一，多为腹腔脏器和组织的器质性或功能性病变引起，也可由腹外疾病引起，如大叶性肺炎、胸膜炎、败血症等。腹痛按发作的缓急可分为急性腹痛、慢性腹痛和复发性腹痛，按部位可分为腹内疾病和腹外疾病。腹痛是一种主观感觉，是躯体感觉神经和自主神经受刺激引起，前者分布于腹壁的皮肤、肌层、壁层和肠系膜根部，后者分布于腹腔内脏器。

一、小儿腹痛的病史采集

引起小儿腹痛的原因很多，诊断有一定的挑战性，询问病史及查体需注意以下方面。

（一）病史

1. 发病年龄　不同年龄小儿的常见腹痛病因各不相同，如新生儿以肠痉挛所致的腹痛最为常见，也有先天性消化道畸形所致的肠梗阻及胎粪性腹膜炎；婴儿期以肠炎、肠套叠、嵌顿疝为常见；在幼儿及儿童期则以肠炎、阑尾炎、溃疡等较常见，肠蛔虫、胆道蛔虫既往也为常见病因，但现在极少见到。

【分析】该患儿为7岁学龄儿童，从发病年龄考虑急性阑尾炎、急性胃肠炎、消化道溃疡病等可能性大，因此病史的询问需侧重于常见疾病的鉴别。

2. 发病时间及发病情况　起病的急缓和腹痛时间的长短，可提示病因。

【分析】经过询问病史,该患儿阵发性腹痛13 h,属于急性腹痛。

急性腹痛起病急骤、病程短,这些患儿首先要考虑外科急腹症,而急性阑尾炎多见于4～12岁小儿。

【分析】该患儿年龄7岁,属于好发年龄。起病时腹痛多位于脐周或上腹部,6～12 h转移到右下腹。进一步询问病史,该患儿虽然没有典型的转移性右下腹疼痛,但考虑到儿童阑尾炎不典型,因此不能除外此病。

消化道溃疡虽然是慢性腹痛,但合并穿孔也可导致急性腹痛;因此仔细询问既往腹痛病史及其他疾病病史,是否长期口服药物等非常重要。

【分析】该患儿既往有原发免疫性血小板减少症(ITP)病史,口服激素治疗近1个月,停药1周余。既往有慢性腹痛病史(具体不详)。否认肝炎、结核病史及密切接触史。考虑到患儿有慢性腹痛病史,还有长期口服激素病史,此次急性发作腹痛,因此考虑激素副作用导致消化道溃疡引起的腹痛可能性最大。

过敏性紫癜的腹痛也可以表现为急性腹痛,并且可以合并肠套叠等外科急腹症,也是儿科常见的腹痛原因,因此也需要注意除外。该病多见于学龄儿童,根据典型的皮肤紫癜可确诊,约50%的患儿合并有消化道症状,腹痛,恶心、呕吐和血便,重者可合并肠套叠、肠穿孔、激素治疗可改善症状。因此查体时需格外注意有无皮疹。

3. **腹痛的性质** 腹痛的性质也为诊断提供重要的依据;阵发性剧烈绞痛多见于肠套叠、尿路结石、急性出血性坏死性肠炎等;持续性剧烈腹痛多见于肠胃穿孔、急性弥漫性腹膜炎等。钝痛多见于腹腔脏器肿胀,如肝脾肿大;隐痛多见于消化性溃疡,有时在持续性钝痛的基础上发生阵发性绞痛,多提示炎症伴梗阻。

【分析】该患儿腹痛为阵发性疼痛,可以忍受,因此判断患儿为持续性钝痛或隐痛,以此考虑患儿消化性溃疡可能性大。

4. **腹痛的部位** 一定的部位的腹痛与该处脏器疾病有关,且最先腹痛的部位,大多是病变所在部位。如胃溃疡疼痛在中上腹;不固定的疼痛,多见于肠道疾病;某些疾病有特殊的转移性腹痛,如阑尾炎,疼痛最早可在脐周或上腹,以后转移至右下腹。

【分析】该患儿腹痛位于上腹部,无明显扩散,根据解剖部位,考虑胃部疾病的可能性大。

5. **腹痛的诱因** 有些腹痛可通过病史问出诱因,如消化不良、急性胃肠炎、细菌性痢疾等多有不洁饮食病史。药物引起的腹痛可查出服药史;过敏性紫癜有时可查出接触过敏原病史。因此诱因的询问也是病史询问的主要方面。

6. **腹痛伴随症状** 伴随症状常常为诊断提供重要的依据,因此病史询问时需特别注意,也是腹痛患者询问病史最主要的内容。主要的伴随症状如下。

(1)发热:起病即有发热,提示为炎症性疾病;病初不发热,以后发热者,多为继发感染。

(2)呕吐:一般腹内脏器炎症或全身感染引起的呕吐,多在疾病的早期发生,呕吐次数不多,呕吐物为胃内容物。高位肠梗阻呕吐出现早,多为胃内容物;低位肠梗阻呕吐出现较晚。呕吐物的性状与病变部位和性质有关，胆汁性呕吐物提示为十二指肠壶腹以下梗阻；呕吐物带粪臭提示结肠梗阻；伴反酸、嗳气则提示胃、十二指肠溃疡。

（3）排便及排气：出现腹痛后无排便及排气，而呕吐频繁、腹胀（亦可无腹胀）应考虑不同部位的肠梗阻；腹痛伴腹泻提示消化吸收障碍或肠道炎症；肠套叠可排除果酱样或深红色黏液血便。该病在儿童中常见；腹型过敏性紫癜亦有血便，常伴有皮肤紫癜，可先于腹痛前或出现在腹痛之后数日。

（4）黄疸：可见于肝胆炎症或梗阻性疾病，如伴有进行性贫血，应考虑溶血性黄疸。

（5）泌尿系统症状：有尿频、尿痛，并出现脓尿或血尿，多系泌尿系感染或结石，如同时有尿流中断，应考虑膀胱结石。

（6）呼吸系统症状：咳嗽和（或）气促可见于上呼吸道炎并发肠系膜淋巴结炎或大叶性肺炎（腹痛常位于病变同一侧）。

【分析】该患儿不伴有发热，有恶心、腹胀，无呕吐，排黑色大便一次，量约 50 g，随后自觉头晕，乏力。不伴有下肢皮疹，无尿频、尿痛。无咳嗽、气促。考虑患儿存在上消化道出血的可能。

二、小儿腹痛的体格检查

详细的体格检查也是对诊断必不可少的，检查前应通过玩具等尽量消除患儿紧张焦虑情绪，可以在入睡和喂奶时进行，年长儿可沟通后进行。

1. 观察患儿表情　感染中毒或水电解质紊乱的患儿可有精神萎靡。烦躁不安、辗转不宁者多见于胃肠梗阻或寄生虫病。强迫体位或移动体位时疼痛加重提示腹膜受累，如阑尾炎、腹膜炎等。

2. 一般情况　生命体征（体温、呼吸、心率、血压），体温高提示炎症所致，伴呼吸急促者提示可能是肺炎或胸膜炎。

3. 腹部查体　小儿腹痛，腹部查体是重点，应仔细而耐心地进行检查，动作应轻柔。

（1）视诊（inspection）：注意患儿的姿势和腹部形态。腹壁皮肤有无异常、腹部是否平坦、有无腹式呼吸受限、腹胀、腹部外伤、腹壁肿块、胃肠型和蠕动波等。如腹式呼吸受限表示腹内炎症，见于腹膜炎；全腹胀可能为低位肠梗阻、肠麻痹和弥漫性腹膜炎。

（2）触诊（palpation）：触诊小儿腹部时，需双手暖和，态度和蔼，尽量消除小儿恐惧心理所造成的人为肌紧张。婴幼儿可在喂奶时从背侧进行检查，对极不合作的小儿可于入睡后或用镇静剂后再进行检查。检查时患儿平卧双膝屈曲位，非痛区逐步移向疼痛部位，左右上下对比，确定腹痛部位、范围、程度，确定压痛最大部位，比较腹痛剧烈与缓解有无不同，浅层、中层、深层有无不同，有无腹膜刺激征（肌紧张、压痛、反跳痛）、包块和肝脾肿大。如腹部平坦，腹肌柔软，无压痛及反跳痛，或压迫后腹痛可减轻，则系内科性腹痛；如腹部膨胀、腹肌紧张、有压痛（特别是固定压痛点多提示疼痛部位即病变部位）如同时合并全腹反跳痛，则多系腹膜炎症。

（3）叩诊（percussion）：检查肝浊音界、移动性浊音、肾区叩击痛等，肝浊音界消失或缩小者，可能为肠穿孔；移动性浊音（＋）提示有腹腔积液。

（4）听诊（auscultation）：主要听肠鸣音，正常5次/分，肠鸣音减弱提示肠麻痹或化脓性腹膜炎；肠鸣音亢进以及听到气过水声或金属音要注意机械性肠梗阻。

（5）其他检查：以腹部查体为中心的全面体格检查，包括皮肤、淋巴结、口咽、心脏、肺部、肛门、泌尿系和外生殖器等体检。

【分析】查体应重点关注：体温有无升高，是否有皮疹，面色、口唇有无苍白，腹部查体应仔细，注意有无腹胀、腹部包块及腹部压痛、反跳痛、肌紧张等，排除外科情况。

本例患儿体重：23 kg，一般状态欠佳，面色略苍白，腹软，未见肠型及蠕动波，无腹壁静脉曲张，剑突下压痛（＋），无反跳痛及肌紧张，未扪及包块，肝脾肋下未触及，移动性浊音（－），肠鸣音活跃。考虑存在上消化道病变。

三、小儿腹痛的诊断及鉴别诊断

鉴别各种腹痛的要点首先要确定腹内疾病还是腹外疾病，外科性腹痛（急腹症）还是内科性腹痛。

1. 外科性腹痛（急腹症） 急性阑尾炎（acute appendicitis）：急性阑尾炎是儿童腹部手术的最常见原因。多见于4～12岁小儿，乳儿少见。起病时腹痛多位于脐周或上腹部，6～12 h转移到右下腹。多为持续性钝痛，并间以较剧烈阵痛。恶心与呕吐常在腹痛开始后数小时发生，初为食物，以后可呕吐胆汁，一般呕吐次数不多，若呕吐频繁，则应考虑其他疾病。如胃肠炎、肠梗阻等。此外可有便秘或腹泻。阑尾位置贴近膀胱可有尿频。多有发热，体温在38.0℃左右，个别可在起病时即有39.0℃以上的高热，腹部检查显示右下腹麦氏点有明显压痛，并伴有肌紧张或强直，但婴幼儿肌紧张可不明显，压痛及反跳痛常表现为啼哭及右下肢上屈，肛门指检示直肠右侧疼痛。外周血象白细胞增高，常在（10～15）×10⁹/L，中性粒细胞百分比增高，但体弱儿可无反应。非典型表现在学龄前儿童中尤为多见，易发生阑尾穿孔、脓肿形成和腹膜炎并发症。

【分析】该患儿为学龄儿童，腹痛需注意此病，患儿无典型的转移性有下腹疼痛，无呕吐，无发热，考虑该病的可能性不大。

肠套叠（intussusception）：肠套叠是婴儿期最常见的急腹症，多见于1岁以下的婴儿，尤以4～10个月龄常见。2岁以后肠套叠发生率急剧下降，男性较女性多2倍。肠套叠可发生于结肠或小肠的任何部位，其中以回结肠（即回肠末端套入结肠）最为多见（约占85%）。临床表现为阵发性腹痛，起病急，患儿突然哭闹不安，面色苍白，手足乱动、异常痛苦状，腹痛缓解期间可安静如常，如此反复发作，每次发作持续时间10～15 min，间隔15 min至12 h后再次发作。腹痛发作后即有呕吐，呕吐物先为奶块，后带胆汁，患儿常拒食。一般在起病后6～12 h内出现果酱样黏液血便。部分患儿虽未排血便，但肛门指检时手套上可染有带血的粪便。早期腹部柔软，在右上腹可触及腊肠样或香蕉样肿块，长4～5 cm，有弹性、稍有活动，可有轻度压痛。晚期病例多套叠部分较长，肿块可横贯腹部，但腹部检查时往往腹胀严重和腹肌紧张，且患儿烦躁哭闹，无法触及肿块，造成诊断困难。发病初期全身情况良好，如治疗不及时，肠壁血管供应可受损，导致肠缺血、肠穿孔，甚至危及生命。

【分析】该患儿为学龄儿童，不是肠套叠的高发年龄，无呕吐，无黏液血便，查体腹部无包块，因此考虑该病的可能性不大。

肠梗阻（intetinaal obstruction）：各种类型的肠梗阻都有可能出现腹痛，完全性机械性肠梗阻的患儿可能有阵发性腹痛或哭闹，不完全性机械性肠梗阻的腹痛可反复发生，呈阵发性不剧烈，绞窄性肠梗阻患儿可有阵发性剧烈腹痛。

【分析】结合该患儿临床表现，无频繁呕吐，无排便、排气停止，考虑该病可能性不大。

急性腹膜炎（acute peritonitis）：分为原发性和继发性，前者腹腔内无感染灶，后者继发于腹腔内脏器破裂、穿孔或灶性感染蔓延所致。腹膜面积几乎等于全身皮肤的面积，故弥漫性腹膜炎发生后，渗出液多，大量有毒物质被吸收，造成全身中毒症状。

其他疾病：嵌顿疝，卵巢肿瘤蒂扭转、新生儿胃穿孔等。

2. 内科性腹痛 溃疡病（ulceration）：各年龄均可发病，但3岁以下及10岁以上较多见。3岁以下以急性溃疡病多见，十二指肠溃疡与胃溃疡的发病数差异不大。10岁以上则以慢性溃疡病多见，其中绝大部分为十二指肠球部溃疡，男孩明显多于女孩。部分急性溃疡有长期服用激素醒时，症状多不典型，随着年龄的增长症状可趋明显。主要表现为上腹部疼痛、呕吐。消化道钡餐检查可见壁龛。幽门螺杆菌（HP）感染时血清HP抗体阳性，尿素呼气试验阳性。

【分析】该患儿处于溃疡病的好发年龄，既往有腹痛病史，有长期服用激素病史，腹痛以上腹部为主，结合以上资料，考虑该病可能性大。

婴儿肠绞痛（infant colic）：多发生于3个月内的婴儿。喂养不当、食物过敏以及中枢神经发育不完善被认为与本病有关，局部肠道痉挛致使发生急性排气障碍是发生绞痛的病理基础。其主要特点为多数于新生儿期第3周起病，3个月后自愈，男女无明显差别。典型者阵发性剧烈啼哭，入夜（下午6点）后开始，剧烈啼哭时面颊发红、口唇苍白、腹部紧张、双下肢蜷曲、双手握拳、持续5 min左右入睡，不久后反复发作，如此反复，可持续4 h。轻者仅晚间表现烦躁不安。本病应与肠套叠鉴别。处理方法按摩腹部、腹部热敷使之排气。

【分析】此病发生有明确的年龄倾向，该患儿不考虑此病。

急性肠系膜淋巴结炎（acute mesentery lymphadenitis）：肠系膜淋巴结炎是小儿再

发性腹痛最常见的原因，也是5岁以上儿童急性腹痛的主要原因，系病毒和细菌感染引起回肠部淋巴结的炎症，诊断标准：①上呼吸道感染或肠道感染史；②发热、腹痛、呕吐、腹泻或便秘。③腹痛发作间歇期多数患儿感觉良好，经解痉、保护胃黏膜等治疗无效；④腹痛以右下腹及脐周多见，部位不固定；⑤白细胞计数正常或轻度增高；⑥腹部彩色多普勒超声检查可证实。

【分析】该患儿处于该病的好发年龄，但无发热病史，腹痛部位是在上腹部，临床症状比较重，与该病不符，可行腹部彩超检查以鉴别。

腹型过敏性紫癜（abdominal type Henoch-schonlein purpura）多见于学龄儿童，根据典型的皮肤紫癜可确诊，约50%的患儿合并有消化道症状，腹痛，恶心、呕吐和血便，重者可合并肠套叠、肠穿孔、激素治疗可改善症状。该病也是学龄儿童腹痛常见的原因，有少数患儿可以腹痛起病，皮疹在后期出现或不出现，给诊断带来一定的困难。

【分析】本例患儿仅根据临床表现不能除外此病，需要在治疗过程中进一步观察是否有皮疹出现。

其他疾病：肠道蛔虫症，急性胰腺炎，尿路结石新生儿小肠炎等。

【分析】患儿体温正常，无感染征象，生命体征平稳。患儿面色略苍白，示贫血貌。可能存在活动性出血，需动态观察患儿生命体征及血红蛋白情况。皮肤、黏膜无出血点、皮疹，浅表淋巴结及肝脾无肿大，排除血液系统疾病及过敏性紫癜表现。无腹胀，腹部包括，无腹膜刺激征，排除外科急腹症情况。患儿剑突下压痛阳性，有服用激素病史，结合年龄及既往腹痛病史，应高度怀疑消化性溃疡。

四、小儿腹痛的辅助检查

对于突发腹痛的病因诊断，辅助检查也是主要手段之一，它可以补充病史与体格检查中存在的不足，也对患者的病因分析、诊断及鉴别诊断具有重要的价值。

1. 化验检查　血、尿、便三大常规检查：血常规白细胞计数和分类对炎症引起的腹痛的诊断有较大帮助；尿常规可确定有无泌尿系感染；便常规检查有助于肠内感染和肠套叠的诊断，大便寄生虫检查可以确立肠道寄生虫病的诊断。

根据伴随症状进行相关检查：如怀疑胰腺炎时应进行血、尿淀粉酶的检测；伴黄疸的应行肝功能检测；伴有呼吸道症状可行肺炎支原体、CRP等检查。怀疑消化道溃疡需行HP相关检查。

2. 影像学检查　腹部X线检查可明确肠梗阻、肠穿孔等诊断；腹部超声检查可用于肠套叠、腹腔积液、肿块等。腹部CT检查有助于肝胆疾病、恶性肿瘤的诊断；胃肠钡餐检查可用于消化道溃疡诊断；胃镜、肠镜检查可用于溃疡、息肉等诊断；ECT检查用于梅克尔憩室。空气和钡剂灌肠可证实肠套叠、肠息肉的诊断。

【分析】通过上述查体合病史初步判断消化性溃疡的诊断，患儿伴有黑便，面色略苍白，需注意消化道出血，完善血常规、血型、大便常规＋隐血、腹部彩色多普勒、

^{13}C 呼气试验、胃镜检查；同时应行肝肾功能、血、尿淀粉酶、凝血功能、感染相关指标等。该患儿检查结果如下：

辅助检查：血常规：白细胞 8.2×10^9/L，中性粒细胞 0.65，Hb 95 g/L，MCV、MCH 正常，PLT 256×10^9/L；血 CRP 正常，凝血功能、肝、肾功能、血尿淀粉酶正常；^{13}C 呼气试验阳性；大便常规：黑便红细胞（－），白细胞（－），OB（＋＋）。胃镜检查：食道黏膜光滑，胃窦黏膜无水肿，十二指肠黏膜充血水肿，球腔前壁见 0.5 cm×0.6 cm 溃疡，表面覆白苔，周围黏膜充血水肿，未见活动性出血。

结合病史、体格检查（前述）及实验室检查该患儿完整诊断：十二指肠球部溃疡；消化道出血；轻度贫血。

五、小儿腹痛的治疗原则

腹痛的治疗包括病因治疗，对症治疗，手术治疗。

1. 病因治疗　腹痛的病因确定后即可根据不同的病因予以治疗。

2. 对症治疗　对内科性功能性腹痛给予解痉剂，未诊断前忌用止痛剂，以免掩盖病情无法确诊。

3. 手术治疗　有手术指征时行手术治疗。

【分析】该患儿治疗方案：

1. 禁食、补液；可给予 1/4～1/5 张含钠液维持生理需要，同时给予补钾治疗。

2. 药物治疗包括质子泵抑制剂抑制胃酸分泌；黏膜保护剂增强黏膜防御功能等，采用三联序贯疗法根除 HP 治疗，即奥美拉唑＋阿莫西林（前 5 天），奥美拉唑＋克拉霉素＋甲硝唑（后 5 天）。

六、小儿腹痛的临床诊疗思维

腹痛是小儿常见的症状之一，病因复杂，再加上小儿不配合查体，都给病因诊断增加了难度，因此临床工作时，需要全科医师有清晰明确的逻辑思维，面临大量的临床资料时，需懂得如何去粗取精、去伪存真的分析、综合、判断，达到诊断的目的。

1. 临床资料的判断

（1）判断小儿是否有腹痛：婴儿尖叫嚎哭可能是剧痛，可试将其抱起，若嚎哭立即停止这，一般可排除剧痛。较大儿童，若疼痛不影响游戏、食欲、睡眠、不伴面色改变，往往表示腹痛不严重；若双手捧腹或两腿蜷曲则表示腹痛严重。（2）确定腹内疾病还是腹外疾病：腹外疾病有腹痛除外还有其他症状和体征，如大叶性肺炎多伴有呼吸道的症状和体征；败血症多有化脓病灶；过敏性紫癜常有皮疹，关节肿痛等症状。（3）判断腹痛为外科性或内科性：一般地说腹痛离脐部越远，则器质性疾病可能性愈大，而疼痛在右侧者外科性疾病比左侧更为多见。有以下情况这要多考虑外科性疾病的可能。急骤起病、剧痛，特别是疼痛持续超过3 h；现有腹痛，后又发热（如阑尾炎、胆结石继发感染、出血性小肠炎等）；先腹痛，然后频繁呕吐，但不腹泻，尤其伴有便秘、肛门不排气、腹胀等更提示梗阻性疾病的可能；有压痛及腹肌紧张；腹部摸到包块。（4）确定腹痛与疾病关系：急性腹痛起病部位多是病变器官所在部位（但也有例外，如急性阑尾炎），不同部位的腹痛与疾病有一定关系。

2. 临床资料分析 包括详细的询问病史、详细的体格检查和一定的实验室检查、影像学检查。

（1）病史采集：认真细致地询问病史是发热病因诊断的重要步骤，病史采集的要点应包括以下几项。①起病情况：如发病的诱因、起病缓急、病程、腹痛的程度等。②伴随症状：如发热、呕吐、排便、排气情况、黄疸及多系统症状等。③诊治经过：在患病过程中是否去医院诊治过、使用的药物、使用药物种类、剂量，包括对药物治疗的反应等。④一般情况：如精神状态、食欲、体重改变等。⑤既往病史：包括既往腹痛、用药史（糖皮质激素、免疫抑制剂等）、传染病接触史、动物接触史、输血史等。

（2）体格检查：全面细致的体格检查能为疾病提供诊断线索。以腹部查体为中心的全面体格检查，包括皮肤、淋巴结、口咽、心脏、肺部、肛门、泌尿系和外生殖器等体检。

（3）辅助检查：辅助检查通常是在已有的病史采集和体格检查的资料的基础上，进行分析，结合不同的表象行相关的实验室检查及影像学检查。

总之，腹痛是小儿常见的并不简单的疾病，作为全科医师不仅要掌握腹痛的诊断流程，还要严格掌握转诊指征，如怀疑急腹症或消化性溃疡并消化道出血、贫血、溶血性贫血所致腹痛等内科疾病应转诊到儿科专科医师处理。

（李晓辉）

第四节　小　儿　腹　泻

【病例】12月龄男孩，以"大便次数增多，间断发热3天"为主诉，于2019年12月25日入院。

【思考】作为全科医师，如何接诊以腹痛为主诉的患儿？如何进行诊断及鉴别诊断？进一步检查有哪些？如何制订诊疗计划？

腹泻（diarrhea）是一组多病因、多因素引起的疾病，以大便次数增多和大便性状改变为特点的一组临床综合征。因此询问病史时我们要注意大便次数增多和性状改变是腹泻诊断必备的条件。大便性状异常包括：稀便、水样便、黏液便和脓血便。大便次数比平时增多，大便次数≥3次/天。

一、小儿腹泻的病史采集

（一）病史

详细询问病史是诊断腹泻的关键，也是治疗的依据。询问病史应包括以下几方面。

1. 流行病学史　年龄、性别、居住环境、是否集体发病、散发性或流行性、季节、最近有无腹泻病接触史等。

2. 过去用药情况　长期应用抗生素、激素或免疫抑制剂的患儿出现顽固性腹泻需考虑是否有真菌感染；长期接受广谱抗生素治疗的患儿突然出现严重腹泻需考虑金葡菌肠炎。

3. 粪便的性质　了解粪便的性质对诊断很有帮助，如淡黄色水样便或蛋花汤样常提示轮状病毒肠炎，黏液脓血便提示结肠炎，阿米巴痢疾粪便以血便为主。

4. 其他胃肠道症状　①腹痛：分泌性腹泻可无或只有轻度腹痛，严重腹痛以渗出性腹泻和侵袭性腹泻多见。②呕吐：呕吐物多系不消化物。轮状病毒肠炎患儿呕吐常发生在腹泻之前，腹泻出现后呕吐持续1～2天停止。

5. 发热　各种肠炎可有不同程度发热。

【分析】经过询问病史，该患儿近3天排便每日达10余次（次数增多），大便呈蛋花汤样（性状改变），因此该患儿诊断腹泻病成立。腹泻病诊断明确了，下一步主要是分析病因。

（二）病因

腹泻病的常见原因如下。

1. 感染因素

（1）病毒感染：是中国目前婴幼儿腹泻的主要病因，主要病原体为轮状病毒、肠道腺病毒、诺如病毒和星状病毒，其他有肠道病毒（包括柯萨奇病毒、埃可病毒）和冠状病毒等。

（2）细菌感染：导致腹泻的细菌①致腹泻大肠埃希菌，根据引起腹泻大肠埃希菌的致病性和发病机制不同，将已知菌株分为5大类，致病性大肠埃希菌、产毒性大肠埃希菌、侵袭性大肠埃希菌、出血性大肠埃希菌、黏附-集聚性大肠埃希菌；②空肠弯曲菌；③耶尔森菌；④志贺菌（引起细菌性痢疾-法定传染病）；⑤其他：沙门菌、艰难梭菌、金黄色葡萄球菌、铜绿假单胞菌和变形杆菌等均可引起腹泻。

（3）真菌感染：致腹泻的真菌有念珠菌、曲菌、毛真菌、小儿以白色念珠菌性肠炎多见。

（4）寄生虫感染：常见为蓝氏贾第鞭毛虫、阿米巴原虫和隐孢子虫等引起的急性和慢性腹泻。

（5）肠道外感染：如中耳炎、上呼吸道感染、肺炎、泌尿系感染、皮肤感染和急性传染病时，有时亦可产生腹泻症状。肠道感染导致腹泻的可能机制可能与发热、感染原释放的毒素、抗生素的应用或病原体（主要是病毒）同时感染肠道有关。

（6）相关性腹泻：除了一些抗生素可降低糖类的转运和乳糖水平之外，长期、大量地使用广谱抗生素可导致肠道菌群紊乱，肠道正常菌群减少，耐药性金黄色葡萄球菌、艰难梭菌、铜绿假单胞菌、变形杆菌或白色念珠菌等可大量繁殖，引起药物较难控制的肠炎，称为抗生素相关性腹泻。

2. 非感染因素

（1）饮食因素：①喂养不当可引起腹泻，多见于人工喂养儿，主要是由于喂养不定时、饮食量不当或事物成分不适宜，如突然改变食物品种，或过早喂食大量淀粉或脂肪类食品，特别是那些含高果糖或山梨醇的果汁，可产生高渗性腹泻；②过敏性腹泻：如对牛奶蛋白或大豆过敏引起的腹泻；③原发性或继发性双糖酶（主要为乳糖酶）缺乏或活性降低，肠道对糖的消化吸收不良而引起腹泻。

（2）气候因素：气候突然变化、腹部受凉使肠蠕动增加；天气过热，大量出汗使消化液分泌减少；或由于口渴饮奶过多，增加消化道负担等，均可诱发消化道功能紊乱致腹泻。

其中轮状病毒肠炎是一种世界性常见病，为小儿秋冬季腹泻常见病因，多发生在6~24个月婴幼儿，4岁以上儿童少见。呈散发或小流行，经粪-口途径传播，也可通过气溶胶形式经呼吸道感染而致病。潜伏期1~3天，起病急，常伴有发热和上呼吸道感染症状，一般无明显的中毒症状。病初1~2天常发生呕吐，随后出现腹泻，大便次数多，每日多在10次以内，少数达数十次，黄色或淡黄色，粪便含水分多，呈黄色水样或蛋花汤样便带少许黏液，无腥臭味。常并发脱水、酸中毒及电解质紊乱。轮状病毒亦可侵犯多个脏器，可产生神经系统症状，如惊厥等；50%左右患儿出现血清心肌酶谱异常，提示心肌受累；可引起肺部炎症和肝胆损害等。本病为自限性疾病，数日后呕吐渐停，腹泻减轻，自然病程3~8天。

【问诊】询问病史，患儿近3天出现大便次数增多，每日10余次，蛋花汤样，同时伴有发热；

【分析】首先1岁的婴儿排水样便是不正常，结合病史所述大便性状改变（蛋花样便，少量黏液）和次数（每日10余次）增多的主诉可做出腹泻病的诊断。患儿伴有发热，体温可达38.5℃，伴有轻咳，居家幼儿，无群体发病，不考虑食物中毒等疾病。无明显不洁饮食病史，因此考虑感染性腹泻可能性大，结合所学过的理论知识，冬季发病，轮状病毒感染的概率大。

二、小儿腹泻的体格检查

虽然不同病因引起的腹泻，临床表现和临床过程各有特点，但因腹泻均可引起某些电解质丢失、脱水，因此各型腹泻（非侵袭性腹泻）也有共同临床表现：

1. 轻型　多为饮食因素及肠道外感染所致。起病可急可缓，以胃肠道症状为主，主要表现为食欲缺乏，大便次数增多，每次大便量不多。无脱水及中毒症状。

2. 重型　多数由肠道内感染引起，常急性起病，也可由轻型逐渐加重发展而来，主要表现严重胃肠道症状，伴有因呕吐、腹泻造成明显脱水、电解质紊乱和全身感染中毒症状。患儿全身情况较差，高热或体温不升，常有烦躁不安，进而精神萎靡、嗜睡、面色苍白、意识模糊，甚至休克，昏迷。常引起脱水、代谢性酸中毒、低钾血症、低钙血症和低镁血症。

（1）水电解质及酸碱平衡紊乱：由于腹泻与呕吐使体液丢失及摄入量不足，导致体液总量尤其是细胞外液量减少，引起不同程度的脱水。对于腹泻的查体一定要首先判断患儿是否存在脱水、脱水程度如何、是否存在离子紊乱，酸碱平衡紊乱，这对治疗有非常重要的意义，可通过以下所学知识进行判断，见表2-3-5。

表2-3-5　脱水程度分类与评估

	脱水程度		
	轻度脱水	中度脱水	重度脱水
丢失液体占体重（%）	≤5%	5%～10%	>10%
精神状态	稍差	萎靡、烦躁	淡漠、昏迷
眼泪	有	少	无
口渴	轻	明显	烦渴
皮肤弹性	尚可	弹性差	弹性极差、花纹
黏膜	稍干	干燥	极干
尿量	稍少	明显减少	无尿
眼窝与前囟	稍有凹陷	凹陷	明显凹陷
四肢	暖	稍凉	厥冷
脉搏	正常	快	快而弱
休克	无	不明显	有，血压下降

（2）代谢性酸中毒：腹泻时丢失大量的碱性物质，脱水导致血容量减少，血液浓缩，组织灌注不良，无氧酵解增多，进食少等都可以导致代谢性酸中毒的发生，表现为精神萎靡，嗜睡或烦躁不安，呼吸深快（有时呼出酮气味），可有面红或口唇樱红色、腹痛、呕吐、昏睡、昏迷。新生儿和小婴儿因呼吸代偿功能差，酸中毒改变不典型，可仅有面色苍白、口唇发绀。

（3）低钾血症：由于胃肠液中含钾较多，呕吐和腹泻时会丢失大量钾盐，再加上进食少，以及肾脏保钾功能比保钠差，所以腹泻时常有不同程度的缺钾。低钾血症临床主要表现如下。①神经、肌肉功能障碍：表现为四肢无力，腱反射减弱；腹胀，功能性肠梗阻，肠鸣音消失；尿潴留低顿、低血压等。②心电图改变及心律失常：心电图典型改变是ST段下降，T波低平、增宽，甚至双向倒置；U波明显及QT间期延长。

（4）低钙血症和低镁血症：腹泻时患儿进食少，吸收不良，从大便中丢失钙、镁，使体内钙、镁减少。但是脱水、酸中毒时由于血液浓缩、离子钙增多等原因，可不出现低钙的症状，待脱水、酸中毒纠正后离子钙减少，出现低钙症状（手足搐搦和惊厥）。极少数病程长和营养不良的患儿补液后出现震颤、抽搐，用钙剂治疗无效时应考虑有低镁血症的可能。

全面详细的体检对做出诊断有重要的意义。一般腹泻患者可有不同程度脱水、酸中毒。体检需注意：前囟及眼窝是否凹陷，皮肤弹性正常还是减低、患儿精神状态如何、呼吸频率、脉搏及血压是否正常等判断脱水、酸中毒程度。腹部查体需注意是否有腹胀，肠鸣音，有无包块，腹部有无压痛等。腹泻伴全身感染者，如肺炎、中耳炎、败血症、腹膜炎等，应全面查体。

【分析】结合腹泻的临床表现，临床接诊首先需注意患儿有无脱水及电解质紊乱，因此查体时应主要观察生命体征是否平稳，精神反应、哭时有无泪、皮肤弹性、前囟、眼窝，了解有无脱水表现；查体重点包括：心脏听诊注意心率、心音，了解有无低钾血症；腹部查体，排除阑尾炎、肠套叠等外科急腹症；上述重点查体主要有利于快速初步诊断患儿有无脱水。如临床情况较好，应以腹部查体为中心进行全面体格检查，包括皮肤、淋巴结、口咽、心脏、肺部、肛门、泌尿系和外生殖器等体检。患儿体格检查结果如下。

体温：38.2℃，脉搏：139次/分，呼吸：30次/分，血压：80/41 mmHg。体重：10 kg。发育正常，营养良好，精神萎靡。前囟及眼窝明显凹陷，皮肤干燥，弹性差，哭时泪少，口唇无发绀，浅表淋巴结无肿大。咽部充血，双肺呼吸音清，未闻及干湿罗音，心前区无隆起，心尖冲动位置正常，心率139次/分，节律规整，各瓣膜听诊区未闻及病理性杂音，无心包摩擦音。腹部平坦，脐周有轻压痛，无肌紧张及反跳痛，肝脾未触及肿大。四肢活动自如，四肢稍凉。神经系统无阳性体征。

该患儿前囟及眼窝明显凹陷，皮肤干燥，弹性差，因此存在脱水的症状，为中度脱水。

三、小儿腹泻的辅助检查

实验室检查对腹泻的病因诊断有决定性意义。

1. **粪便检查** ①大便常规检查见红、白细胞、脓细胞、吞噬细胞多属于细菌性痢疾或侵袭性肠炎；②腹泻时应进行细菌大便培养，各种肠炎可培养分离出相关病原。③大便轮状病毒、腺病毒、诺如病毒检测。

2. **血清学检查** 包括血常规、CRP、血气分析、电解质、肝肾功能、心肌酶检查等。

3. **影像学检查** 腹部彩超检查、慢性腹泻患儿可选择性纤维结肠镜检查。

【分析】经上述分析该患儿拟诊断为急性腹泻，中度脱水。进一步完善血常规、大便常规、大便病毒检测、CRP、PCT、血气分析、离子、肝功、肾功、心肌酶、腹部彩超检查。

【辅助检查】血常规：白细胞 $10.84×10^9/L$，中性粒细胞33.14%，淋巴细胞60.44%，红细胞 $4.50×10^{12}/L$，HGB 114.00 g/L，PLT $421×10^9/L$；CRP＜8 mg/L，PCT正常，血气、电解质：pH7.25，PCO_2 30 mmHg，PO_2 78 mmHg，SO_2 98%，K 3.0 mol/L，Na^+ 138 mol/L，Cl^- 90 mol/L，HCO_3^- 10 mol/L，BE−15 mol/L。肝肾功能、心肌酶：无异常。大便常规：白细胞（−），红细胞（−）。大便轮状病毒检测（＋），腺病毒检测、诺如病毒检测阴性。腹部彩超：未见明显异常。

【分析】患儿血常规的特点为白细胞总数正常，淋巴细胞及中性粒细胞分属正常，CRP无异常，PCT正常，大便常规未见白细胞及脓细胞，初步可除外细菌感染；患儿肝肾功能及心肌酶无异常，提示未合并重要脏器损伤；血气分析：pH降低，PCO_2、HCO_3^-、BE均减低，血钠正常，血钾降低，提示代谢性酸中毒、低钾血症。根据上述病史、体征及辅助检查，患儿诊断为：轮状病毒肠炎；中度等渗性脱水；代谢性酸中毒；低钾血症。

四、小儿腹泻的治疗原则

决定腹泻患儿治疗地点主要取决于病情的严重程度。目前对腹泻严重程度根据脱水程度和有无休克进行评估，Ⅰ级和Ⅱ级需住院治疗（转诊专科医师）（表2-3-6）。

表2-3-6　小儿腹泻的分级及诊治指引

分级	休克	脱水	责任医师
Ⅰ	休克、血压下降	重度	专科医师
Ⅱ	休克早期	中或重度	专科医师
Ⅲ	无	轻或中度	专科医师或全科医师
Ⅳ	无	无或轻度	专科医师或全科医师

腹泻的治疗原则：继续喂养，预防和纠正脱水，合理用药，加强护理，预防并发症。不同时期腹泻病治疗重点各有侧重，急性腹泻多注意维持水、电解质平衡；迁延性腹泻和慢性腹泻应注意肠道菌群失调和饮食疗法。

1. 饮食治疗　强调继续饮食，满足生理需要，补充疾病消耗，以缩短腹泻后的康复时间。食物的种类要根据特殊病理生理状况、个体消化吸收功能和平时的饮食习惯进行调整。有严重呕吐者可暂时禁食4～6 h（不禁水），待好转后继续喂养。

2. 预防脱水和纠正水、电解质紊乱及酸碱失衡。

预防脱水：从患儿腹泻开始，给予口服足够的液体预防脱水。母乳喂养婴儿应继续母乳喂养，并且增加喂养的频次及延长单次喂养的时间；混合喂养的婴儿，应在母乳喂养基础上给予低渗ORS液或其他清洁水饮用；人工喂养的婴儿选择低渗ORS液、流质饮食（如米汤水、清洁饮用水、汤汁等）。建议在每次稀便后补充一定量的液体，直至腹泻停止。补充液体剂量：小于6月龄的患儿用量为50 mL，6个月～2岁的患儿用量为100 mL，2～10岁的患儿用量为150 mL，10岁以上的患儿能喝多少给多少。

口服补液：应用于轻至中度脱水，口服补液能及时纠正脱水，一般应用低渗ORS液，每公斤体重50～75 mL，4 h内服完；补液过程中应密切观察患儿病情，如患儿频繁呕吐，持续严重、大量腹泻时要随时评估患儿脱水状况，必要时选择静脉补液。

静脉输液适用于中或重度脱水，经口服补液不见好转，呕吐、腹胀严重者。

原则：三定的原则。定量（补液总量：根据脱水的程度，见表2-3-7）；定性（补液种类：根据脱水的类型）；定速（补液速度：根据脱水的轻重）。三先（先快后慢、先浓后淡、先盐后糖），有尿补钾。

表2-3-7 脱水程度不同需补充液体量（mL/kg）

脱水程度	累计损失量	继续损失量	生理需要量	总量
轻度脱水	30～50	10～30	60～80	90～120
中度脱水	50～100	10～30	60～80	120～150
重度脱水	100～120	10～30	60～80	150～180

第一个24 h补液：采用静脉用的糖盐混合溶液，首先以2∶1等张液20 mL/kg，于30～60 min内静脉推注或快速滴注以迅速增加血容量，改善循环和肾脏功能，补液后应迅速评估，如循环未改善可再次扩容（用于中重度脱水有明显循环障碍者）。扩容后根据脱水性质继续补液（表2-3-8）。

表2-3-8 脱水性质不同需补充的液体种类

脱水性质	血钠（mmol / L）	常用液体	液体张力
等渗性脱水	130～150	3∶2∶1	1/2
低渗性脱水	<130	4∶3∶2	2/3
高渗性脱水	>150 mmol/L	生理维持液	1/5～1/3

继续补液总量按80 mL/kg计算，在补液过程中，先给总量的2/3，婴幼儿约5小时完成，较大儿童约2.5小时完成；在补液的过程中每1~2小时评估一次患儿脱水情况，如无改善，则加快补液速度；婴儿在补液后6小时，儿童在补液后3小时重新评估脱水情况，选择适当的补液方案继续治疗，一旦患儿可以口服，即给予低渗ORS液。

纠正低血钾原则：见尿补钾，或来诊前6 h曾排过尿；补钾浓度为0.15%～0.3%（<0.3%）；禁忌：静脉直推，可能引起心肌抑制、死亡。一日补钾总量：静脉输液时间不能少于6 h；静脉补钾时间：4～6天。

纠正低血钙及低镁血症：出现低钙症状时可用10%葡萄糖酸钙（每次1～2 mL/kg，

最大量≤10 mL）加葡萄糖溶液稀释后静脉注射。低镁者用25%硫酸镁（每次0.1 mL/kg）深部肌内注射，每6 h一次，每日3～4次，症状缓解后停用。

第2天及以后的补液：经第1天补液后，脱水和电解质紊乱已经基本纠正，第2天及以后的补液主要是继续损失量和生理需要量，继续补钾，供给能量。一般可改为口服补液，若腹泻仍频繁或口服量不足者，可以继续静脉补液。补液量根据腹泻和进食情况估算，继续损失量用1/2～1/3张含钠液补充，生理需要量用1/3～1/5张含钠液补充，继续补钾和纠正酸中毒。

（3）补锌治疗：急性腹泻病患儿能进食后即可给予补锌治疗，可以加快肠黏膜修复，缩短病程，减轻症状，减少未来3个月内腹泻发生机会。年龄大于6个月的婴幼儿，每天补充元素锌20 mg，年龄低于6个月，每天补充元素锌10 mg，共10～14天。

（4）合理使用抗生素：水样便患者多为病毒及非侵袭性细菌所致，一般不需要抗生素治疗，如伴有明显中毒症状不能用脱水解释者，尤其是对重症患儿、新生儿、小婴儿和衰弱患儿（免疫功能低下）应选用抗生素治疗。黏液脓血便多为侵袭性细菌感染，应根据临床特点，针对病原经验性选择抗菌药物。

（5）其他治疗方法：有助于改善腹泻病情、缩短病程。如：黏膜保护剂、微生态疗法、抗分泌治疗，但应注意避免应用止泻剂。

2. 迁延性和慢性腹泻 因迁延性和慢性腹泻病因复杂，多伴有营养不良等并发症，必须采用综合治疗。预防和治疗脱水，纠正电解质及酸碱平衡紊乱。此类患儿多有营养障碍，营养支持疗法对促进肠黏膜损伤的修复、胰酶功能的恢复、微绒毛上皮细胞双糖酶的产生等进而恢复健康是必要的治疗措施。

【分析】1. 该患儿为轮状病毒肠炎，等渗性中度脱水伴代谢性酸中毒、低钾血症按小儿腹泻的分级为Ⅱ级，建议住院治疗。

2. 根据小儿脱水的液体疗法三定、三先、见尿补钾的原则制定第1个24 h补液计划。患儿为中度等渗性脱水，24 h液体总量为120～150 mL/kg。液体总张力为1/2张。患儿为中度脱水，不伴有周围循环障碍，无须扩容，第1个24 h输液量包括补充累积损失、继续损失、生理需要量。前8～12 h补充累积损失量，约10 mL/（kg·h）；后12～16 h补液＋生理需要量约5 mL/（kg·h）。

补钾：患儿存在低钾血症，应见尿补钾，静脉补钾浓度<0.3%，补钾速度>8 h/d，严禁静脉推注。

纠正代谢性酸中毒：已知血气结果 5%碳酸氢钠（mL）＝［一测定BE］×0.5×体重，一般输入1.4%的碳酸氢钠稀释溶液，首次给予计算量的1/2，后根据复查血气情况再决定。

具体计算方法：①补液总量：10×（120～150 mL）＝1200～1500 mL。②补液种类：等渗性脱水给予1/2张液体。③补液速度：无需扩容，前8～12 h，给予10×10 mL/h即100 mL/h。④根据脱水程度患儿补液总量为1200 mL（按120 mL/kg计算），先补2/3量，即先给800 mL，等渗性脱水，给予3∶2∶1液；患儿存在代谢性酸中毒，需要5%碳酸氢钠75 mL，首次给予1/2剂量即为37.5 mL。

8～12 h补液总量：5%葡萄糖494 mL＋0.9%氯化钠270 mL＋5%碳酸氢钠36 mL＋10%氯化钾20 mL，静脉滴注，可按比例先配20～300 mL，每1～2 h评估一次患儿脱水情况，如无改善，则继续补液并加快补液速度，如患儿脱水情况好转，可以口服即给予ORS液口服。

腹泻患儿的营养治疗：①母乳喂养患儿继续母乳喂养；②小于6个月的人工喂养患儿可继续配方乳，大于6个月的患儿可继续食用已经习惯的日常事务，如粥、面条、稀饭、蛋、肉末等，鼓励患儿进食，如进食量少，可增加喂养餐次。③避免给患儿喂食含粗纤维的蔬菜和水果以及高糖食物。④病毒性肠炎常有继发性双糖酶（主要是乳糖酶）缺乏，对疑似病例可暂时改为低（去）乳糖配方奶，时间1～2周，腹泻好转后转为原有配方奶。

【分析】该患儿为轮状病毒肠炎，常继发乳糖酶缺乏，因此给予不含乳糖配方奶5次，每次150 mL，另加两餐肉末粥。当患儿脱水纠正，能正常进食，可出院回家继续治疗。家庭治疗时嘱咐家长给患儿口服足够的液体（最好低渗的口服补液盐）以预防脱水，补充锌，继续喂养患儿，不能禁食，如患儿在家病情加重及时就医。

五、临床诊治思维

腹泻病是一组多病原、多因素引起的疾病，其诊疗过程通常包括以下环节：

1. 详细询问患者的症状特征和相关病史。

2. 查体时重点关注腹泻病的相关体征，有助于判断脱水程度和病情严重程度。

3. 根据患儿病情选择治疗地点以及是否需要转诊儿科专科医师：社区门诊，病房或监护室。

4. 及时进行血常规、大便常规、大便隐血、大便培养、大便病毒检测、尿分析、生化检查、血气分析、电解质检测、腹部彩超等辅助检查。

5. 积极预防和纠正脱水。

6. 结合患者的情况进行饮食调整和药物治疗。

7. 确定治疗结束时间、随访日期以及注意事项。

（李晓辉）

第四章
恶性肿瘤的早期识别

　　肿瘤是机体细胞在各种始动与促进因素的作用下，发生增生与分化异常所形成的新生物。肿瘤可分为良性肿瘤和恶性肿瘤。肿瘤组织无论在细胞形态和组织结构上，都与其发源的正常组织有不同程度的差异，这种差异称为异型性。异型性是肿瘤异常分化在形态上的表现。异型性小，说明分化程度高，异型性大，说明分化程度低。区别这种异型性的大小是诊断肿瘤，确定其良、恶性的主要组织学依据。良性肿瘤细胞的异型性不明显，一般与其来源组织相似。恶性肿瘤常具有明显的异型性。恶性肿瘤已成为严重威胁人类健康的主要慢性疾病之一，在世界范围内，恶性肿瘤占全部死因的第1或第2位。在我国的恶性肿瘤中，消化系统肿瘤占60%。按性别统计，男性患者肺癌占第1位，女性患者乳腺癌为首位。早期发现、早期诊断及早期治疗能提高恶性肿瘤的治愈率。全科医师作为基层医务人员，在肿瘤尤其是恶性肿瘤的防治中起着非常重要的作用。

一、恶性肿瘤的病因

　　肿瘤的发生是细胞生长异常、分化失控的结果，病因的作用必然是导致细胞基因结构的改变或其调控失常，此即正常细胞变为癌细胞（癌变过程）机制所要探索的问题。恶性肿瘤的病因尚未完全了解。目前较为明确的与癌症有关的因素可分为外源性和内源性两大类。认为环境因素和行为因素在恶性肿瘤的发生与发展中占重要地位，机体的内在因素也有重要作用。

（一）环境因素和行为因素

　　环境因素和行为因素包括致癌因素和促癌因素2种。大多数的肿瘤的发生都与环境和行为因素有关。大气污染、吸烟是肺癌的主要危险因素。摄入大量烈性酒可导致口腔、咽喉、食管恶性肿瘤的发生。高能量高脂肪食品可增加乳腺癌、子宫内膜癌、前列腺癌、结肠癌的发病率。EB病毒感染则与鼻咽癌的发生有关，HPV感染与子宫颈癌关系密切。常见的环境和行为因素与肿瘤的关系见表2-4-1。

表2-4-1　常见环境和行为因素与肿瘤的关系

因素	发生肿瘤部位	因素	发生肿瘤部位
接触石棉、沥青	肺、皮肤	高脂饮食	结肠胰腺、前列腺等
接触煤烟	皮肤、阴囊	病毒	鼻咽、子宫颈
吸烟	肺、口腔胰腺等	放射线	皮肤、造血系统
亚硝酸盐	胃、肝		

（二）内在因素

1. 遗传因素 如家族性结肠腺瘤性息肉者，因存在胚系细胞APC基因突变，40岁以后大部分均有大肠癌变；Brca-1、Brca-2突变与乳腺癌发生相关，发生率达80%以上。

2. 免疫因素 先天性或后天性免疫缺陷易发生恶性肿瘤，艾滋病（AIDS）患者恶性肿瘤发生率明显增高。但大多数恶性肿瘤发生于免疫功能"正常"的人群，主要原因在于肿瘤能逃脱免疫系统的监视并破坏机体免疫系统，机制尚不完全清楚。

3. 内分泌因素 体内激素水平异常是肿瘤诱发因素之一，如雌激素和催乳素与乳腺癌有关，生长激素可以刺激癌的发展。

总之，恶性肿瘤是多因素联合作用的结果。

二、恶性肿瘤的分类

起源于上皮组织的恶性肿瘤统称为癌。这些肿瘤表现出向某种上皮分化的特点。命名方式是在上皮名称后加一个"癌"字。例如，鳞状上皮的恶性肿瘤称为鳞状细胞癌；腺上皮的恶性肿瘤称为腺癌。有些癌具有不止一种上皮分化，例如，肺的"腺鳞癌"同时具有腺癌和鳞状细胞成分。

起源于间叶组织的恶性肿瘤统称为肉瘤。这些肿瘤表现出向某种间叶组织分化的特点。间叶组织包括纤维组织、脂肪、肌肉、血管和淋巴管、骨、软骨组织等。命名方式是在间叶组织名称之后加"肉瘤"二字，例如，纤维肉瘤、脂肪肉瘤、骨肉瘤。同时具有癌和肉瘤两种成分的恶性肿瘤，称为癌肉瘤。应当强调，在病理学上，癌是指上皮组织的恶性肿瘤。平常所谓的"癌症"，泛指所有恶性肿瘤，包括癌和肉瘤。

三、恶性肿瘤患者的早期征象

（一）临床征象

恶性肿瘤的早期临床征象包括以下几个方面：

1. 机体出现肿块并逐渐增大。
2. 持续性咳嗽或咳痰带血。
3. 进食时胸骨后不适或进行性吞咽困难。
4. 排便习惯或性状改变。
5. 不明原因体重减轻、消瘦。
6. 经久不愈的溃疡。
7. 反复鼻出血。
8. 中、老年妇女出现不规则阴道出血。

9. 无痛性肉眼血尿。

（二）实验室检查

1. 常规检查可能对疾病有提示意义 血常规提示贫血。便隐血阳性应注意消化道恶性肿瘤的可能。血尿则注意泌尿系肿瘤的可能。血沉增快、白蛋白降低需注意慢性消耗性疾病可能。

2. 血清学检查对发现肿瘤有一定的帮助 见表2-4-2。

表2-4-2 常见的恶性肿瘤血清学指标检查项目

血清学指标	肿瘤
碱性磷酸酶（AKP）升高	可见于肝癌、骨肉瘤、前列腺癌
乳酸脱氢酶（LDH）升高	可见于肝癌和恶性淋巴瘤
糖蛋白（CA19-9、CA50等）升高	可见于消化系统肿瘤
癌胚抗原（CEA）升高	可见于结肠癌胃癌、肺癌、乳痛等
甲胎蛋白（AFP）升高	可见于肝癌、恶性畸胎瘤
EB病毒抗体（VCA-IgA）升高	可见于鼻咽癌
前列腺特异抗原（PSA）升高	可见于前列腺癌

四、恶性肿瘤的早期识别

（一）肺癌

【案例】王先生，47岁，以"反复咳嗽、咳痰3个月"为主诉，于2020年1月15日入院。

1. 肺癌病因 引起肺癌的原因有：①吸烟，男性肺癌中的70.5%～80%和女性肺癌中的30%归因于吸烟。②持续接触放射性物质。铀、镭等放射性物质衰变时产生的氡和氡子气、电离辐射和微波辐射等。这些因素可使肺癌发生的危险性增加3～30倍。③城市大气污染。在重工业城市大气中，存在着3,4-苯并芘、氧化亚砷、放射性物质、不燃的脂肪族糖类等致癌物质。大气中苯并芘含量每增加1～6.2 μg/1000 m³，肺癌的病死率可增加1%～15%。

【分析】患者于3个月前无明显诱因出现咳嗽、咳痰，无胸闷、气短等症状，咳痰为白色泡沫痰，痰中带血丝。近日上述症状加重，在当地门诊拍胸部CT：右肺上叶结节。平素健康状况良好，否认肝炎、结核等传染病史及密切接触史，否认新冠相关流行病学史。未到过疫区。吸烟史25年，每日吸烟约20支，饮酒史25年。无粉尘、化学制剂等接触史。其咳嗽、咳痰考虑与右肺上叶结节有关，无结核等传染病史，但其长期吸烟史为肺癌的危险因素，应高度警惕肺癌的可能性。

2. 肺癌常见症状 肺癌早期多无明显的症状，当肿瘤发展到一定程度时，常常出现以下症状：刺激性干咳、痰中带血或血痰、喘鸣、胸闷、气急、胸痛、发热、呼吸困难、声音嘶哑。

【分析】咳痰为白色泡沫痰，痰中带血丝，符合肺癌临床表现。

3. 常用的检查方法

（1）影像学检查：空间分辨率高、肿瘤内部结构及边缘征象显示好，可发现胸内隐蔽性病灶，观察纵隔、支气管肺门淋巴结形态。

（2）支气管镜：诊断中心型肺癌主要方法，可直接观察并配合刷检活检等手段。

（3）血清学肿瘤标志物检测：常用的原发性肺癌标志物有癌胚抗原，神经元特异性烯醇化酶（NSE），细胞角蛋白片段19（CYFRA21-1）和胃泌素释放肽前体（ProGRP）以及鳞状上皮细胞癌抗原（SCC）等。其中，NSE和ProGRP是诊断小细胞肺癌的理想指标。CEA、SCC和CYFRA21-1有助于诊断非小细胞肺癌。目前认为SCC和CYFRA21-1对肺鳞癌有较高的特异性。

【分析】该患者辅助检查结果：血常规正常。尿常规正常。生化系列正常。鳞状上皮细胞癌抗原0.7 ng/mL，癌胚抗原44.14 ng/mL，铁蛋白623.72 ng/mL，肺CT：右肺上叶实性占位，考虑恶性病变，纵隔及右肺门淋巴结增大；左肺上叶小结节伴钙化考虑结核可能；双肺间质改变。结合患者病史、临床表现及辅助检查结果，高度符合肺癌诊断，可行支气管镜进行细胞组织学检查或手术行活体组织检查进一步确诊。

4. 高危人群肺癌筛查　在国内目前推荐对肺癌高危人群中进行肺癌筛查。

（1）我国肺癌高危人群定义为：①年龄50周岁以上。②至少合并以下一项危险因素：①吸烟≥20包/年，其中也包括曾经吸烟，但戒烟时间不足15年者；②被动吸烟者；③有职业暴露史（石棉铍、铀氡等接触者）；④有恶性肿瘤病史或肺癌家族史；⑤有COPD或弥漫性肺纤维化病史。

（2）筛查方法：胸部低剂量CT（LDCT）。

（3）筛查方案：①基线LDCT（baseline LDCD）。第1次行LDCT筛查肺癌。②年度复查（年度筛查）在LDCT（annual repeat LDCT）。基线CT扫描以后，每年1次的LDCT肺癌筛查。③附途LDCT（follow-up LDCT）。检出的肺内结节需在12个月内进行LDCT复查。

（二）胃癌

【案例】陆先生，65岁，以"消化不良，腹胀，反复恶心、呕吐2个月"为主诉，于2020年3月3日入院。

1. 胃癌病因　胃癌的病因目前尚未明确，目前所知主要与下列因素相关：①幽门螺旋杆菌感染；②亚硝基化合物；③高亚硝酸盐的摄入；④癌前病变，如萎缩性胃炎；⑤真菌；⑥遗传性。

其高危因素为：①幽门螺旋杆菌感染。②年龄：胃癌的发病率随着年龄的增加而显著升高。③不健康饮食：经常进食加盐腌制蔬菜或烟熏肉和鱼。④吸烟、饮酒。⑤既往胃部手术。⑥患有癌前疾病：慢性萎缩性胃炎、胃溃疡、胃息肉。⑦肿瘤疾病家族史：包括胃癌家族史、遗传性非息肉性肠癌、家族性腺瘤性息肉病等遗传性疾病等。⑧恶性贫血。⑨肥胖：超过正常体重20～25 kg的男性患胃癌风险更高。⑩经济较差的地区，胃癌的发病率较高。

【分析】患者于2个月前无明显诱因出现恶性、呕吐，呕吐物为胃内容物。近日上述症状加重，在当地门诊拍胸部X线片：胃潴留。既往慢性萎缩性胃炎病史，慢性萎缩性胃炎为胃癌的癌前病变，结合反复恶心、呕吐，呕吐物为胃内容物，进行性消瘦等症状，应高度怀疑胃癌可能性。

2. 常见症状　胃癌并没有特定性表现。最常见的表现为胃区疼痛、食欲缺乏、呕吐等。初次就诊时患者多数已经为疾病的晚期。早期胃癌的首发症状，可能为上腹部不适，或饱食后剑突下出现胀满、烧灼或轻度痉挛性痛，常可自行缓解。有些患者则表现为食欲减退，稍微进食即出现吃饱的现象。发生于贲门的胃癌患者有进食时可出现哽噎感，而如果肿瘤位于幽门则可出现进食后的饱胀感。有些患者原有长期的消化不良病史，虽然发生胃癌时也出现了某些症状，但容易被患者所忽略。

【分析】患者症状为恶心、呕吐，呕吐物为胃内容物，呕吐物常有隔夜食物，上腹轻压痛无反跳痛，结合病史，应高度怀疑胃部疾病。

3. 常用的检查方法

（1）大便隐血试验：常持续阳性，可辅助诊断。

（2）血常规：明确患者是否存在贫血。

（3）胃癌相关血清学指标：目前临床所用的有CA19-9、CA724、CA125等，但特异性不高。

（4）上消化道造影：可作为诊断胃癌首选的常规检查。

（5）内镜检查：是胃癌诊断中最重要的手段。

（6）超声内镜检查：可直接观察胃癌病变本身，还可探测胃癌浸润深度及胃周围肿大淋巴结。

（7）CT检查：有助于了解胃部肿瘤的浸润深度、与周围脏器的关系、有无淋巴结和远处转移等。

【分析】该患者辅助检查结果：血常规示轻度贫血。尿常规正常。生化系列：低蛋白血症。癌胚抗原96.14 ng/mL，铁蛋白611.72 ng/mL，全腹CT：胃窦部胃壁增厚，考虑恶性病变，腹腔淋巴结增大。患者癌胚抗原升高，腹部CT提示胃窦部存在恶性病变，应高度怀疑胃癌可能。患者胃镜检查可见胃窦近小弯处占位性病变，病理活检：胃腺癌，初步诊断：胃癌；胃潴留。

（三）结直肠癌

【案例】刘女士，72岁，以"停止排气排便3天"为主诉，于2020年2月11日入院。

1.　病因　①遗传：遗传因素在大肠癌发病中起到重要作用。其中，家族性腺瘤性息肉病（FAP）100%的会发生癌变。此外有家族史的大肠癌的风险比正常人高4倍。②生活方式和饮食因素：低纤维饮食、高脂高蛋白饮食、缺乏微量元素和维生素可增加结直肠癌发病风险。而高纤维饮食是结直肠癌的保护因素。吸烟人群结直肠癌发病风险增高，戒烟可降低结直肠癌发病风险。超重或肥胖影响结直肠癌的发生。③消化道疾病：溃疡性结肠炎、克隆恩病、大肠腺瘤、直肠息肉等患者，后期大肠癌的概率也会上升。④2型糖尿病患者结直肠癌发生率增加。

2.　常见症状　早期结直肠癌可以没有明显的临床症状，直到疾病进展到一定程度，才有时出现一系列的临床表现：①排便习惯及性状的改变。②便血。③腹痛或腹部不适。④腹部包块。⑤停止排气、排便等肠梗阻的症状。⑥贫血及消瘦、乏力低热等全身症状。

研究认为所谓的结直肠癌报警症状（包括消化道出血、消瘦、腹泻、腹部肿块、排便习惯改变等），除腹部肿块外，其余报警症状对结直肠癌的预测作用极为有限。而腹部出现肿块常常已经是结直肠癌晚期，因此不能依靠报警症状来预测结直肠癌。

【分析】近半年时间患者大便不成形，排便时间不固定，大便中偶有黏液样，排便习惯及性状有所改变。患者3天前出现排气排便停止，伴有腹胀、腹痛，当地门诊拍腹部X线：腹部可见气液平面，提示存在肠梗阻的症状。应考虑结直肠癌的可能。

3.　常用的检查方法

（1）肛门直肠指检：凡疑似直肠癌者必须常规做肛门指检。

（2）血清学指标：结直肠癌患者在诊断、治疗前、评价疗效、随访时必须检测CEA、CA19-9。

（3）结肠镜检查：疑似结直肠占位患者在病情允许情况下均推荐结肠镜检查。

（4）下消化道气钡双重造影检查：是诊断结直肠癌的重要手段，肠梗阻患者禁止应用。

（5）CT检查：可明确肿瘤的浸润深度，向肠壁外蔓延的范围和远处转移的情况。

【分析】该患者辅助检查结果：癌胚抗原77.14 ng/mL，铁蛋白511.62 ng/mL，全腹CT：降结肠壁增厚，考虑恶性病变，腹腔淋巴结增大。癌胚抗原升高，腹部CT提示结肠存在恶性病变，应高度怀疑结肠癌可能。患者电子结肠镜检查：乙状结肠占位性病变，病理活检：腺癌，所以初步诊断：乙状结肠癌；肠梗阻。

4.　高危人群　2014年亚太结直肠癌筛查共识认为年龄、男性、有结直肠癌家族史、吸烟和肥胖是亚太地区结直肠癌和进展期腺瘤的危险因素。根据我国的实际情况，可参考表2-4-3对患者进行风险评分：推荐高危患者（3～6分）进行结肠镜检查；对于低危患者（0～2分）可考虑筛查粪便隐血和（或）血清标志物（如septin9 DNA甲基化检测等）。

表2-4-3　预测结直肠肿瘤风险评分表

危险因素	标准	分值（分）
年龄	50~55岁	0
	56~75岁	1
性别	女性	0
	男性	1
家族史	一级亲属无结直肠癌	0
	一级亲属有结直肠癌	1
吸烟	无吸烟史	0
	有吸烟史（包括戒烟）	1
体重指数	<25 kg/m²	0
	≥25 kg/m²	1
糖尿病	无	0
	有	1

（四）乳腺癌

【案例】王女士，53岁，以"发现右乳无痛性肿物1周"为主诉，于2020年4月11日入院。

1. 病因　月经初潮年龄（<12岁）和绝经年龄（>55岁）、不孕及初次生育年龄晚（>30岁）与乳腺癌的发病有关。初次足月产的年龄与乳腺癌发病的危险性呈正相关，而哺乳的总时间与乳腺癌危险性呈负相关。有乳腺癌家族史、高脂饮食、肥胖、营养过剩、外源性雌激素摄入过多等情形可增加乳腺癌的发生危险。

2. 常见症状　乳腺癌最常见的症状为乳腺肿块。肿块常常为无明显疼痛，肿块常位于外上限，多为单发、质硬，边缘不规则，表面欠光滑，不易推动。有的肿块还同时伴有皮肤粘连、皮肤水肿、皮肤溃烂等表现。部分有乳头溢液，常见于发生于大导管者或导管内癌者。如果肿瘤累及乳头或乳晕下区时，可引起乳头偏向肿瘤一侧。少数乳腺癌只表现为血性乳头溢液，无明显肿块。乳腺癌可转移到腋窝淋巴结，少数病例以腋窝淋巴结肿大就诊，而乳腺未发现病灶。另外，炎性乳癌进展迅速，临床上可出现乳腺皮肤发红，伴有局部水肿、皮肤温度升高，易误诊为乳腺炎。

【分析】患者于1周前无无意中发现右乳外侧1个约鹌鹑蛋大小的结节，伴有局部不适，当地门诊检查乳腺超声：右乳外上象限5类结节，约2.0 cm，考虑乳房占位性病变，体格检查发现其右乳外上象限见一质硬结节，活动度差、边界欠清楚，局部压痛（＋），考虑恶性病变可能。

3. 常用的检查方法

（1）乳腺X线摄影：是乳腺癌影像诊断最基本的方法，其优势在于看钙化，尤其是一些细小钙化灶。

（3）血清学指标：常用于诊断乳腺癌的肿瘤标志物有CA125、CA153、CEA等，但无特异性，对于乳腺癌的诊断只能作辅助参考。

（3）乳腺超声检查：可用于所有怀疑为乳腺病变的人群，青春期、妊娠期及哺乳期妇女乳腺病变的首选影像检查方法。超声还可同时进行腋窝扫描，同时可评价是否有腋窝肿大淋巴结。

（4）细胞学及病理组织检查：对乳头溢液作细胞学涂片检查；细针穿刺吸取细胞学检查简便易行。粗针穿刺组织学检查可在超声、乳腺X线的引导下进行，可获得组织学证据，并能够进行免疫组化检测，可替代细针穿刺。

【分析】该患者辅助检查：癌胚抗原77.14 ng/mL，CA125 101.32 ng/mL，CA153 81.30 ng/mL，乳腺超声：右乳外上象限5类结节，约2.0 cm。其肿瘤标志物有CA125、CA153、CEA明显升高，考虑诊断为乳腺癌。进一步为患者进行乳腺钼靶检查及乳腺穿刺活检进一步明确诊断，病理回报：浸润性乳腺癌。初步诊断：乳腺癌。

4. 筛查

（1）不推荐对40岁以下、非高危人群进行乳腺筛查。

（2）机会性筛查一般建议40岁开始。

（3）对于乳腺癌高危人群筛查可提前到（20～40岁）。

（4）乳腺癌的高危人群为：①年龄超过40岁，未婚、未孕、未哺乳者。②月经来潮小于12岁，或绝经年龄大于55岁者。③有乳腺癌家族史者。妇女有第一级直系亲属的家族乳腺癌史者，其乳腺癌的危险性是正常人群的2～3倍。一侧乳腺患过癌症者，其另一侧再患癌的危险性也较高。④患良性乳腺疾病者，如乳腺囊性增生症，乳腺导管内单发、多发性乳头瘤等。⑤妇女的中年后期。45岁以后是乳腺癌的高发年龄段。⑥长期高脂肪、高热量饮食者。

（5）筛查间期：推荐每年1次。

（6）筛查方法：除了常用的临床体检、超声和乳腺X线检查之外，特殊情况如隐匿性乳腺癌还可以应用MRI等影像学手段。

（五）子宫颈癌

【案例】李女士，60岁，以"半年前阴道内流血伴腰疼"为主诉，于2020年7月11日入院。

1. 病因　人乳头瘤病毒（HPV）感染是宫颈癌及癌前病变的最主要危险因素，HPV持续性感染者是子宫颈癌的高危人群。其他原因包括：吸烟、性生活开始过早、多个性伴侣、多产等。

2. 常见症状　处于不同疾病时期的宫颈癌患者的临床表现差异很大。子宫颈癌早期可无任何症状；但随着疾病的进展，患者会有接触性出血、异常阴道流血等症状。

【分析】患者半年前阴道内流血伴腰疼，入院进行各项检查，宫颈组织活检病理检查：鳞状细胞癌。子宫附件磁共振检查结果：子宫前倾向屈位，宫颈部见不规则肿块，大小约为 3.5 cm×3.1 cm×2.6 cm，上缘清晰，下缘与近段阴道壁分界欠清，宫旁组织未见明显受侵，近段阴道壁与肿块下缘分界不清（提示阴道近段受侵），膀胱、直肠未见受侵表现，盆腔内未见肿大淋巴结，扫描层内骨盆骨质未见异常。宫颈占位性病变，考虑宫颈 Ca（2a 期）建议增强扫描进一步观察（准确分期）。病人目前白细胞稍低，其他各项检查无异常。

诊断：子宫颈癌

3. 常用的检查方法

（1）宫颈细胞学及 HPV：是目前发现早期子宫颈癌的主要手段。

（2）阴道镜或直视下取宫颈组织活检：是确诊的金标准。

（3）阴道镜：对发现子宫颈癌前病变和早期子宫颈癌有重要作用，可提高活检的阳性率。在不具备阴道镜的医疗单位，也可以应用 3% 醋酸及 1% 碘溶液涂抹宫颈后肉眼观察，在有醋白上皮或碘不着色处取活检，送病理检查。

（4）宫颈癌的肿瘤标志物：通常是检查血清鳞癌抗原和细胞角蛋白 19 片段等，此外还可以作甲胎蛋白、癌胚抗原、癌抗原标志物（CA199、CA125）等检测。这些检查有助于宫颈癌的确诊和随访。

（5）影像学检查：阴道超声、MRI、CT 能够确定肿瘤大小、位置变化与周围器官（膀胱、直肠等）的关系及有无淋巴结转移。

【分析】子宫附件磁共振检查结果：子宫前倾向屈位，宫颈部见不规则肿块，大小约 3.5 cm×3.1 cm×2.6 cm，上缘清晰，下缘与近段阴道壁分界欠清，宫旁组织未见明显受侵，近段阴道壁与肿块下缘分界不清（提示阴道近段受侵），膀胱、直肠未见受侵表现，盆腔内未见肿大淋巴结，扫描层内骨盆骨质未见异常。宫颈占位性病变，考虑宫颈癌（2a 期）建议增强扫描进一步观察（准确分期）。宫颈部见不规则肿块，且下缘与阴道壁分界欠清，考虑为恶性病变。

4. 子宫颈上皮内瘤变（CIN） 是子宫颈癌的癌前病变。

（1）CIN Ⅰ 患者：约 65% 的患者可以逆转正常，20% 的患者可以维持稳定，15%CIN Ⅰ 最终可能进一步发展，因此可采用随诊观察，6 个月和 12 个月复查细胞学，或 12 个月 HPV 检测。也可以通过物理治疗或手术的手段治疗病变。

（2）CIN Ⅱ、Ⅲ 的患者：进展为 CIN Ⅲ 或宫颈浸润癌的概率比 CIN Ⅰ 高，约 25%，故推荐进行治疗，并通过病理排除高级别病变，一般采用宫颈冷刀锥切术或 LEEP 术切除病灶。根据锥切后的病理选择进一步治疗方法。治疗后随访为：每 3～6 个月进行 1 次细胞学检查，连续 3 次正常后可选择每年 1 次的细胞学检查。如有必要，也可应用阴道镜进行随访检查。

（六）鼻咽癌

【案例】邹女士，53 岁，以"咳血伴右侧头痛、痰中带血 3 个月"为主诉，于 2020 年 6 月 16 日入院。

1. 病因　目前认为鼻咽癌与遗传、病毒与环境有关。鼻咽癌患者具有种族易感性、地域集中性和家族聚集现象。目前证实EB病毒、冠状病毒在鼻咽癌的发病机制中有重要作用。某些微量元素，如镍等在环境中含量超标，也可能诱发鼻咽癌。

2. 常见症状　鼻咽的位置隐蔽，早期症状不典型，容易误诊和漏诊。①鼻部症状：早期可出现擤鼻涕、鼻血，或回缩鼻涕带血，头痛及眼部症状；肿瘤增大后可出现鼻塞症状。②耳部症状：肿瘤在咽隐窝或咽鼓管圆枕区，由于肿瘤浸润，压迫咽鼓管咽口，出现分泌性中耳炎的症状和体征：耳鸣、听力下降等、临床上不少鼻咽癌患者即是因耳部症状就诊而被发现的。③颈部淋巴结肿大：约60%的患者颈部肿大之淋巴结无痛、质硬，早期可活动，晚期与皮肤或深层组织粘连而固定。④脑神经症状：鼻咽癌在向周围浸润的过程中以三叉神经、外展神经、舌咽神经、舌下神经受累较多，嗅神经、面神经、听神经则甚少受累。

【分析】该患者咳血伴右侧头痛、痰中带血3个月，吞口水时有声音，右侧鼻塞明显，存在鼻部及头部症状。可行辅助检查明确诊断。

3. 常用检查方法

（1）鼻咽纤维镜或电子鼻咽显微镜检查：能全面仔细地观察鼻咽部，可行照相、录像及活检，是检查鼻咽部最有效的现代工具。

（2）鼻咽＋颈部CT/MRI增强扫描：确定肿瘤的部位、范围及对邻近结构的侵犯情况。

（3）EB病毒：鼻咽癌患者血清中以EB病毒壳抗原-IgA抗体（VCA-IgA抗体）升高最为显著。目前国内广泛应用的是免疫酶法。

【分析】该患者CT检查示：咽隐窝或顶后壁增厚，形成局限性软组织肿块，肿块变大，向前凸至后鼻孔，提示鼻咽部存在占位性病变。进一步为患者行鼻咽部的鼻咽纤维镜检查并行组织活检明确诊断，病理回报：非角化性癌。诊断：鼻咽癌。

4. 高危人群

（1）有鼻咽癌家族史。

（2）EB病毒感染者。

（七）原发性肝癌

【案例】钱先生，62岁，以"肝区不适伴乏力半年"为主诉，于2020年6月22日入院。

1. 病因　目前认为肝癌发病与肝硬化、病毒性肝炎、黄曲霉素等某些化学致癌物质作用和水土因素有关、长期酗酒以及农村蓝绿藻类毒素污染的饮用水等有关。其他的原因还包括肝脏代谢疾病、自身免疫性疾病以及隐源性肝病或隐源性肝硬化等。

【分析】患者既往乙肝病史10年，为原发性肝癌的危险因素。

2. 常见临床症状　肝癌不同时期临床可有不同的临床表现。①肝癌的亚临床前期：早期肝癌多无明显症状，临床上难以发现，平均10个月左右。②肝癌亚临床期

（早期）：瘤体3～5 cm，大多数患者仍缺乏典型的临床表现，仍难以诊断，大多数患者因检查血清AFP而发现肿瘤，此阶段平均8个月左右。少数患者可能有上腹闷胀、腹痛、乏力和食欲缺乏等慢性基础肝病的相关症状，但常常被忽视。③肝癌中、晚期：此时出现肝癌的典型表现，但疾病进展迅速，病程3～6个月。

3. 临床表现 ①肝区疼痛：多为右上腹或中上腹持续性隐痛、胀痛或刺痛，夜间或劳累后症状加重。②食欲减退、腹胀、恶心、呕吐、腹泻等，但缺乏特异性。③消瘦、乏力，少数患者出现恶病质。④发热：多为持续性低热，与肝脓肿相似，但发热前常无寒战，应用抗菌药物无效可鉴别。⑤晚期可出现黄疸、消化道出血、肝性脑病等表现。⑥类癌综合征：肝癌组织本身或癌组织引起的内分泌或代谢紊乱综合征。临床表现多样且缺乏特异性，常见的类癌综合征有自发性低血糖症和红细胞增多症。其他的少见表现还有高钙血症、性早熟、促性腺激素分泌综合征、皮肤卟啉症和类癌综合征等。

【分析】患者于半年前无明显诱因出现肝区不适感，伴乏力、消瘦，近期患者食欲不振、消化不良，伴有偶发恶心、呕吐、腹胀、腹泻等消化道症状，发病过程中有数次发热，体温38℃左右。右上腹叩击痛（＋）。当地门诊肝胆脾超声：肝脏右叶一处5.0 cm结节。考虑为肝部占位性病变，可行辅助检查进一步确诊。

4. 常用检查方法

（1）肿瘤标志物检查：血清AFP及其异质体是诊断肝癌特异性最强的肿瘤标志物，国内常用于肝癌的普查、早期诊断、术后监测和随访。AFP≥400 μg/L超过1个月，或≥200 μg/L持续2个月，持续性升高并不能排除妊娠、活动性肝病、生殖腺胚胎源性肿瘤等，即可考虑肝癌的诊断。但有30%～40%的肝癌患者AFP可不高。

（2）血液酶学及其他肿瘤标志物检查：肝功能相关的酶可能升高，但缺乏特异性。绝大多数胆管细胞癌患者AFP正常，部分患者CEA或CA19-9升高。

（3）超声：诊断符合率可达90%左右，经验丰富的超声医师能发现直径1.0 cm左右的微小癌。

（4）CT检查：是诊断和鉴别诊断肝癌最重要的检查方法。诊断符合率高达90%以上；CT动态扫描与动脉造影相结合的CT血管造影（CTA），可提高微小癌的检出率。多层螺旋CT、三维CT成像更提高了分辨率和定位的精确性。

（5）MRI检查：诊断价值与CT相仿，对良、恶性肝内占位病变，特别与肝血管病的鉴别优于CT，且可进行肝静脉、门静脉、下腔静脉和胆管重建成像，可显示这些管腔内有无癌栓。

（6）肝穿刺活检：在超声引导下经皮肝穿刺活检进行组织学或细胞学检查，发现癌细胞有确定诊断意义，但可能出现假阴性，偶尔会引起肿瘤破裂、穿刺针道出血和癌细胞沿针道扩散，临床上是否采用存在争论。肿瘤位于肝表面、经过各种检查仍不能确诊者，可行腹腔镜检查。

（7）金标准：肝脏病灶经活检或手术切除标本，通过病理组织学检查而诊断为原发性肝癌为诊断的金标准。

【分析】该患者辅助检查结果显示，生化系列：转氨酶升高。AFP≥1000 μg/L，铁蛋白891.53 ng/mL。结合患者临床表现、病史及检查结果，以及患者的超声结果，初步考虑诊断：肝癌。需检查肝脏MRI或者肝脏穿刺活检以进一步明确诊断。肝脏穿刺活检病理结果：肝细胞癌。临床诊断：肝癌。

5．高危人群及其筛查

（1）原发性肝癌的高危人群为：常见的肝癌病因为慢性乙肝、慢性丙肝、酒精性肝硬化，此类患者为高危人群。

（2）常规筛查方法：主要包括血清AFP检测和肝脏超声检查。

（3）推荐可每隔6个月对高危人群进行一次检查。

（八）食管癌

【案例】孙先生，58岁，以"进食后不适感半年，加重1周"为主诉，于2020年10月22日入院。

1．病因　①饮食和生活方式：食物生产加工和储存过程中受到真菌污染；食用高温食物辛辣和油炸食品可增加食管癌发生风险；吸烟、饮酒是食管鳞癌明确的危险因素；口腔卫生差也可导致食管癌风险升高。②人口学因素：食管癌的发病率随年龄增长而逐渐增加。③家族史和遗传易感性：我国食管癌存在明显的家族聚集现象。④其他因素：缺乏维生素及某些微量元素。食管癌前疾病包括慢性食管炎、Barrett食管、食管白斑症、食管憩室、贲门失弛缓症、反流性食管炎以及各种原因导致的食管良性狭窄等。

【分析】该患者有咀嚼槟榔爱好，为口腔、食管癌的危险因素。

2．常见症状　①食管癌可能的报警症状包括：吞咽粗硬食物时可能有不同程度的不适感觉，包括咽下食物哽噎感，胸骨后烧灼样、针刺样或牵拉摩擦样疼痛。食物通过缓慢，并有停滞感或异物感。哽噎停滞感常通过吞咽水后缓解消失。症状时轻时重，进展缓慢。②有研究结果显示：报警症状对该人群上消化道肿瘤的预测价值有限，仅吞咽困难症状有重要的提示作用。但出现吞咽困难症状时绝大多数肿瘤已进展至中晚期。③食管癌典型的症状为进行性咽下困难，先是难咽干的食物，继而是半流质食物，最后水和唾液也不能咽下。肿瘤侵犯食管外器官可出现胸痛等症状，侵犯喉返神经可出现声音嘶哑。

【分析】患者于半年前无明显诱因出现进食后胸后不适感，尤其是以进食干性食物时症状较重，进食半流食无不适感，近1周来患者进食后哽噎感加重，需要经常在进食期间饮水缓解症状，考虑食管内存在占位性病变。

3．常用的检查方法

（1）食管吞钡双重对比造影：①食管黏膜皱襞紊乱、粗糙或有中断现象；②小的充盈缺损；③局限性管壁僵硬，蠕动中断；④小龛影。中、晚期有明显的不规则狭窄和充盈缺损，管壁僵硬。有时狭窄上方口腔侧食管有不同程度的扩张。

（2）内镜及病理活检：是目前诊断早期食管癌的金标准。

【分析】该患者进食后不适感半年，结合患者有咀嚼槟榔爱好及喜欢进热烫饮食习惯，初步考虑食道占位可能性大。需纤维食管镜检查进一步明确诊断。食管镜组织活检病理结果：鳞状细胞癌。诊断：食管癌。

4. 高危人群 40岁以上，符合以下情况之一者：①来自食管癌高发区；②有上消化道症状；③有食管癌家族史；④患有食管癌前疾病或癌前病变者；⑤具有食管癌的其他高危因素（吸烟、重度饮酒、头颈部或呼吸道鳞癌等）。

5. 筛查方法 纤维食管镜检查和食管超声内镜检查。X线钡气双重造影和食管拉网脱落细胞学检查也可应用于筛查。

五、综合控制目标

恶性肿瘤的治疗，根据患者的身体状况肿瘤的病理类型和分子分型病变的范围和肿瘤的发展趋向等各方面的情况，采取多学科综合治疗与个体化治疗相结合的原则，合理地使用手术化疗、放疗和分子靶向治疗等多种手段，以期最大限度地延长患者的生存时间、控制恶性肿瘤的发展，最大限度地改善患者的生活质量，提高恶性肿瘤患者的生存率。

六、恶性肿瘤治疗

恶性肿瘤的治疗包括：外科治疗、化学治疗、放射治疗和生物治疗等。外科治疗包括预防性手术诊断性手术、根治性手术、姑息性手术、减瘤手术和重建手术。一般来说，肿瘤Ⅰ期患者以外科手术为主；Ⅱ期患者可以手术切除肿瘤及可能的转移灶，辅以全身化疗；Ⅲ期患者采用综合治疗方案，手术前及（或）手术后联合化疗和（或）放疗；Ⅳ期患者以全身治疗为主，辅以对症治疗。

七、恶性肿瘤的转诊原则

1. 高度怀疑恶性肿瘤需进一步检查者。
2. 恶性肿瘤需手术及放化疗者。
3. 恶性肿瘤患者出现并发症需进一步处理者。

八、恶性肿瘤的预防

1. **一级预防** 改善生活习惯，如戒烟，多食新鲜水果和蔬菜等。
2. **二级预防** 早发现、早诊断及早治疗恶性肿瘤。
3. **三级预防** 对症治疗以改善患者的生活质量，延长患者的生存时间。

（佟志国）

第三篇
实践技能操作

第一章
体 格 检 查

体格检查是最基本的检查方法。在检查过程中要以患者为中心，关心、体贴患者，仪表端庄，举止大方，态度诚恳和蔼，在检查的过程中，全面、有序、重点、规范和正确，同时要保护好患者的隐私。

体格检查的环境光线应适当，温暖、安静，检查手法轻柔规范，充分暴露被检查部位。检查时医师应站在患者右侧。检查前，应有礼貌地向患者进行自我介绍，并且明确说明体格检查的原因、目的及要求，更好地取得患者密切配合。检查过程中，应注意无菌操作，按照一定顺序进行，避免重复、遗漏、反复翻动患者，力求建立规范的检查顺序。通常首先进行生命体征和一般检查，然后按头、颈、胸、腹、脊柱、四肢和神经系统的顺序进行检查，必要时进行生殖器、肛门和直肠检查。根据病情轻重、避免影响检查结果等因素，可调整检查顺序，利于及时抢救和处理患者。检查结束时应对患者的配合与协作表示感谢。

在体格检查过程中，应注意左、右及相邻部位等的对照检查。并且要根据病情变化及时进行复查，这样有利于病情观察、补充和修正诊断。

第一节　一般情况检查

一般状态检查包括生命体征（意识状态、体温、呼吸、脉搏、血压）、发育、营养、体位、步态、面容及表情等。

生命体征是评价生命活动存在与否及其质量的重要指标，除体温、呼吸、脉搏和血压外，紧急的意识改变也是重要的生命体征。通过患者年龄、智力及体格成长状态对发育进行综合评价。身体各器官发育的外观表现不同，体型也不相同。营养状态正常与否通常采用"营养良好""营养中等""营养不良"等进行描述，而患者体位的改变对某些疾病的诊断具有一定的意义。由于皮肤及浅表淋巴结检查常常与一般情况检查同时进行，故本节将这部分内容放在一起介绍。一般检查要点及细则见表3-1-1。

表3-1-1　一般检查要点及细则

	具体内容和评分细则	备注
备品准备	体温计、血压计、手电、压舌板、纱布、手表、叩诊锤、听诊器、标记笔、格尺、记录纸、记录笔、棉签、毛巾、消毒桶、脏物盘	

	具体内容和评分细则	备注
操作前准备	着装整洁、戴口罩帽子、准备检查用具	例如，您好，我是您的负责医师，现在为您进行体格检查，希望您能配合，如有什么不舒服，请您及时告诉我
	介绍自己即将要进行的检查，取得配合	
	协助患者取坐位或者仰卧位，正确暴露检查位置	
	站在患者右侧	
体温测量	正确选用体温表（选择腋温表）	
	汞柱甩到35℃以下	
	体温计头端置于受测者腋窝深处，嘱受测者夹紧体温计，不能隔衣服	
	测量时间10 min	
	读数方法：一手拿住体温计尾部，眼与体温计保持同一水平	
	报告结果并判断是否正常（正常值36～37℃）	
血压测量	准备：休息5 min以上	
	患者坐位或仰卧位，被测上肢裸露，伸开并轻度外展	
	肘部、心脏、血压计零点应在同一水平线（坐位时平第4肋软骨，仰卧位时平腋中线）	
	血压计气袖缠于上臂，气囊中部对准肱动脉，袖带下缘距肘窝横纹2～3 cm	
	触及肱动脉搏动，听诊器置于肱动脉搏动处（不能置于气袖下）	
	汞柱开关打开时，汞柱凸面水平应处于零位	
	边充气边听诊，肱动脉搏动消失后，汞柱再升高30 mmHg	
	缓慢放气，双眼观察汞柱，根据听诊和汞柱位置读出血压值	
	重复测量时，取2次检查值的平均值作为血压值	
呼吸	观察呼吸类型：胸式/腹式、病理性呼吸	
	观察1 min并报告	
脉搏	食指、中指、环指的指端按在患者的桡动脉表面	
	观察1 min	
	内容：脉搏的频率、节律、紧张度	
一般状况	发育：正常、异常	
	体型：无力型、正力型、超力型	
	皮下脂肪充实程度判断：前臂屈侧或上臂背侧下1/3处营养：良好、中等、不良	
	意识状态：清楚、嗜睡、意识模糊、昏睡、昏迷、谵妄	
	语调状态：声音嘶哑、失音、失语、口吃	
	面容表情：急性或慢性病容、其他病态病容	
	体位：急性或慢性病容、其他病态面容	
	姿势：正常、异常	
	步态：正常、异常	

续表

		具体内容和评分细则	备注
皮肤		颜色：苍白、发红、发绀	
		湿度：干燥，多汗等	
		弹性：正常、减弱。检查方法：食指及拇指捏起手背内侧或上臂内侧的皮肤，松手后皮肤能很快平展	
		皮下出血：有无淤点、紫癜、淤斑、血肿	
		有无蜘蛛痣与肝掌，蜘蛛痣检查方法正确	
		水肿：正常、轻度、中度或重度。检查方法：以手指按压检查部位，受压组织会发生凹陷	
		皮下结节：有或无	
浅表淋巴结检查		检查顺序：耳前耳后枕部颌下颏下颈前三角颈后三角锁骨上窝腋窝滑车上腹股沟腘窝	
		手法：利用食指、中指、环指三指并拢，指腹平放于被检查部位的皮肤上由浅入深进行滑动触摸	
		颌下：嘱被检查者低头	
		颈部：让被检查者头稍低，使偏向检查侧	
		锁骨上窝：被检查者取坐位或卧位，头部稍向前屈，用双手进行触诊，左手触右侧，右手触左侧，由浅部逐渐触摸至锁骨后深部	
	腋窝淋巴结	检查者以右手检查左侧，左手检查右侧，一般先检查左侧	
		检查者左手抓住患者左腕向外上屈肘外展抬高约45°	
		右手指并拢，掌面贴近胸壁向上逐渐达腋窝顶臂，滑动触诊，然后以此触诊腋窝后、内、前壁	
		翻掌向外将患者外展至上臂下垂，触诊腋窝外侧壁	
		换手以同法检查右侧	
	滑车上淋巴结	右手扶托被检查者右前臂，以左手小指抵肱骨内上髁上	
		其他三指（示、中、无名指）并拢在肱二头肌与肱三头肌间沟中纵行，横行滑动触摸	
		换手以同法检查左侧	
		腹股沟：双腿屈曲	
		腘窝：双腿屈曲	
		检查内容：如果触到肿大淋巴结，要描述部位、大小、数目、硬度、压痛、活动度、红肿、瘘管、瘢痕	
人文关怀		以患者为中心，关心、体贴患者，仪表端庄，举止大方，态度诚恳和蔼，注意保护患者隐私	

（王　敏）

第二节　头颈部检查

　　头部及其器官是人体最重要的外形特征之一，检查的内容包括头发、头皮、头颅、颜面及器官等。细致的检查常常能够为临床诊断提供有价值的资料。头部检查内容及细则见表3-1-2。

表3-1-2　头部检查内容及细则

		具体内容和细则		备注
操作前准备		着装整洁、戴口罩帽子、准备检查用具		
		介绍自己即将要进行的检查，取得配合		
		协助患者取坐位或者仰卧位，正确暴露检查位置		
		站在患者右侧		
头部检查	头发	颜色，疏密度，脱发		
	头皮	头皮屑、头癣、外伤、血肿、瘢痕		
	头颅	大小、形态、运动、压痛、异常隆起		
眼	眼睑	睑内翻、沙眼、上睑下垂、闭合障碍、水肿		
	泪囊	有无阻碍		
	结膜	睑结膜、穹隆部结膜、球结膜		
	上睑结膜	右手检查受检者左眼、左手检查右眼		
		用食指和拇指捏住上睑中外1/3交界处的边缘、向前下方牵拉同时嘱患者向下看		
		示指向下压迫睑板上缘，并与拇指配合将睑缘向上捻转即可将眼睑扒开		
		检查后，轻轻向下牵拉上睑，同时嘱患者往上看，即可使眼睑恢复正常		
	眼球	有无突出、下陷		
		眼球运动	用棉签或手指置于眼前30～40 cm处	
			按左→左上→左下，右→右上→右下6个方向的顺序进行	注意顺序
		眼球震颤	嘱被检者头部不动	
			眼球随医师手指示方向垂直、水平运动数次，观察眼球是否出现一系列有规律的快速往返运动	
	角膜	角膜云翳、白斑、溃疡、角膜软化、老年环		
	巩膜	黄疸与黑色素成分增多鉴别		
	虹膜	纹理模糊、裂孔		
	瞳孔	形状、大小、位置、双侧是否等圆等大		
		直接对光反射	手电筒照射瞳孔并观察同侧瞳孔反应	
			判断是否正常、光照后瞳孔缩小、移开光源后瞳孔复原	
		间接对光反射	光线照射一眼时，用手挡住光线、观察对侧瞳孔	
			判断是否正常	

续表

			具体内容和细则		备注
眼	瞳孔	集合反射	嘱患者注视1 m外的目标，然后将目标逐渐移近眼珠5～10 cm		
			判断结果：正常双眼内聚，瞳孔缩小		
		近反射：以上双眼内聚，瞳孔缩小和晶状体的调节三者称近反射			
耳	外耳	耳郭（外形，大小，位置和对称性）外耳道（皮肤，有无溢液）			
	中耳	鼓膜是否穿孔，溢脓			
	乳突	皮肤是否红肿，是否有压痛，瘘管或瘢痕			
鼻	外形	鼻的皮肤颜色，外形（色素沉着，酒糟鼻，鞍鼻）			
	鼻翼	翕动			
	鼻中隔	居中，轻度偏曲，明显偏曲			
	鼻出血	双侧，单侧			
	鼻黏膜	充血，肿胀，萎缩，有无分泌物			
	分泌物	清稀无色、黏稠，发黄或发绿			
	鼻窦	上颌窦	方法一	双手固定患者的两侧耳后	两种方法均可
				拇指分置于左右额部向后按压	
			方法二	也可以用右手中指指腹叩击额部，询问有无叩击痛	
		额窦	方法一	一手扶持患者枕部	三种方法均可
				另一拇指或食指置于眼眶上缘内侧向后，向上按压，询问有无压痛	
			方法二	或以两手固定头部	
				双手拇指置于眼眶上缘内侧向后，向上按压，询问有无压痛	
			方法三	用中指叩击该区，询问有无叩击痛	
		筛窦	双手固定患者两侧耳后		
			双侧拇指分别置于鼻根部与眼内眦之间		
			向后方按压		
口	口唇	颜色，口角，溃疡，疱疹			
	口腔黏膜	颜色，溃疡，出血点，瘀斑			
	牙齿	龋齿，残根，缺牙，义齿			
	牙龈	出血，牙槽溢脓（慢性牙周炎，牙龈瘘管），铅线			
	舌	感觉，运动，形态			
咽部扁桃体	咽部检查方法	被检查者取坐位，头略后仰，口张大发"啊"音，此时医师用压舌板在舌的前2/3与后1/3交界处迅速下压，此时软腭上抬，在照明的配合下即可见软腭，腭垂，软腭弓，扁桃体，咽后壁			
	结果判断	有无充血，出血点，分泌物，扁桃体大小分度			
人文关怀		耐心、细致，并与患者沟通解释			

医师对患者进行颈部检查时，应在平静、自然的状态下进行，被检查者最好取舒适坐位，卧位亦可。无论患者何种体位，受检者都需要解开内衣，暴露颈、肩部。检查时应注意手法轻柔，及时与患者沟通，尤其是怀疑患有颈部疾病者更应注意。颈部检查内容及细则见表3-1-3。

表3-1-3　颈部检查内容及细则

		具体内容和评分标准	备注
准备		着装整洁，戴口罩帽子，准备检查用具	
		介绍自己即将进行的检查，取得配合	
		协助患者取坐位或仰卧位，正确暴露检查部位	
		站在患者右侧	
颈部姿势与运动		观察颈部伸曲，转动	
		是否有斜颈，颈部运动受限，颈部强直	
颈部皮肤与包块		颈部皮肤：是否有蜘蛛痣，感染，瘢痕，瘘管	
		是否有颈部包块及其部位，大小，质地，活动性	
颈部血管检查	颈静脉	充盈情况：是否扩张，搏动	
		正常：立位或坐位：不显露；平卧，仅见于锁骨上缘至下颌角距离的下2/3以内	
		颈静脉怒张：坐位或半坐位（45°）时静脉充盈度超过正常水平	
	颈动脉	正常安静时看不到颈动脉的搏动	
	血管杂音	坐位，用钟型听诊器听诊，如发现杂音，注意其部位，强度，性质音调，传播方向和出现时间，患者姿势和呼吸对杂音的影响	
甲状腺	视诊	大小	
		对称性	
		嘱被检查者做吞咽动作，可见甲状腺随吞咽动作向上移动	
		如不易辨认，嘱被检查者两手放于枕后，头向后仰，再作观察	
	触诊	甲状腺峡部触诊手法：站于受检者前面用拇指或后面用食指	
		从胸骨上切迹向上触摸	
		请受检者吞咽	
		判断有无增厚，肿块	
		甲状腺侧叶触诊　前面触诊法：一手拇指施压于一侧甲状腺软骨，将气管推向对侧	两种方法均可
		另一手食指、中指在对侧胸锁乳突肌后缘向前推挤甲状腺侧叶	
		拇指在胸锁乳突肌前缘触诊	
		配合吞咽动作，重复检查	
		同样的方法检查另一侧甲状腺	
		后面触诊法：一手食指、中指施压于一侧甲状腺软骨，将气管推向对侧	
		另一拇指在对侧胸锁乳突肌后缘推挤甲状腺	
		配合吞咽动作，重复检查	
		同样的方法检查另一侧甲状腺	
		结果判断：轮廓，大小（分度）表面情况	
	听诊	用钟形听诊器直接放在肿大的甲状腺上，看是否听到连续性静脉"嗡鸣"声或收缩期动脉杂音	

续表

	具体内容和评分标准	备注
气管	坐位或者仰卧位	
	医师食指或环指分别置于胸锁关节上	
	然后将中指置于气管上	
	观察中指是否在食指与环指之间	
人文关怀	手法轻柔,及时与患者沟通、解释,并告知患者结果	

（孙婷婷）

第三节 胸 部 检 查

胸部检查的内容很多,本节主要介绍的是传统的胸部查体的内容,包括视诊、触诊、叩诊和听诊四个部分。检查时应在温度适宜、光线充足的环境中,患者尽可能暴露全部胸部,无论患者采取坐位或卧位,都应按顺序进行检查,避免遗漏重要体征。本节胸部检查的内容包括胸廓外形、胸壁、乳房、肺、胸膜等。心脏检查见本章第四节。胸部检查内容及细则见表3-1-4。

表3-1-4 胸部检查内容及细则

			具体内容和细则
操作前准备			着装整洁、戴口罩帽子、准备检查用具
			介绍自己即将要进行的检查,取得配合
			协助患者取坐位或者仰卧位,正确暴露检查位置
			站在患者右侧
视诊			呼吸运动
			呼吸频率
			呼吸深度
			呼吸节律
			两侧乳房对称性和乳房皮肤有无异常（男性不检查该项）,乳头的颜色、位置、大小和对称性、有分泌物,乳晕颜色、大小,男性有无乳房增生
触诊	胸廓扩张度	前胸	部位:胸廓下面的前侧部
			左右拇指分别沿两侧肋缘指向剑突,拇指尖在前正中线两侧对称部位,两手掌和伸展的手指置于前侧胸壁
			嘱被检查者做深呼吸,观察比较两手感触到胸廓的活动度情况
		后胸	部位:背部,约于第10肋骨水平
			拇指与中线平行,并将两侧皮肤向中线轻推,两手掌和伸展的手指置于后胸
			嘱被检查者做深呼吸,观察比较两手感触到胸廓的活动度情况

			具体内容和细则
触诊	语音震颤	部位	前胸：上，中，下，野
			后胸：肩胛间区（上，下）肩胛下区（内，外）
		顺序：自上至下，从内到外，左右对比	
		手法	将左右手掌的尺侧缘轻放于被检查者两侧胸壁的对称部位
			嘱被检查者用同等强度重复发"yi"强音
			观察比较两手感触到语音震颤的异同、增强或减弱
	胸膜摩擦感	部位：胸廓的下前侧部	
		手法	将左右手掌的尺侧缘轻放于被检查者两侧胸壁的对称部位
			嘱患者深呼吸感受有无胸膜摩擦感
叩诊	对比叩诊	部位	前胸：由锁骨上窝开始，自第一肋间隙从上至下逐一肋间进行叩诊
			侧胸：嘱被检查者举起上臂置于头部，自腋窝开始向下逐一肋间叩诊至肋缘
			后胸：嘱被检查者向前稍低头，双手交叉抱肘，自肺尖开始叩诊
		顺序：自上而下，左右对比	
		手法	以左手中指的第一、二关节作为叩诊板指，平紧贴于叩击部位表面
			右手中指以右腕关节和指掌关节活动叩击左手中指第二指骨的前端或第一、二指间的关节
			扣指不得随板指一起移行
	肺下界	双侧锁骨中线	
		双侧腋中线	
		双侧肩胛线	
	肺下界移动度	当患者平静呼吸时，于被检查者肩胛线叩出肺下界的位置	
		嘱被检查者做深呼吸后并屏住呼吸的同时，沿该线继续向下叩诊，当由清音变为浊音时，即为肩胛线上肺下界的最低点	
		当患者恢复平静呼吸时，再次在被检查者肩胛线叩出肺下界的位置	
		嘱被检查者做深呼吸后并屏住呼吸，并由下向上叩诊，直至清音变为浊音，即为肩胛线上肺下界的最高点	
		测出最高至最低点距离，即肺下界移动度	
听诊	听诊呼吸音	部位	锁骨中线-腋前线-腋中线-腋后线-肩胛间区-肩胛下区
		顺序	自上而下，左右对比
		内容	呼吸音，异常呼吸音，啰音，胸膜摩擦音
	语音共振	部位	前胸：上，中，下，野
			后胸：肩胛间区（上，下）肩胛下区（内，外）
		顺序：自上至下，从内到外，左右对比	
		手法	将听件轻放于被检查者两侧胸壁的对称部位
			嘱被检查者用同等强度重复轻发"yi"长音
			观察比较两侧语音共振的异同，增强或减弱
人文关怀		手法轻柔、细致，及时与患者沟通	

（李　磊）

第四节 心脏检查

全科医师在接诊心血管疾病的患者时，经过详细询问患者病史之后，在很多情况下细致的心脏检查可以帮助医师及早地做出准确的诊断。某些心脏重要的体征，如心音改变、心脏杂音、短绌脉等，是无法靠常规的仪器检查发现的。与其他检查一样，心脏查体时同样需要温度适宜、光线充足的环境，医师位于患者右侧，患者坐位或卧位，必要时需取多个体位进行反复检查比较。心脏查体时按照视诊、触诊、叩诊、听诊依次进行，医师需要手法轻柔、认真细致，不遗漏重要体征。心脏检查的内容与细则见表3-1-5。

表3-1-5　心脏检查内容与细则

<table>
<tr><td colspan="3" align="center">具体内容和评分细则</td><td align="center">备注</td></tr>
<tr><td rowspan="4">操作前准备</td><td colspan="2">着装整洁、戴口罩帽子、准备检查用具</td><td></td></tr>
<tr><td colspan="2">介绍自己即将要进行的检查，取得配合</td><td></td></tr>
<tr><td colspan="2">协助患者取坐位或者仰卧位，正确暴露检查位置</td><td></td></tr>
<tr><td colspan="2">站在患者右侧</td><td></td></tr>
<tr><td rowspan="8">视诊</td><td rowspan="4">心尖冲动</td><td>位置</td><td rowspan="8">检查者下蹲，以切线方向观察心前区有无局限性隆起或凹陷；观察心尖冲动位置、强度与范围，心前区其他部位有无异常搏动</td></tr>
<tr><td>范围</td></tr>
<tr><td>强度</td></tr>
<tr><td>有无负向心尖冲动</td></tr>
<tr><td colspan="2">心前区隆起</td></tr>
<tr><td rowspan="3">心前区其他部位搏动</td><td>有无胸骨左缘第3～4肋间搏动</td></tr>
<tr><td>有无剑突下搏动</td></tr>
<tr><td>有无心底部搏动</td></tr>
<tr><td rowspan="12">触诊</td><td>触诊顺序</td><td>二尖瓣区→肺动脉瓣区→主动脉瓣区→主动脉瓣第二听诊区→三尖瓣区</td><td rowspan="12">全手掌置于心前区触诊心尖冲动位置，然后逐渐缩小到小鱼际或食指、中指及环指指腹并拢同时触诊，以确定心尖冲动的准确位置、范围、是否弥散，有无抬举性搏动，确定心前区有无异常搏动。以手掌在各个瓣膜区和胸骨左缘第三、四肋间触诊有无震颤和心包摩擦感，必要时以小鱼际触诊确定震颤的具体部位和时相</td></tr>
<tr><td rowspan="4">心尖冲动</td><td>用单一指指腹触诊</td></tr>
<tr><td>位置</td></tr>
<tr><td>范围</td></tr>
<tr><td>强度</td></tr>
<tr><td rowspan="4">震颤</td><td>用手掌或手掌尺侧小鱼际平贴于各瓣膜区</td></tr>
<tr><td>部位</td></tr>
<tr><td>时相</td></tr>
<tr><td>临床意义</td></tr>
<tr><td rowspan="3">心包摩擦感</td><td>用手掌或手掌尺侧小鱼际平贴</td></tr>
<tr><td>心前区胸骨左缘3、4肋间</td></tr>
<tr><td>描述最佳触诊条件（前倾位，收缩期，呼吸末，屏住呼吸）</td></tr>
</table>

续表

	具体内容和评分细则			备注
叩诊	手法		左手中指为叩诊板指平置于心前区拟叩诊的部位	
			仅左手中指远端第一指节与皮肤接触，余部位不能接触	
			平卧时，板指与其肋间平行（坐位时，板指与其肋间垂直）	
			左手中指及右腕关节活动均匀，轻扣板指	
	顺序		先叩心左界，后叩心右界	
			由上而下	
			由外向内	
	左界		左侧在心尖冲动外2～3cm处开始叩诊	
			以听到叩诊音由清音变浊来确定心浊音界	
			逐个肋间向上，直到第二肋间	
	右界		先于锁骨中线叩出肝上界	
			然后于其上一肋间由外向内	
			逐一肋间向外叩诊，至第二肋间	
	标记和判断		叩出心脏相对浊音界，并在胸廓体表做出标记	
			用硬尺测量前正中线至各标记点的垂直距离	
			再测量左锁骨中线至前正中线的距离	
			记录并报告心界是否扩大	
听诊	顺序		从心尖区开始（二尖瓣区）→肺动脉瓣区→主动脉瓣区→主动脉瓣第二听诊区→三尖瓣区	
	内容		心率（数30秒）	
			判断心率（齐，不齐）	
			判断心音（正常，异常）	
			心脏杂音（有，无）	
		有心脏杂音	部位	
			时期	
			性质	
			强度	
			传导方向	
			额外心音	
			心包摩擦音	
人文关怀			手法轻柔，与患者及时沟通	

（李　丹）

第五节 腹部检查

腹部检查是体格检查的重要组成部分，有很多重要的脏器，涉及消化、泌尿、内分泌、血液等系统。腹部检查同样应用视诊、触诊、叩诊及听诊四种方法，尤其是触诊既是重点也是难点。医师在检查时注意保护患者隐私、注意人文关怀。腹部检查内容及细则见表3-1-6。

表3-1-6　腹部检查内容及细则

		内容和细则	
操作前准备		着装：着装整洁、戴口罩；准备：皮尺、听诊器	
		跟患者沟通：介绍自己即将要进行的检查，取得配合	
		患者准备：排空膀胱	
		患者体位：协助患者取仰卧位，正确暴露腹部	
		检查者位置，站在患者右侧	
视诊	准备	充分暴露（上至剑突，下至耻骨联合）	
		光线充足柔和，切线位观察	
	外形	是否对称平坦、膨隆、凹陷、舟状腹	
		腹围测量法	患者排尿后平卧，正常腹式呼吸
			用软尺经脐绕腹1周，测得的周长用cm表示
	呼吸运动	呼吸自如	
		胸式呼吸或腹式呼吸为主	
	腹壁静脉	腹壁静脉无曲张	
		腹壁静脉曲张时检查血流方向	选择一段没有分支的腹壁静脉
			检查者将一只手的食指和中指并拢压在静脉上，然后一只手指紧压静脉向外滑动挤出该段静脉内血液，至一定距离放松该手指，另一手指紧压不动
			如静脉迅速充盈，则血流方向是从放松的一端流向紧压手指的另一端
			同法放松另一手指
	胃肠型及蠕动波	有无胃肠型及蠕动波	
	腹壁皮肤	是否有皮疹、色素、腹纹、瘢痕、疝、脐部、体毛及上腹部搏动	
听诊	肠鸣音	脐部或右下腹部	
		听诊时间1 min	
		报告：正常4～5次/分	
	血管杂音	腹主动脉-腹中部	
		肾动脉-上腹部两侧	
		髂动脉-下腹部两侧	
		股动脉-双侧腹股沟	
		静脉性杂音	

续表

		内容和细则
听诊	摩擦音	肝区有无摩擦音
		脾区有无摩擦音
触诊	体位	患者取仰卧位，双腿屈起稍分开
	准备	嘱患者作缓慢腹式呼吸
		医师的手必须温暖
	顺序	由浅入深、由下至上
		由不痛到痛的部位
	腹壁紧张度	浅部触诊法，要求右手全手掌平贴，掌指关节伸直
		报告腹壁是否柔软
	压痛及腹痛	深部滑行触诊，要求右手全手掌平贴，四指并拢，掌指关节伸直
		深压触诊法检查麦氏点压痛
		以二三个手指逐渐按压触摸腹部深在病变部位，明确压痛的部位
		在深压的基石出上迅速将手松开
		询问患者是否感觉疼痛加重或观察面部是否出现痛苦表情
		报告有无压痛及反跳痛
	腹部肿块	深部滑行多，必要时双手触诊
		判断有无肿块
		有肿块需描述大小、部位、质地、表面状态、压痛、边界运动度及与邻近脏器的关系
	肝	多用深部滑行触诊或双手触诊或勾指触诊
		手指与肋缘大致平行放于患者右锁骨中线
		从脐水平逐渐向上，必要时从髂前上棘或更低平面开始
		手落后与腹壁抬起，先于腹壁下去
		同法继续在前正中线检查，从脐水平逐渐向上
		记录肝在右锁骨中线肋弓下（平静呼气状态测量），以"cm"表示
		剑突下至肝下缘的垂直距离，以"cm"表示
		注意大小、质地、边缘和表面状态、压痛（肝颈静脉回流）、搏动及肝区摩擦感、肝震颤
	脾	深部滑行触诊或双手触诊，右手掌平放于脐部，自脐平面开始触诊
		与左肋弓大致成垂直方向，直至左肋缘
		如平卧位不能触及脾时，可让患者改为右侧卧位检查
		注意大小、质地、压痛、边缘、切迹、表面状态
		记录方法：第Ⅰ线（甲乙线）：指左锁骨中线与左肋缘交点至脾下缘的距离；第Ⅱ线（甲丙线）；左锁骨中线与左肋缘交点至脾最远点的距离；第Ⅲ线（丁戊线），脾右缘与前正中线的距离
		轻度增大时只作第Ⅰ线测量；明显增大时加测第Ⅱ线和第Ⅲ线测量

		内容和细则
触诊	胆囊	肿大的胆囊用深部滑行触诊
		Murphy征
		医师以左手掌平放于患者右胸下部,以拇指指腹勾压于右肋下胆囊点处,嘱患者缓慢深吸气
		吸气过程中胆囊下移石并到用力按压的拇指,即可引起疼痛
		因剧烈疼痛而致吸气终止称Murphy征阳性,否则为阴性
	肾	双手触诊法,左手掌从后面托起腰部,右手掌平放在腰部,吸气时双手配合夹触肾
		尿路压痛点:季肋点(前肾点):第10肋骨前端,右侧位置稍低,相当于肾盂位置
		上输尿管点:脐水平腹直肌外缘
触诊	肾脏	中输尿管点:将前上棘水平腹直肌外缘,相当于输尿管第二狭窄处
		肋脊点:背部第12肋骨与脊柱交角的顶点
		肋腰点:第12肋骨与腰肌外缘交角的顶点
	膀胱	只有当膀胱积尿,充盈胀大时,才越出耻骨上缘而在下腹中部触及
	胰腺	胰腺位于腹膜后,位置深而柔软,正常不能触及
	液波震颤	用一手掌贴于腹壁的一侧,另一手四指并拢屈曲,用指端轻叩对侧腹壁,如腹内有较多的腹腔积液存时,贴于腹壁的手掌则有水波冲击感
		请他人将手掌的尺侧轻轻压在被检查者脐上中线处,阻止由腹壁脂肪传来的波动
		用于检查腹腔积液患者,提示液体3000 mL以上
	振水音	冲击触诊法
		用手指在患者解连续迅速的冲击动作,可听到胃内气体与液体相撞击而发出的声音称为振水音,如水在水瓶内或热水袋内振荡的响声
		需清晨空腹或餐后8 h以上检查
		提示胃排空障碍如幽门梗阻或胃扩张
叩诊	手法	以左手中指末端关节为叩诊板指,用右手中指指尖叩诊,连续叩击2~3次,叩诊手指离开板指
	腹部扣诊	鼓音
		普遍叩诊,从左下象限逆时针至右下象限再至脐部结束
	肝浊音界及肝区叩痛	右锁骨中线第2前肋间开始,由清音变为浊音为肝浊音界即肝上界
		正常肝上界位于右侧第5前肋间
		腹部鼓音区沿中线或正中线向上叩,由鼓音转为浊音处即为肝浊音界下界
		肝区叩痛
	胃泡区	左肋弓上方接近胸骨处产生明显鼓音,其上界为横膈及肺下缘,下界为肋弓,左界为脾,右界为肝左缘
		胃泡区是否存在
		左腋中线第9~11肋扣到脾浊音
		报告其长度为4~7 cm,前方不超过般前线

续表

		内容和细则
叩诊	移动性	患者仰卧，医师立于患者右侧
		先从腹中部脐平面开始向左侧叩诊，直达左侧髂腰肌边缘
		叩诊变为独音时叩诊板指位置固定（不离开皮肤），嘱患者向右侧卧位
		重新叩诊该处，听取音调有无变化
		然后向右侧移动叩诊直达浊音区，叩诊板指固定，嘱患者向左侧翻身作左侧卧位
		再次叩诊，听取音调改变
	充盈膀胱叩诊	嘱患者仰卧位，耻骨联合上方进行叩诊，从上往下，鼓音转成浊音
		判断膀胱膨胀的程度，膀胱充盈时浊音区的弧形上缘凸向脐部
	肋脊角叩诊	患者取坐位或侧卧位
		医师用左手掌平放在其肋脊角（肾区）处
		右手握拳由轻到中等的力量叩击左手背
人文关怀		检查完毕，整理患者衣物
		告知检查结果并解释
		注意人文关怀并致谢

（杨　雯）

第六节　脊柱与四肢检查

脊柱是支撑体重、维持躯体各种姿势的重要支柱，是躯体活动的枢纽。当脊柱存在病变时表现为局部疼痛、姿势或形态异常及时活动受限。四肢及其关节检查除形态及长度的检查外，应以关节检查为主。脊柱与四肢检查内容及细则见表3-1-7。

表3-1-7　脊柱与四肢检查内容及细则

		具体内容和细则	备注
操作前准备		着装：着装准确	
		跟患者沟通：核对姓名，床号介绍自己及将要进行的检查，取得配合	
		检查者位置：站在患者右侧	
脊柱	弯曲度	视诊生理弯曲，有无畸形	
		方法：用示指、中指或拇指沿脊椎棘突向下划压，划压后皮肤出现一条红色充血痕，观察有无脊柱侧弯	

续表

		具体内容和细则	备注
脊柱	活动度	嘱患者前屈、后伸、侧弯、旋转	或者在检查前嘱被检查者下床站立，检查者用双手固定被检查者肩部，嘱被检查者活动头部；检查者用双手固定被检查者胸部，嘱被检查者活动腰部
	压痛	患者取端坐位，以右手拇指从枕骨粗隆自上而下逐个按压脊椎棘突和椎旁肌肉	
	直接叩击痛	患者取坐位，叩击个椎体的棘突	
	间接叩击痛	患者取坐位，医师左手掌置于其头部，右手半握拳以小鱼际叩击左手背，询问有无疼痛	
四肢		暴露上肢	
		观察上肢皮肤，关节	
		观察双手及指甲	
		触诊指间关节，掌指关节（双侧）	
		检查指关节：伸展，握拳（双侧）	
		触诊腕关节，检查腕关节运动（双侧）	
		触诊双肘鹰嘴肱骨踝状突，检查肘关节运动（双侧）	
		视诊肩关节外形（双侧）	
		暴露下肢	
		观察双下肢外形，皮肤，指甲	
		检查有无凹陷性水肿（双侧）	
		检查髋关节运动（双侧）	
		触诊膝关节（双侧）	
		浮髌试验：患者取平卧位，下肢伸直放松，医师一手虎口卡于患膝髌骨上级，并加压压迫髌上囊，使关节液集中于髌骨底面，另一手示指垂直按压髌骨并迅速抬起（双侧）	
		触诊踝关节（双侧）	
		检查踝关节运动（双侧）	
		检查屈趾，伸趾（双侧）	
		触诊肩关节及其周围，检查肩关节运动（双侧）	
整体评估		操作的熟练程度、顺序，手法准确，人文关怀	

（夏　青）

第七节 肛门与直肠检查

全科医师在与患者进行肛门及直肠检查时应详尽告知患者及家属检查的必要性，取得患者及家属的理解及同意，同时检查过程中，根据不同的病情需要，患者采用不同体位，手法轻柔，注意患者隐私保护。肛门与直肠检查内容及细则见表3-1-8。

表3-1-8 肛门与直肠检查内容及细则

		内容及细则
物品准备		核对姓名，床号
		向患者交代肛查的必要性，嘱患者排空膀胱
		衣帽整洁、修剪指甲、洗手，手要温暖
		物品准备：处置车、医嘱卡、手套、肥皂液或液状石蜡、消毒卫生纸、洗手液、毛巾
体位选择	肘膝位	患者两肘关节屈曲，置于检查台上
		胸部尽量靠近检查台
		两膝关节屈曲成直角跪于检查台上
		臀部抬高
		最常用于前列腺、精囊及内镜检查
	卧位	患者取左侧卧位
		右腿向腹部屈曲
		左腿伸直
		臀部靠近检查台右边
		医师位于患者背后进行检查
		适用于病重，年老体弱或女性患者
	仰卧位或截石位	患者仰卧于检查台
		臀部垫高
		两腿屈曲
		抬高并外展
		适用于重症体弱患者或膀胱直肠窝的检查
		直肠双合诊，右手示指在直肠内，左手在下腹部
		适用于检查盆腔脏器的病变情况
	蹲位	患者下蹲呈大便的姿势，屏气向下用力
		适用于检查直肠脱出、内痔及直肠息肉等
检查方法	视诊前准备	戴手套
		用手分开患者臀部
		再用双手的示、中指将肛门轻轻地自然向两边分开
		使肛门外翻

续表

	内容及细则	
检查方法	视诊内容	观察肛门及其周围皮肤颜色及皱褶
		肛门周围有无肛门闭锁与狭窄，瘢痕与红肿
		肛裂
		痔
		肛瘘
		直肠脱垂
	触诊	右手示指带指套或手套
		涂以润滑剂，如肥皂液、凡士林、液状石蜡
		将示指置于肛门外口轻轻按摩
		患者肛门括约肌适应放松后再徐徐插入肛门，直肠内
		先检查肛门及括约肌的紧张度
		再查肛管及直肠的内壁
		注意有无压痛及黏膜是否光滑，有无肿块及搏动感
		男性可触诊前列腺和精囊
		女性检查子宫颈、子宫、输卵管等
	发现病变如肿块、溃疡等应按时针方位进行记录	
	注明检查时患者所取体位	
	脱手套	
	协助患者穿好裤子，整理床单位及用物	
	交代注意事项并记录	
	洗手	
	若退出指套带有黏液、脓液或血液，则应交代患者进行内镜检查	
整体评估	操作熟练程度：沟通流畅，操作规范，患者舒适，人文关怀	

（王　昕）

第八节　神　经　系　统

一、脑神经检查

（一）嗅神经

让患者闭目，用手指将患者一侧鼻孔压闭，将含有气味但无刺激性的溶液如醋、香烟、茶叶或香皂等放在鼻孔前方试之，两侧分别检查，试验结果为一侧或两侧正常、减退或消失。

（二）视神经

主要检查视力、视野和眼底。

1. 视力　视力检查时应两眼分别测试其近视力和远视力。查近视力时，以国内通用的近视力表，置于患者眼前30 cm处，两眼分别按顺序自上而下辨认该表上符号，直到不能辨认的一行为止，前一行即代表患者的视力。视力表视力分0.1～1.5，小于1.0即为视力减退。视力减退到不能用视力表检查时，可嘱患者在近距离内辨认检查者的手指，记录为几米数指或手动。更严重时，用手电筒检查有无光感，完全失明时光感也消失。检查时应注意有无影响视力的眼部病变。

2. 视野　眼球固定不动，正视前方时所能看到的空间范围。

一般用手试法：检查时让患者背光与检查者面对面坐，相距约60 cm。试左眼时，患者用右手遮其右眼，注视检查者的右眼，检查者则用左手遮住自己的左眼，用右眼注视患者左眼，用示指在两人中间分别从上内、下内、上外、下外的方向向中央移动，至患者能见到手指为止。用相同的方法再试患者右眼。检查者以本人正常的视野与患者的视野比较，可粗测患者的视野是否正常。如发现有视野缺损，到眼科用视野计做准确的测定。

3. 眼底　让患者背光而坐，眼球正视前方勿动。检查一般不要求散瞳。检查右眼时，检查者站在患者右侧，用右手持检眼镜，并用右眼从颞侧观察眼底。左侧则反之。

正常眼底的视盘为圆形或卵圆形，边缘清楚，色淡红，颞侧较鼻侧稍淡，中央凹陷较淡白为生理凹陷。动脉色鲜红，静脉色暗红，动静脉管径比例2∶3。检查时应注意有无视乳头水肿，视网膜血管有无动脉硬化、出血等。

（三）动眼、滑车和外展神经

共同支配眼球运动，需同时检查。

1. 外观　注意双侧眼裂的大小，是否等大，有无眼裂增大或变窄，有无眼睑下垂、眼球突出或内陷，眼球有无斜视、同向偏斜。

2. 瞳孔　由动眼神经的副交感神经纤维和颈上交感神经节的交感神经纤维调节，主要检查外形和反射。正常人瞳孔直径为3～4 mm，小于2 mm为瞳孔缩小，大于5 mm为瞳孔扩大。双侧瞳孔缩小可见于老年人、脑桥病变等。单侧扩大见于天幕裂孔疝、动眼神经损伤，双侧瞳孔扩大见于中脑病变、剧痛、枕大孔疝、阿托品中毒等。正常人瞳孔为圆形，边缘整齐，形状变化见于虹膜前或后粘连。

检查对光反射时，嘱患者注视远处，把手电筒光从侧面分别照射瞳孔，可见瞳孔缩小。正常时直接感光的瞳孔缩小称直接光反射，未直接感光的瞳孔也缩小，称间接光反射。检查瞳孔的调节反射时，嘱患者平视远处，然后再突然注视一近物，此时两侧眼球内聚，瞳孔缩小。

3. 眼球运动 让患者头部不动，两眼注视检查者的手指，并随之向左、右、上、下各方向转动，如有眼球运动受限，注意其受限方向和程度，注意有无复视和眼球震颤。

（四）三叉神经

1. 面部感觉 与检查身体其他部位感觉一样，用针、棉签以及盛冷、热水的试管分别检查三叉神经分布区域内皮肤的痛觉、温度觉和触觉，两侧对比。观察有无感觉障碍并定出其区域，区别为三叉神经周围性支配或中枢性节段性支配。

2. 运动功能 咀嚼肌群的运动先观察咬肌、颞肌有无萎缩，再用双手分别按在两侧该肌肉上，让患者做咀嚼运动，注意有无肌张力与收缩力减弱，两侧是否相等。嘱患者张口，以露齿时上、下门齿的中缝线为标准，如下颌偏向一侧，指示该侧翼肌无力，这是因为健侧翼肌收缩，使下颌推向患侧所致。

下颌反射检查时嘱患者轻轻张口，用叩诊锤叩击下颌中央的检查者的拇指，便引起下颌上提。此反射正常成人不易叩出，当双侧脑干以上的上运动神经元病变时，反射增强。

3. 角膜反射 以捻成细束的棉花轻触角膜外缘，正常可引起两侧迅速闭眼，同侧的称为直接角膜反射，对侧的称为间接角膜反射。

（五）面神经

1. 外观 观察额纹及鼻唇沟是否变浅，睑裂是否增宽，口唇是否低垂或歪向一侧。让患者做皱额、闭眼、吹哨、露齿、鼓气动作，比较两侧面肌收缩是否相等。一侧面神经周围性瘫痪时，该侧上半部与下半部面肌都瘫痪；如只有下半部面肌瘫痪，则为中枢性面瘫。

2. 味觉 让患者伸舌，检查者以棉签蘸少许醋、糖、盐溶液，轻涂于舌前一侧，不能讲话和缩舌，令其指出事先写在纸上的甜、酸、咸、苦四字之一，对不认字者，可以预订符号表示之或检查者询问，患者以点头或摇头示意。先试可疑一侧，再试健侧，每种味觉测试完毕时，需温水漱口。面神经损害则舌前2/3味觉丧失。

（六）听神经

包括蜗神经和前庭神经。

1. 蜗神经 主要检查听力，用耳语、表音或音叉检查。用手掩住另一侧耳，声音由远而近，测其听到声音的距离，再同另一侧比较并和检查者比较。如要准确的资料可用电测听计检查。

音叉检查用于判断耳聋性质，鉴别神经性耳聋和传导性耳聋，用频率128 Hz的音叉检查。Rinne试验检查时用振动的音叉放于患者耳旁或音叉柄端置于患者乳突部，分别试验气导及骨导时间。正常为气导＞骨导，传导性耳聋时骨导＞气导，感音性耳聋时气导＞骨导，但两者时间均缩短。Weber试验检查时将振动的音叉柄端置于患者颅顶正中，比较哪一侧耳的音响强。正常时感觉振动音响位于正中。神经性耳聋时音响偏向健侧，传导性耳聋时偏向患侧。

2. 前庭神经 当前庭神经损害时有眩晕、呕吐、眼球震颤和平衡失调等症状。平衡失调主要表现为步态不稳，向患侧倾倒。

（七）舌咽、迷走神经

这两对脑神经在解剖及功能上关系密切，常同时受损，需同时检查。

1. 运动 发音是否低哑或带鼻音，饮水是否呛咳，吞咽是否困难。嘱患者张口，观察软腭及腭垂位置。一侧麻痹时，该侧软腭变低，悬雍垂偏向健侧。嘱患者发"啊"音，正常时两侧软腭均上提，腭垂居中。一侧麻痹时，该侧软腭上提差，腭垂更向健侧偏。

2. 感觉 用棉签轻触两侧软腭及咽后壁，了解有无感觉。舌后1/3的味觉由舌咽神经所支配，检查方法同面神经。

3. 咽反射 嘱患者张口，用压舌板轻触左侧及右侧咽后壁，正常应有作呕反应。有舌咽或迷走神经损害时，患侧咽反射迟钝或消失。

（八）副神经

嘱患者作对抗阻力的转颈（胸锁乳突肌功能）及耸肩（斜方肌功能）动作，比较两侧肌力及肌肉收缩时的轮廓和触摸其坚实度。若副神经受损时，向对侧转头及病侧耸肩无力，肌肉也可有萎缩。

（九）舌下神经

观察伸舌时有无偏斜、舌肌萎缩及肌束颤动。一侧麻痹时伸舌偏向麻痹侧，双侧麻痹时舌不能伸出口外。核下性病变时有同侧舌肌萎缩，核性病变时可见肌束颤动。

脑神经感觉系统检查内容及细则见表3-1-9。

表3-1-9 脑神经感觉系统检查内容及细则

		具体内容和细则
操作前准备		着装整洁、戴口罩帽子、准备检查用具
		介绍自己即将要进行的检查，取得配合
		协助患者取坐位或者仰卧位，正确暴露检查位置
		站在患者右侧
嗅神经		注意有无嗅觉减退或丧失，嗅觉过敏以及幻嗅
		双侧比较
视神经	视力	注意有无远近视力障碍
	视野	有无视野缺陷及缺陷类型
	眼底	有无视乳头水肿，视神经有无改变

续表

	具体内容和细则
动眼，滑车，展神经	眼裂：是否双侧对称，有无上睑下垂
	眼球运动
	对光反射
	集合反射
	注意有无复视和眼球震颤
三叉神经	面部感觉
	角膜反射
	运动功能
	下颌反射
面神经	面部肌肉运动
	舌前2/3味觉
听神经	听力
	前庭功能
舌咽，迷走神经	运动：有无发音嘶哑，呛咳，吞咽困难
	咽反射
	咽后壁感觉
副神经	耸肩及转头运动
舌下神经	有无伸舌偏斜，舌肌萎缩及肌束颤动
感觉检查原则	先检查感觉缺失部位，再检查正常
	一般从远端查向近端，左右比较，避免暗示
浅感觉	痛觉
	触觉
	温度觉
深感觉	运动觉
	位置觉
	振动觉
复合感觉	皮肤定位觉
	两点辨别觉
	实体觉
	体表图形觉
整体评估	操作的熟练程度，顺序，手法准确，人文关怀

二、运动系统检查

包括肌营养、肌张力、肌力、不自主运动、共济运动、姿势和步态等。

（一）肌肉形态

注意观察肌肉的外形及体积，有无肌肉萎缩及假性肥大，如有则要确定其分布及范围，是身性，偏身性，对称性还是局限性。右利手者右侧肢体略粗，但一般不超过2 cm，且活动正常。

（二）肌张力

是指肌肉静止状态时的肌肉紧张度。检查方法用触摸患者肌肉的硬度及被动伸屈其肢体时检查者所感知的阻力来判断。

（三）肌力

是指主动运动时肌肉的收缩力量，一般以关节为中心检查肌群的伸屈、外展内收、旋前旋后等功能。对上运动神经元病变及多发性周围神经损害引起的瘫痪，此法已足够。但对单一周围神经损害，如尺神经、正中神经、桡神经、腓总神经麻痹等，或较局限的脊髓前角病变，尚需对有关的每块肌肉分别检查。

1. 肌力的记录采用 0～5级的6级分级法。

级别　肌肉情况

0级：完全瘫痪。

1级：肌肉可收缩，但不能产生动作。

2级：肢体能在床面上移动但不能抬起。

3级：肢体能抬离床面，但不能抵抗阻力。

4级：能做抗阻力动作，但较正常差。

5级：正常肌力。

2. 肌群的肌力检查方法

（1）肩：外展 内收。

（2）肘：屈伸。

（3）腕：屈伸。

（4）指：屈握拳，伸直。

（5）髋：屈伸外展内收。

（6）膝：屈伸。

（7）踝：背屈跖屈。

（8）趾：背屈跖屈。

（9）颈：前屈后伸。

3. 肢体轻瘫检查法 有些轻瘫用一般方法不能肯定时，用下列方法帮助诊断。

（1）上肢：双上肢向前平举掌心向下时，病侧上肢会逐渐旋前（即掌心偏向外侧）及下垂，轻偏瘫一侧的小指常轻度外展，检查手指肌力更易暴露与健侧的差距。

（2）下肢：仰卧时病侧下肢常处于外旋位即足尖向外，检查足背屈肌力量更易暴露与健侧的差距，患者平卧，双髋、膝屈曲维持各90°，患侧小腿会逐渐下落。也可俯卧位时嘱患者屈膝，足跟尽量接近臀部，病侧常较差。

（四）共济运动

1. 指鼻试验 嘱患者先将手臂伸直外展，然后用食指尖触鼻尖，以不同方向、速度、睁眼、闭眼重复进行，并双侧比较。小脑半球病变可看到同侧指鼻不准，接近鼻尖时动作变慢，或出现动作性震颤（意向性震颤）或手指常超过或未见目标即停止（辨距不良）。感觉性共济失调时睁眼做指鼻无困难，闭眼时则发生障碍。

2. 跟膝胫试验 患者仰卧，上抬一侧下肢用足跟碰对侧膝盖，再沿胫骨前缘向下移动。小脑损害时抬腿触膝易出现辨距不良和意向性震颤，下移时常摇晃不稳。感觉性共济失调时，闭目时足跟难寻到膝盖。

3. 快速轮替动作 嘱患者以前臂快速地做旋前旋后动作，或以一侧手掌、手背交替快速连续拍击对侧手掌，或以足趾反复叩击地面等。小脑性共济失调患者这些动作笨拙，节律慢而不匀，称快速轮替不能。

4. 闭目难立征（Romberg 征） 嘱患者双足并拢站立，双手向前平伸，闭目。感觉性共济失调时睁眼站立稳，闭眼时不稳，称 Romberg 征阳性。小脑性共济失调者睁眼闭眼都站不稳，闭眼时更明显，蚓部病变易向后倾，一侧小脑半球病变或一侧前庭损害向患侧倾倒。

（五）姿势和步态

观察患者站立和行走时有无姿势和步态异常。肌力、肌张力、深感觉、小脑、锥体外系的功能障碍都会影响姿势和步态。常见的步态障碍有以下几种。

1. 痉挛性偏瘫步态 病侧上肢内收，旋前，指、腕、肘关节屈曲，行走时无正常摆动，下肢伸直并外旋，足跖屈，举步时将骨盆抬高，足尖曳地，往外作划圈样移步前进，故又称划圈样步态，常见于急性脑血管病等后遗症。

2. 痉挛性截瘫样步态 行走时双下肢伸直，因内收肌张力高，双腿向内交叉，步态僵硬，形如剪刀，故又称剪刀样步态。见于先天性痉挛性截瘫、双侧锥体束损害的患者。

3. 共济失调步态 行走时两足分开过宽，腿抬的高，足落地沉重，因重心不易控制，故摇晃不稳，状如醉酒，称醉汉步态。小脑性共济失调者闭眼睁眼时都有困难，闭目更甚；感觉性共济失调睁眼时走得较好，闭眼时不稳甚至不能行走，见于脊髓痨等。

4. 慌张步态 全身肌张力增高，走路时步伐细碎，足擦地而行，由于躯干前倾，身体重心前移，故以小步加速前冲，追逐重心，不能立即停步，又称前冲步态或追逐重心步态。上肢前后摆动的连带动作丧失。见于震颤麻痹。

5. 跨阈步态 周围神经病变时足下垂而不能背屈，为使足尖离地患肢抬得很高，如跨越旧式门槛的姿势。落脚时足尖先触地面。主要见于腓总神经麻痹。

6. 摇摆步态 由于骨盆带肌肉及腰肌萎缩无力，为维持身体重心平衡而脊柱前凸，步行时因不能固定骨盆，故臀部左右摆动，像鸭子走路，又称鸭步。见于肌营养不良。

7. 癔症步态 表现奇形怪状。下肢肌力正常却不能支撑身体或步态蹒跚向各个方向摇摆，似欲跌倒而罕有跌倒自伤者。

（六）不自主运动

观察有无舞蹈样运动、手足徐动、震颤（静止性、意向性、姿势性）、抽搐、肌束颤动、肌阵挛等，以及出现的部位、范围、程度、规律，是否与情绪、动作、寒冷、饮酒等有关系，并注意询问家族史和遗传史。运动系统检查内容与细则见表3-1-10。

表3-1-10 运动系统检查内容与细则

	具体内容和细则
操作前准备	着装整洁、戴口罩帽子、准备检查用具
	介绍自己即将要进行的检查，取得配合
	协助患者取坐位或者仰卧位，正确暴露检查位置
	站在患者右侧
肌肉容积	有无萎缩或假性肥大
	软尺测量肢体周径，双侧比较
肌力	检测四肢肌力
	描述肌力大小
	轻瘫检查法
共济运动	指鼻试验
	轮替试验
	跟-膝-胫试验
	闭目难立征
不自主运动	有无不能随意控制肌阵挛、肌张力障碍、震颤、舞蹈样动作等
	观察不自主运动的情况、部位、程度、规律和过程
异常肌肉活动	有无肌束颤动、肌纤维颤搐、痛经痉挛等
姿势与步态	注意有无常见步态
整体评估	操作的熟练程度、顺序，手法准确，人文关怀

三、感觉系统检查

检查前让患者了解检查的方法和意义，使其充分合作，检查者必须耐心细致，既有重点又要注意左右侧和远近端对比，一般从感觉缺失部位查至正常部位或从四肢远端向近端检查。检查时患者应闭目，忌用暗示性提问，必要时多次复查。

（一）浅感觉

检查痛觉可用大头针轻刺皮肤，嘱患者体会疼痛的差别，如发现痛觉减退或过敏区域，需反复核对。检查触觉可用棉签在皮肤上轻轻掠过，嘱患者说出感受接触的次数。检查温度觉可用装热水（40～50℃）与冷水（5～10℃）的试管，分别接触皮肤。如触痛觉无改变，一般可不做温度觉检查。如有感觉障碍要注意其部位和范围。

（二）深感觉

1. 运动觉　患者闭目，检查者轻轻夹住患者手指或足趾两侧，上下移动5°左右，由患者说出向上或向下的方向。如感觉不清楚可加大活动幅度或再试较大的关节。

2. 位置觉　患者闭目，检查者将其肢体放于某一位置，嘱患者说出所放位置，或用另一肢体模仿。

3. 振动觉　用振动着的音叉柄端置于骨突起处，如手指、桡尺骨茎突、鹰嘴、锁骨、足趾、内外踝、胫骨、膝盖、髂骨、肋骨等处，询问有无振动感觉，并注意感受时间，两侧对比。

（三）复合感觉（皮质感觉）

1. 形体觉　患者闭目，让其用单手触摸常用的熟悉物件，如钢笔、钥匙、硬币等，嘱其说出物件的形状、名称，两手比较。

2. 定位觉　患者闭目，用手指或棉签轻触患者皮肤后，嘱患者指出刺激部位。

3. 两点辨别觉　患者闭目，用钝角的两脚规，将其两脚分开一定距离，接触患者皮肤，如患者感到两点时，再缩小距离，直到两接触点被感觉为一点为止。两点须同时刺激，用力相等。正常时全身各处数值不一，如指尖2～4 mm，手背2～3 cm，后背6～7 mm。

4. 重量觉　用重量不同（相差50%以上）的物体先后放入一侧手中，令患者区别。有深感觉障碍时不作此检查。

5. 图形觉　患者闭目，用钝针在患者皮肤上画出简单图形，如三角形、圆形或写1、2、3等数字让患者辨别，两侧对照。

四、反射检查

检查时患者要合作，肢体应放松、对称和位置适当。检查者叩击力量要均等，两侧对比检查。腱反射的强弱可分为消失、减弱、正常、增强、轻微阵挛及持续阵挛。腱反射不对称（一侧增强、减低或消失）是神经损害的重要定位体征。

（一）深反射

1. 肱二头肌反射（C5～6，肌皮神经）　前臂屈曲90°，检查者以左拇指置患者肘部肱二头肌肌腱上，用右手持叩诊锤叩击左拇指，反应为肱二头肌收缩，引起屈肘。

2. 肱三头肌反射（C6～7，桡神经）　患者外展上臂，半屈肘关节，检查者托住其上臂，用叩诊锤直接叩击鹰嘴上方的肱三头肌腱，反应为肱三头肌收缩，引起前臂伸展。

3. 桡骨膜反射（C5～6，桡神经）　患者前臂放于半屈半旋前位，叩击其桡骨下端，反应为肱桡肌收缩引起肘关节屈曲，前臂旋前。

4. 膝反射（L2～4，股神经）　患者坐于椅上，小腿完全松弛下垂与大腿成直角，或患者仰卧，检查者以左手托起其两侧膝关节使小腿屈成120°，然后用右手持叩诊锤叩击膝盖下股四头肌腱，反应为小腿伸展。

5. 踝反射（跟腱反射，S1～2，胫神经）　患者仰卧位时屈膝近90°，检查者左手将其足部背屈成直角，叩击跟腱，反应为足跖屈。如不能引出，可令患者跪于凳上足悬于凳边，再叩击跟腱。也可俯卧位，屈膝90°，检查者以手按足跖，再叩击跟腱。

（二）浅反射

1. 腹壁反射（T7～12，肋间神经）　患者仰卧，下肢略屈曲，使腹壁放松，检查者用竹签沿肋缘下（T7～8），平脐（T9～10）及腹股沟上（T11～2）的平行方向，由外向内轻划腹壁皮肤，反应为该侧腹肌收缩，脐孔向刺激部分偏移。

2. 提睾反射（L1～2，生殖股神经）　用竹签自上而下划大腿内侧上部皮肤，反应为同侧提睾肌收缩，睾丸向上提起。

3. 跖反射（S1～2，胫神经）　用竹签轻划足底外侧，自足跟向前方至小趾根部足掌时转向内侧，反应为足趾跖屈。

4. 肛门反射（S4～5，肛尾神经）　用大头针轻划肛门周围皮肤，反应为肛门外括约肌收缩。由于肛门括约肌可能受双侧中枢支配，故一侧锥体束损害，不出现肛门反射障碍，而双侧锥体束或圆锥马尾损害时该反射减退或消失。

（三）病理反射

1. Babinski 征　如同做跖反射的操作一样，用竹签在患者足底沿外侧缘向前划至小趾根部再转向内侧，阳性为拇趾背屈，故也称跖反射伸性反应。典型者还伴有其他各趾呈扇形展开。以下各试验为刺激不同部位所引起的相同反应，称为 Babinski 等位征。临床意义相同。

（1）Chaddock 征：以竹签从外踝下方向前划至足背外侧。Oppenheim 征以拇指、示指沿患者胫骨前自上而下加压推移。

（2）Gonda 征：紧压住第4、5趾向下数分钟后再突然松开。

（3）Hofman征：患者腕部略伸，手指微屈，检查者以右手示、中指夹住患者中指指节，以拇指快速地弹拨其中指甲，反应为拇指和其他各指远端指节屈曲然后伸直的动作。如检查者用手指从掌面弹拨患者的中间三指指尖，引起各指屈曲反应时，称Tromner征。

（4）Rossolim征：患者仰卧、两腿伸直，用叩诊锤叩击足趾基底部跖面，亦可用手指掌面弹击患者各趾跖面，反应为足趾向跖面屈曲。

2. 阵挛 是深反射亢进时，用一持续力量使被检查的肌肉处于紧缩状态，则该深反射涉及的肌肉就会发生节律性收缩，称为阵挛。

（1）髌阵挛：检查时患者下肢伸直，检查者用拇指和食指捏住髌骨上缘，用力向远端方向快速推动数次，然后维持适度的推力。阳性反应为股四头肌节律性收缩，使髌骨上下运动，见于锥体束损害。

（2）踝阵挛：嘱患者仰卧，髋关节与膝关节稍屈，检查者左手托住腘窝，右手握住足前端，突然推向背屈方向，并用力持续压于足底。阳性反应为跟腱的节律性收缩反应，见于锥体束损害。

（四）脑膜刺激征和神经根征

1. 颈强直 患者仰卧，用手托住枕部，将头向胸部屈曲。正常人无法抵抗，可使下颏接触前胸壁。颈强直为脑膜受激惹所致，表现为颈后肌痉挛，以伸肌为重，被动屈颈时遇到阻力，严重时其他方向的被动运动也受到限制。见于脑膜炎、蛛网膜下腔出血、颅内压增高等，也见于颈椎病、颈椎关节炎、肌肉损伤等。

2. Kernig征 患者仰卧，先将一侧髋关节和膝关节屈成直角，再用手抬高小腿，正常膝关节可伸至135°以上，阳性表现为伸膝受限，并伴有疼痛与屈肌痉挛。

3. Brudzinski征 患者仰卧，下肢自然伸直，医师一手托患者枕部，一手置于患者胸前，然后使头部前屈，阳性表现为两侧髋关节和膝关节屈曲。

4. Laseque征 为神经根受刺激表现，检查时患者仰卧，两下肢伸直，另一手将下肢抬起，正常人可抬高至70°以上。

五、自主神经功能检查

1. 一般观察

（1）皮肤及黏膜：注意色泽（苍白、潮红、红斑、发绀、色素减少、色素沉着等），质地（光滑、变硬、增厚、脱屑、潮湿、干燥），水肿，温度，溃疡，压疮等。

（2）毛发及指甲：有无多毛、少毛、局部性脱毛、指甲变形变脆等。

（3）出汗：有无全身或局部出汗过多、出汗过少、无汗。

2. 括约肌功能 检查排尿有无障碍，排尿障碍的性质（尿急、费力、潴留、充盈性失禁、自动膀胱），检查下腹部膀胱膨胀程度。

3. 自主神经反射 需要时可做以下检查：

（1）眼心反射（三叉神经，迷走神经）：患者仰卧休息片刻后，数 1 min 脉搏次数，嘱患者自然闭合眼睑，检查者用右手的中指及示指置于患者眼球的两侧逐渐施加压力，压迫双侧眼球 20～30 s，再数 1 min 脉搏。正常每分钟脉搏可减少 6～8 次，每分钟减少 12 次以上提示迷走神经功能增强，迷走神经麻痹者无反应。如压迫后脉率不减慢甚至加快，称为倒错反应，提示交感神经功能亢进。

（2）卧立位试验：患者平卧时计数 1 min 脉搏数，平卧姿势起立后，再数 1 min 脉搏，如果增加超过 10～12 次为交感神经功能亢进。或直立位置改至卧位，每分钟脉搏减少 10～12 次，提示副交感神经兴奋性增强。

（3）皮肤划痕试验：用钝头竹签在皮肤上适度加压划一条线，数秒后先出现白条纹，以后变为红色条纹，为正常反应。如划线后的白色条纹持续较久，超过 5 min，提示交感神经兴奋性增高；如红色条纹持续较久，而且逐渐增宽甚至隆起，提示副交感神经兴奋性增高或交感神经麻痹。

（4）竖毛反射：竖毛肌由交感神经支配，将冰块放在患者的颈后或腋窝皮肤上，或在局部皮肤给以搔划刺激，可引起竖毛反应，毛囊处隆起如鸡皮状。刺激后 7～10 s 时最明显，以后逐渐消失。轻刺激，竖毛反应扩展的范围小，强刺激可扩至较大范围，但在脊髓横贯性损害的平面处竖毛反射即停止。

（5）发汗试验：常用碘淀粉法，即以碘 1.5 g、蓖麻油 10.0 mL，经 95% 乙醇混成淡碘酊涂布全身，待干后再敷以淀粉，皮下注射毛果芸香碱 10 mg。正常会引起全身出汗，汗液与淀粉碘发生反应，出汗处淀粉变蓝色。无汗处，皮肤颜色无变化，可指示交感神经功能障碍的范围。

（姜振锋）

第二章
常用技能操作

第一节 吸 痰 术

一、适应证

吸痰法适用于危重、年老、昏迷及麻醉后咳嗽无力、反射迟钝或会厌功能不全，而不能将痰液咳出者以及误吸呕吐物的患者，吸痰法是一项重要的急救护理技术。操作时动作应准确、轻柔、敏捷。

二、操作器材

电动吸引器1台，一次性使用吸痰管，无菌蒸馏水，治疗巾，弯盘，PE手套。必要时备压舌板，开口器，拉舌钳。

三、操作步骤

1. 评估患者及环境 ①查阅病例，核对医嘱，了解患者病情；②解释说明取得配合；③询问患者有无口腔咽喉病史；④评估口鼻黏膜完好无破损；⑤取下义齿和眼镜；⑥评估环境适宜操作。

2. 操作前准备 ①洗手，戴帽子口罩；②检查物品，所有物品是否均在有效期内，包装是否完整无破损；③准备物品。

3. 操作中要点 接通吸引器电源，检查是否工作正常，摆舒适体位，将患者头偏向自己一侧，铺治疗巾，放弯盘。左手戴一次性手套，打开吸痰包，右手戴包内无菌手套，注意先打开蒸馏水的盖子，拿出吸痰管，连接吸引器（左手按住吸痰管接口处的孔，形成负压），试吸，旋转、上提吸痰，每次不超过15 s。观察痰液的色、质、量，冲管，拔除吸痰管，连同两支手套丢弃。操作后为患者擦拭面部，整理物品，无害化处理。

四、注意事项

1. 吸引器压力，成人：40～53.3 kpa，儿童：<40 kpa。

2. 必要时需要开口器、拉舌钳及压舌板。

3. 提供多根吸痰管时，根据具体情况选择型号，一般为12～14号。

4. 口腔、鼻腔、气管切开处均需吸痰时，顺序为：气管切开处、口腔、鼻腔。

5. 一次没有吸净应更换吸痰管。

6. 谈液黏稠时，可拍胸背或雾化吸入后再吸痰。

7. 插管时不可有负压，以免损伤黏膜。

8. 将口腔咽喉部分泌物吸净后再吸深部痰液。

9. 有人工气道者，可先滴入α-糜蛋白酶稀释痰液。

10. 条件不允许（停电、吸引器故障），可紧急采用注射器（50 mL或100 mL，连接导管）进行吸痰。

（一）经气管插管/气管切开吸痰技术

1. 概念　吸痰法是指经口、鼻腔、人工气道将呼吸道的分泌物吸出，以保持呼吸道通畅，预防吸入性肺炎、肺不张、窒息等并发症的一种方法。

2. 适应证　临床上主要用于年老体弱、危重、昏迷、麻醉未清醒等各种原因引起的不能有效咳嗽、排痰者。

3. 并发症　①气管内套管阻塞；②气管套管脱出或旋转；③气管套囊滑脱阻塞气道；④感染；⑤气管、食管瘘；⑥呼吸道出血。

4. 注意事项

（1）操作动作应轻柔、准确、快速，每次吸痰时间不超过15 s，连续吸痰不得超过3次，吸痰间隔给予纯氧吸入。

（2）注意吸痰管插入是否顺利，遇到阻力时应分析原因，不可粗暴盲插。

（3）吸痰管最大外径不能超过气管导管内径的1/2，负压不可过大，进吸痰管是不能给予负压，以免损伤患者气道。

（4）注意保持呼吸机接头不被污染，戴无菌手套持吸痰管的手不被污染。

（5）冲洗水瓶应分别注明吸引气管插管、口鼻腔之用，不能混用。

（6）吸痰过程中应当密切观察患者的病情变化，如有心率、血压、呼吸、血氧饱和度的明显改变时，应当立即停止吸痰，立即接呼吸机通气并给予纯氧吸入。

5. 操作步骤　见表3-2-1。

表3-2-1　经气管插管/气管切开吸痰技术

	操作要点
评估患者及环境	1. 查阅病例，核对医嘱，了解患者目前状况：病情、诊断、治疗情况（例如，×号×床患者××行吸痰术；有适应证、无禁忌证，保证血压脉搏已测且均在正常范围内）
	2. 到床旁核对患者，介绍自己，向清醒患者解释操作目的、方法、配合要点，取得患者合作（例如：您好，是×号×床×××么？我是您的负责医师，现在为您进行吸痰术，请您不要紧张）
	3. 评估患者呼吸道分泌物、缺氧和氧疗情况：了解患者痰量、黏稠度、呼吸道分泌物排出能力、合作能力等，或用听诊器听肺部，了解给氧方式及吸氧流量

操作要点	
评估患者 及环境	4. 了解呼吸机参数设置情况，如：呼吸模式、呼吸频率、潮气量、吸氧浓度及气道压 5. 评估环境，是否符合标准
操作前准备	1. 修剪指甲，六步洗手，戴口罩 2. 物品准备：①电动吸引器及插线板；②车上：治疗盘、一次性治疗碗2个、弯盘1个、外用盐、一次性无菌手套、一次性无菌纱布、适当型号一次性吸痰管2～3根，必要时备压舌板、开口器、口咽通气道、听诊器、吸氧装置一套；③车下：病例、剪刀、污桶 3. 检查吸引器性能是否完好，连接是否严密 4. 用物准备完毕，操作开始（口述：用物准备齐全，均在有效期内，可以使用）
操作中要点	1. 携用物至患者床旁，核对床号、姓名，对清醒的患者告知操作中配合方法（例如：您好，是×号×床×××么？我是您的负责医师，为您进行吸痰术，请您不要紧张） 2. 将呼吸机的吸氧浓度调至100%，给予患者纯氧吸入2 min，以防止吸痰造成的低氧血症 3. 连接插线板，接通电源，打开吸引器开关，调节负压 4. 检查并打开外用盐，倒入治疗碗中，（记录外用盐开启时间，操作时可口述）；检查并撕开吸痰管外包装前端，检查并打开手套外包装，右手戴手套，取出吸痰管，将吸痰管与吸引导管连接，在盐水中试吸并润滑吸痰管前端 5. 用左手断开呼吸机与气管（插）导管连接处，将呼吸机接头放在无菌纱布上，在无吸力状态下，右手持吸痰管前1/3，迅速并轻轻地沿气管（插）导管插入，当遇阻力略上提后加负压，边上提边旋转边吸引吸尽痰液，吸痰管退出后，在盐水中抽吸冲洗吸痰管和吸引导管，使痰液被吸入储液瓶中；如需再次吸痰应重新更换吸痰管 6. 吸痰中注意观察患者的面色、心率、血压、呼吸、血氧饱和度、痰液情况；对清醒患者告知在吸痰过程中配合咳嗽，有利于深部痰液的吸出；听诊器听肺部，确定吸痰后的效果 7. 吸痰结束，将吸痰管废弃，将负压吸引导管冲洗干净，并上提负压吸引导管，使管内剩余液体全部被吸入贮液瓶中，关闭吸引器开关 8. 立即连接呼吸机进行通气，将吸氧浓度调至100%，待血氧饱和度升至正常水平后再调至原来水平，呼吸机正常工作 9. 用纱布清洁患者插管周围的皮肤，协助患者取舒适卧位，整理床单位 10. 洗手、摘口罩 11. 健康指导，感谢患者或家属的配合并向患者道别
操作后	1. 对物品进行分类处理：将纱布、棉签、吸痰管、手套、一次性治疗碗→感染回收桶；治疗盘放在污染区待消毒；一次性用物外包装袋→生活回收桶；剩余盐水→水池（空桶）；贮液瓶冲洗干净浸泡消毒；其他物品清洁后归原处；洗手 2. 在治疗单签执行时间与全名；在护理记录单上记录吸痰的日期、时间、吸出物的量、性状、颜色及患者的反应（面色、呼吸、心率、血压等），并签名

（二）经鼻/口腔吸痰技术

1. 适应证 临床上主要用于年老体弱、危重、昏迷、麻醉未清醒等各种原因引起的不能有效咳嗽、排痰者。

2. 注意事项

（1）按照无菌操作原则插管动作轻柔、敏捷。

（2）吸痰前后应当给予高流量吸氧，吸痰时间不宜超过15 s，如痰液较多，需要再次吸引，应间隔3～5 min，患者耐受后再进行。一根吸痰管只能使用1次。

（3）如患者痰稠，可以配合翻身叩背、雾化吸入；患者发生缺氧的症状如发绀、心率下降等症状时，应当立即停止吸痰，休息后再吸。

（4）观察患者痰液性质、颜色、量。

3. 操作步骤　见表3-2-2。

表3-2-2　经鼻/口腔吸痰技术

	实施要点
评估患者及环境	1. 查阅病历，核对医嘱，了解患者目前状况：病情、诊断、治疗情况，有适应证无禁忌证
	2. 到床旁核对患者，介绍自己，向清醒患者解释操作目的、方法、配合要点，取得患者合作（例如：您好，是×号×X床×××吗？我是您的负责医师，现为您进行吸痰术，请您不要紧张）
	3. 评估患者呼吸道分泌物、缺氧和氧疗情况：了解患者痰量、黏稠度、呼吸道分泌物排出能力、合作能力等，或用听诊器听肺部，了解给氧方式及吸氧流量
	4. 评估患者的口、鼻情况（鼻腔是否通畅、有无堵塞，鼻腔黏膜有无破损，有无义齿，口唇、舌面、口腔黏膜有无破损等）
	5. 评估环境，是否符合标准
操作前准备	1. 修剪指甲，六步洗手，戴口罩
	2. 物品准备：①电动吸引器及插线板；②车上：治疗盘、一次性治疗碗2个、弯盘1个、外用盐、一次性无菌手套、一次性无菌纱布、适当型号一次性吸痰管2～3根，必要时备压舌板、开口器、口咽通气道、听诊器、吸氧装置一套；③车下病例、剪刀、污桶
	3. 检查吸引器性能是否完好，连接是否严密
	4. 用物准备完毕，用物齐全，均在有效期内，可以使用。操作开始。
操作中要点	1. 携用物至患者床旁，核对床号、姓名，告诉患者操作中配合方法，如有活动假牙应取下，洗净放置冷水中
	2. 打开氧气流量表开关，给予高流量吸氧1～2 min
	3. 连接插线板，接通电源，打开吸引器开关，调节负压
	4. 协助患者取合适体位，头转向一侧，面向操作者，检查口腔、鼻腔（黏膜有无破损等）；取下鼻塞，关闭流量表开关
	5. 检查并打开外用盐，倒入治疗碗中，（记录外用盐开启时间）；检查并撕开吸痰管外包装前端，检查并打开手套外包装，右手戴手套，取出吸痰管，将吸痰管与吸引导管连接，在盐水中试吸并润滑吸痰管前端
	6. 在无吸力状态下，右手持吸痰管前1/3，将吸痰管插入口咽部（口腔吸痰顺序为：口腔前庭→颊部→咽部，深度约15 cm，鼻腔吸痰顺序为：鼻腔前庭→下鼻道→鼻后孔→咽部，深度约25 cm），打开吸力旋转上提吸痰管退出后，用外用盐抽吸冲洗，以免堵塞吸痰管，如需再次吸痰或更换吸痰部位，应重新更换吸痰管，吸痰中注意观察患者的面色、心率、血压、呼吸、血氧饱和度、痰液情况；对清醒患者告知在吸痰过程中配合咳嗽，有利于深部痰液的吸出
	7. 吸痰结束，将吸痰管废弃，将负压吸引导管冲洗干净，并上提负压吸引导管，使管内剩余液体全部被吸入贮液瓶中，关闭吸引器开关，关闭电源

续表

	实施要点
操作中要点	8. 打开氧气流量表开关，给予患者高流量吸氧1～2 min后，恢复至吸痰前的氧流量
	9. 用纱布擦净口、鼻周围分泌物，检查口腔、鼻腔黏膜情况；协助患者取舒适体位，整理床单位
	10. 洗手、摘口罩
	11. 健康指导，感谢患者或家属的配合并向患者道别
操作后	1. 对物品进行分类处理：将纱布、棉签、吸痰管、手套、一次性治疗碗→感染回收桶；一次性用物外包装袋→生活回收桶；剩余盐水→水池（空桶）；贮液瓶冲洗干净浸泡消毒；其他物品清洁后归原处；洗手
	2. 在治疗单签执行时间与全名；在护理记录单上记录吸痰的日期、时间、吸出物的量、性状、颜色及患者的反应（面色、呼吸、心率、血压等），并签名

（曹　珣）

第二节　胸腔穿刺术

一、适应证

诊断原因未明的胸腔积液，可作诊断性穿刺，作胸腔积液涂片、培养、细胞学和生化学检查以明确病因。治疗 胸腔大量积液产生压迫症状，可抽液以减压，进而促进肺复张；急性脓胸或恶性肿瘤侵袭胸膜引起积液，可抽液或注入药品。

二、禁忌证

有严重出血倾向或血小板减少者；大咯血；穿刺部位皮肤感染；胸腔积液量少者，胸腔穿刺应慎重。

三、操作器材

模拟人；胸腔穿刺包；无菌手套；消毒液（碘伏）；无菌棉球；麻醉药品（2%利多卡因）；注射器；无菌纱布；胶布；弯盘；污物桶以及如胸内给药准备的药物、盐水等。

四、操作步骤

见表3-2-3。

表 3-2-3　胸腔穿刺术

操作要点	操作步骤
核对医嘱	核对病例上的医嘱内容，判断有无适应证、禁忌证；血压脉搏是否平稳；知情同意书是否已签；有无麻醉药过敏史
	六步洗手法洗手，戴帽子口罩
检查用物	核对胸穿包的有效期并挤压看包装是否漏气；2%利多卡因是否在有效期内；安尔碘及一次性注射器，医用棉签等一次性用物在有效期内
评估操作环境	病室是否安静整洁，温度是否适宜，是否可以操作
核对患者	核对患者床号姓名，自我介绍，介绍操作名称，缓解患者紧张情绪
体位	请患者配合摆体位，同时可以请助手协助患者摆体位患者面向椅背坐好，前臂置于椅背上，前额伏于前臂上（不能起床者可取半卧位，患侧前臂上举抱于枕部）
穿刺点	穿刺点应根据胸部叩诊选择实音最明显部位进行，胸液多时一般选择肩胛线或腋后线第7～8肋间；必要时也可选腋中线第6～7肋间或腋前线第5肋间，穿刺前应结合 X 线或超声波检查定位，穿刺点可用甲紫棉签在皮肤上作标记（气胸的患者取锁骨中线第二肋间或腋前线第4～5肋间）
人文关怀	与患者沟通交流，缓解患者紧张情绪，例如：告知患者在操作的过程中请保持这个姿势不要动，如果想咳嗽，请提前举手示意，如果感觉心悸、胸闷、头晕、恶心等请及时告知
检查用物	操作者打开穿刺包，戴手套，检查用物，穿刺针是否通畅，单向阀工作是否正常（检查后注意将穿刺针的调节阀及胶塞关闭），麻醉针是否通畅
消毒	以穿刺点为中心，自内向外成同心圆消毒，消毒范围直径大于15 cm，总共消毒3遍，3遍间待干，范围略小于上一遍，消毒过程中不留皮岛，不能回消
铺无菌洞巾	
麻醉	核对麻药，助手掰麻药瓶，抽取适量。麻醉时（主操作者左手夹一块无菌纱布）于下一肋骨上缘进针，斜行进针打一皮丘，再垂直进入，进针回吸无血注药，见胸腔积液后停止麻醉，按压3～5 min（麻药充分作用）
比对穿刺针	确定胸穿针应进入的长度
抽液	进针，连接注射器（同时助手戴好手套，用镊子帮助固定穿刺针，并观察患者在操作过程中有无胸膜反应）一次抽液不宜过多、过快，缓慢抽吸胸腔积液，诊断性抽液20～50 mL即可，减压抽液，首次不超过600 mL，其余每次不超过1000 mL，标本贴好标签后及时送检
拔针	请患者呼气末后屏气，拔出穿刺针，并按压3～5 min，并贴无菌辅料，撤去孔巾
交代患者	请患者回到病床以后，保持穿刺部位清洁干燥，静卧休息，再次测量血压脉搏，并告知患者如有不适及时告知医师
整理用物	所有物品无害化处理；洗手摘帽子口罩；书写操作记录

五、并发症

1. 胸膜反应　穿刺中出现头晕、气促、心悸、面色苍白、血压下降。处理：立即停止操作，平卧，皮下注射0.1%肾上腺素0.3～0.5 mL。

2. 气胸　①穿刺过深，伤及肺脏；②抽液时患者咳嗽，使肺膨胀，被穿刺针刺伤；③更换注射器；④拔针时气体漏入胸腔。处理：少量气胸观察即可，大量需要放置胸腔闭式引流管。

3. 复张性肺水肿　胸腔积液引流速度过快引起，表现为气促，咳白色或者粉红色泡沫样痰。处理：强心、利尿、扩血管、利尿。

4. 腹腔脏器损伤　避免在肩胛下角线第9肋间和腋后线第8肋间以下进行穿刺。

5. 血胸

6. 其他并发症　咳嗽、疼痛、局部皮肤红肿感染，对症处理即可。

六、注意事项

操作前应向患者说明穿刺目的，消除顾虑；对精神紧张者，可手术前半小时给安定10 mg，或可待因0.03 g以镇静止痛。恶性胸腔积液，可在胸腔内注射抗肿瘤药或硬化剂诱发化学性胸膜炎，促进脏层与壁层胸膜粘连，闭合胸腔。

一次抽液不宜过多、过快，诊断性抽液50～100 mL即可。减压抽液，首次不超过600 mL，以后每次不超过1000 mL；如为脓胸，每次尽量抽尽。疑为化脓性感染时，助手用无菌试管留取标本，行涂片革兰染色镜检、细菌培养及药敏试验。做细胞学检查至少需100 mL，并应立即送检，以免细胞自溶。严格无菌操作，要防止空气进入胸腔，始终保持胸腔负压。应避免在第9肋间以下穿刺，以免穿透膈肌损伤腹腔脏器。

（曹　珣）

第三节　电　除　颤

一、适应证

心室颤动、心室扑动、无脉性室性心动过速及其他伴有严重血流动力学障碍的快速心律失常（心房颤动、心房扑动、室上性心动过速），即各类异位快速性心律失常。

二、禁忌证

1. 伴完全房室传导阻滞的房颤或房扑。
2. 有发生栓塞的高危因素的患者。
3. 低血压和洋地黄中毒。
4. 伴SSS的异位快速心律失常。
5. 心脏（尤其是左心房）明显增大者。
6. 反复发作或不能耐受转复后长期抗心律失常药物治疗。

三、机制

电除颤和电复律的机制是将一定强度的电流通过心脏，使全部或大部分心肌在瞬间除极，然后心脏自律性最高的起搏点重新主导心脏节律，通常是窦房结。心室颤动时已无心动周期可在任何时间放电。电复律不同于电除颤，任何异位快速心律只要有心动周期，心电图上有R波，放电时需要和心电图R波同步，以避开心室的易损期。

四、操作器材

模拟人、除颤仪、导电糊或者湿盐水纱布、电极片。

五、操作步骤

1. 判断患者意识状态，立即将患者平卧，充分暴露胸部。

2. 连接电极片和导线，3个电极片分别置于左上胸、右上胸和左下胸（注意避开电极板放置位置）。

3. 打开除颤仪开关，选择一个R波高耸的导联进行示波观察（紧急时可将2个电极板直接连接到患者胸壁并选择Paddle导联进行示波观察），明确适应证，排除禁忌证，准备进行电除颤。

4. 将两个电极板涂布导电糊或裹湿盐水纱布，将左（L）电极板置于胸骨右缘第2、3肋间（心底部），右（R）电极板置于心尖部。两电极板间距不小于10 cm，电极板要贴紧皮肤，并有一定压力。

5. 如为心室颤动、心室扑动则除颤仪选择非同步模式，如采用双向波电除颤仪可以选择200 J（如使用单项波电除颤仪应选择360 J）。其他心律失常选同步模式，能量选择100~200 J。

6. 术者按住右手电极板内部的充电按钮进行充电（双人操作时，可由助手按下除颤仪面板上的充电按钮进行充电），等待除颤仪提示充电结束。

7. 准备放电时，告知所有人员不应再接触患者、病床以及同患者相连接的仪器。操作人员同时按住两个电极板上方的放电按钮，进行一次放电。

8. 放电后，立即观察心电示波，了解除颤效果，必要时再次除颤。

同步电复律操作规程见表3-2-4，非同步直流电复律操作规程见表3-2-5。

表3-2-4 同步电复律操作规程

	具体内容和细则
评估	检查患者意识、颈动脉搏动、呼吸、血压
	心电图判断心律失常
	通过病史、体格检查、检验、检查资料、用药史评估患者是否有同步电复律的适应证和禁忌证
准备	向家属和患者解释电复律的目的和利弊，可能存在的风险和并发症，并签署知情同意书
	吸氧10~15 min
	建立静脉通路
	取出假牙
	给予地西泮10~40 mg缓慢静脉注射，嘱患者数数至意识蒙眬状态，睫毛反射消失
	除颤仪处于完好备用状态，检查电源有无故障，充电是否完全，导线是否接触良好，接好地线
	准备导电糊、电极片、纱布
	准备各种复苏设备、心电监护仪、气管插管包、抢救车、心脏临时起搏器
操作	患者仰卧于硬板床上，暴露胸部，身体不接触任何金属部分
	清洁监护导联部位皮肤，接电极片，连接导联线
	开启除颤仪，调至监护位置
	检查除颤仪，设备是否完好，电量是否充足，连线是否正常，电极板是否完好
	观察显示仪上心电波形；报告心律失常类型，患者需要同步电复律
	擦干患者胸部皮肤，电极板涂以专用导电糊，并均匀分布于两块电极板上
	设置同步状态
	电极板位置安放正确
	根据心律失常的类型选择能量
	充电
	电极板压力适当；再次观察心电示波
	环顾患者四周，确定周围人员无直接或间接与患者接触（操作者身体后退一小步，不能与患者接触）
	双手拇指同时按压放电按钮电击
	如果恢复窦性心律，记录心电图
	旋钮回位至监护位
	清洁电极板并回位
操作后处理	协助患者取舒适卧位，密切观察生命体征变化，继续做好后续治疗，整理用物
人文关怀	电复律前交代注意事项
	电复律后注意心理关怀

表3-2-5 非同步直流电复律操作规程

	具体内容
评估	检查患者意识、颈动脉搏动、呼吸
	心电图判断心律失常
准备	除颤仪处于完好备用状态，检查电源有无故障，充电是否安全，导线是否接触良好，接好地线
	准备导电糊、电极片、纱布

续表

	具体内容
操作	患者仰卧于硬板床上，暴露胸部，身体不接触任何金属部分
	清洁监护导联部位皮肤，接电极片，连接导联线
	开启除颤仪，调至监护位置
	检查除颤仪设备是否完好，电量是否充足，连线是否正常，电极板是否完好
	观察显示仪上心电波形；报告心律"患者出现室颤，需紧急除颤"
	迅速擦干患者胸部皮肤，电极涂以专用导电糊，并均匀分布于两块电极板上
	确认电复律状态为非同步方式
	电极板位置安放正确
	选择除颤能量
	充电
	电极板压力适当；再次观察心电示波（报告仍为室颤）
	环顾患者四周，确定周围人员无直接或间接与患者接触（操作者身体后退一小步，不能与患者接触）
	双手拇指同时按压放电按钮电击除颤
	除颤结束后立即胸外按压，5个循环后根据心电显示判断是否进行下一次除颤
	如果恢复窦性心律，报告"除颤成功，恢复窦性心律"
	旋钮回位至监护位
	清洁电极板并回位
	关机
操作后处理	协助患者取舒适卧位，密切观察生命体征变化，继续做好后续治疗
	整理用物

六、注意事项

1. 除颤前患者如果大量出汗或有水时，则应尽量将汗液或水擦干，尤其是胸部，条件允许时在患者下面垫一张干燥硬木板。患者过瘦时可多涂导电糊或用湿纱布覆盖。

2. 电极片安放注意避开电极板放置位置。如遇有常规电极板放置位置皮肤破损、感染或植入起搏器等特殊情况，可选择左右外侧旁线处的下胸壁，或者左电极板放在标准位置，另一电极板放在左右背部上方。若患者已装有起搏器，电极板应距离其10 cm以上。若有心电监护金属贴片，距离其5 cm以上。

3. 两个电极板距离应在10 cm以上。

4. 电除颤时电极板要与皮肤充分接触，勿留缝隙，以免发生皮肤烧灼。

5. 放电后，立即观察心电示波了解除颤效果，必要时再次除颤。

七、并发症

心律失常，低血压，栓塞，急性肺水肿，心肌损伤，呼吸抑制，皮肤烧伤。

（李璐依霏）

第四节 心电机的操作

一、适应证

1．胸痛、胸闷、上腹不适等可疑急性心肌梗死、急性肺栓塞者。

2．心律不齐可疑期前收缩、心动过速、传导阻滞者。

3．黑蒙、晕厥、头晕可疑窦房结功能降低或病态窦房结综合征者。

4．了解某些药物对心脏的影响，如洋地黄、奎尼丁及其他抗心律失常药物。

5．了解某些电解质异常对心脏的影响，如血钾、血钙。

6．心肌梗死的演变与定位。

7．心脏手术或大型手术的术前、术后检查技术中监测。

8．心脏起搏器植入前、植入后及随访。

9．各种心血管疾病的临床监测、随访。

10．高血压、先天性心脏病、风湿性心脏病、肺心病。

11．心血管以外其他系统危重症患者的临床监测。

12．对心脏可能产生的影响疾病，如急性传染病，呼吸、血液、神经、内分泌及肾脏疾病等。

13．正常人群体检。

二、禁忌证

烦躁、无法配合检查的患者。

三、操作步骤

心电机操作见表3-2-6。

表 3-2-6　心电机操作

	具体内容
准备	核对姓名、性别、年龄、临床诊断
	向患者交代心电图检查的目的及其配合要求
	检查应准备的物品
	隐私保护及环境温度适中
	检查电压是否正常
体位	常规取仰卧位（不能仰卧位者，取半卧位）
皮肤处理	乙醇去脂
	导电膏的正确涂抹
操作过程	连接好心电图机
	打开电源开关
	检查安装记录纸
	正确接好右上肢导联线
	正确接好左上肢导联线
	正确接好下肢导联线
	正确接好 V1 导联线
	正确接好 V2 导联线
	正确接好 V3 导联线
	正确接好 V4 导联线
	正确接好 V5 导联线
	正确接好 V6 导联线
	描记出无干扰的心电图
操作后处理	标明患者姓名、性别、年龄、检查日期和时间
	加做导联或特殊部位的标记
	关闭心电图机，拔掉电源，拔除底线
	整理好导联线、电源线、地线、为下次使用做好准备
	对心电图结果进行判读
人文关怀	如安抚患者情绪，帮助其整理衣物等
无菌操作	六步洗手法

（王　敏）

第五节　留置胃管

一、目的

1. 胃内注食注药。
2. 胃内容物的抽吸或清洗。

二、适应证

1. 多种原因造成的无法经口进食而需鼻饲者。
2. 清除胃内毒物，进行胃液检查。
3. 胃肠减压。
4. 上消化道出血者出血情况的观察和治疗。

三、禁忌证

各种颌面部损伤，近期食管腐蚀性损伤，食管梗阻及憩室，精神异常，极度不合作的患者。

四、操作器材

操作模型、治疗车、治疗盘、治疗巾、棉签、弯盘1个、一次性无菌手套、带液状石蜡鼻胃管1套、20 mL注射器、瓶装盐水、温开水、听诊器、胶带、固定夹、手电筒、洗手液、污物桶。昏迷患者备纱布、压舌板。

五、操作步骤

留置胃管术操作步骤见表3-2-7。

表3-2-7　留置胃管术操作步骤

		操作步骤
评估患者		1. 仪表端庄、衣帽整洁，查阅病例，核对医嘱。行留置胃管术，判断是否有适应证无禁忌证，生命体征平稳
		2. 签署知情同意书
		3. 检查物品齐全，一次性使用胃管包，包装完好无漏气，在有效期内，医用棉签包装完好，在有效期内。一次性使用注射器，包装完好，在有效期内
操作中要点	准备患者	1. 洗手、戴口罩、帽子，携用物至患者床旁
		2. 评估患者及病室环境安静整洁温度适宜，与患者沟通，取得患者理解及配合。评估患者鼻腔状况，用手电筒检查鼻黏膜无充血鼻中隔无偏曲，请患者用鼻呼吸，检查双侧鼻腔通畅
		3. 协助患者取半坐位或坐位；无法坐起者取平卧位；昏迷者取去枕平卧位，头向后仰。若患者有衣物需提前暴露剑突
		4. 患者若有眼镜或义齿，应取下妥善保管
		5. 将治疗巾围于患者颌下，弯盘置于患者口角处
		6. 判断鼻黏膜是否充血，鼻中隔有无偏曲。分别按住左、右鼻腔，情况允许操作，嘱患者用鼻呼吸，鼻腔通畅，用棉签清洁鼻腔（最好清洁双侧鼻腔）

		操作步骤
操作中要点	测量润滑鼻胃管	7. 打开一次性使用胃管包，戴手套，检查胃管是否完好无损，将胃管前端浸没于水中，注射器注气，见有气泡冒出，胃管无漏气，关闭胃管末端
		8. 测量胃管放置长度并做好标记（成人长度为55～65 cm，即患者前额发际至剑突或由鼻尖经耳垂到剑突的距离）
		9. 用液状石蜡润滑胃管前端，嘱患者头稍向后仰，左手用无菌纱布托住胃管，右手用镊子持住胃管前端，沿选定侧鼻孔先向上，然后平行再向下缓慢插入
	插入固定鼻胃管	10. 插入胃管至14～16 cm处（咽喉部）时，嘱患者做吞咽动作，当患者吞咽时顺势将胃管向前推进，至预定长度（插管过程中患者如有呛咳、呼吸急促、发绀，可能是误入气管，须立即拔出，休息片刻后再行插入；患者如有流泪、流鼻涕应及时擦净，并给予安慰），如插入不畅时应检查胃管是否盘在口中。 为昏迷患者置管时，插管前应先撤去患者枕头，将头后仰，当胃管插入的长度14～16 cm时，左手将患者头部托起，使下颌靠近胸骨柄，缓缓插入胃管至预定长度
		11. 鉴别胃管是否在胃内的方法：①连接注射器于胃管末端进行抽吸，抽出胃液；②置听诊器于患者胃区，快速经胃管向胃内注入10 mL空气，听到气过水声；③将胃管末端置于盛水的治疗碗内，无气泡溢出
		12. 确定胃管在胃内后，用胶带固定于一侧鼻翼及颊部，将剩余的胃管用固定夹固定在枕边或患者衣领处
	整理指导	13. 协助患者清洁口鼻部，洗手，摘口罩
		14. 健康指导，感谢患者的合作（告知患者及家属留置胃管期间注意不要将胃管出，注意鼻饲液温度）
	拔管	1. 拔管用物：治疗盘内有治疗巾、弯盘、一次性手套、纱布、吸水管、棉签、洗手液，带盖污物桶
		2. ①核对医嘱，携拔管用物至患者床旁；②核对、解释、取舒适卧位；洗手、戴口罩；③将弯盘于患者颌下，揭去固定的胶布，将胃管末端夹紧放于弯盘内；④用纱布包裹近鼻孔处的胃管，边拔边用纱布擦胃管，拔到咽喉处时迅速拔出，以免液体滴入气管，拔出后将胃管盘起放在弯盘中；⑤协助患者漱口，清洁患者口、鼻、面部，擦净胶布痕迹；⑥协助患者恢复舒适体位，整理床单元；⑦洗手，摘口罩，宣教
操作后		1. 物品分类处理：纱布、棉签、胃管、胶布、石蜡棉球、一次性手套及弯盘进入医疗感染性回收桶；治疗巾放置在污染区待消毒；剩余水倒入水池或污物桶；一次性外包装袋等放入生活回收桶；其他物品清洁放归原处；洗手
		2. 在医嘱单上签全名，记录留置胃管日期、时间、鼻饲的时间、鼻饲量及拔管的时间等

六、并发症及处理

1. 误入气管　多见于不合作或不能合作的患者，对于不合作患者，由于咳嗽反射，多数可及时发现。少数昏迷患者气管对刺激反应较弱，如患者无明显发绀则不易发现，易引起患者窒息和肺部感染。操作前应积极争取患者合作，可用多种方法验证胃管位置。

2. 胃食管反流和误吸　胃管留置时间过长可导致食管下段括约肌松弛，引起胃酸反流，同时由于昏迷和颅脑损伤的患者多为仰卧位，不能吞咽唾液分泌物，易将反流的胃内容物误吸入呼吸道，引起肺部感染。对于胃食管反流可抬高床头，应用抑酸及促动力药物，长期卧床患者积极排痰，发生吸入性肺炎可使用抗生素治疗。

3. 鼻腔出血 插管动作粗暴或留置胃管时间过长可引起鼻腔出血，插管时应充分润滑胃管，动作轻柔，症状轻时可局部应用收缩血管药物，必要时可请耳鼻喉科协助处理。如一侧插管阻力过大，可考虑更换对侧鼻腔，避免强行插入。定期观察患者鼻腔情况，如有黏膜糜烂及时处理。

4. 恶心、呕吐 鼻腔及咽喉部神经分支对刺激比较敏感，置入胃管时患者常可出现流泪、恶心、呕吐及咳嗽等症状。给予1%丁卡因喷雾麻醉3～5 min后置管，同时，在胃管拔除过程中速度过快、动作过猛也可引起反射性呕吐。

5. 食管糜烂 长期留置胃管时，胃食管反流、胃管与食管黏膜的机械性摩擦等因素可导致食管黏膜损伤，甚至出现溃疡出血，可给予抑酸治疗，出现溃出血时应及时拔除胃管。

七、相关知识

其他置管方法：本文前部分介绍的是常见的置管方法。此外，对于部分昏迷及气管插管患者，由于不能配合医护人员进行胃管置入的操作，再加之咽喉部有气管套管占据，按常规置管法留置胃管很难一次成功。可采取以下方法。

1. 导丝引导置管法 将介入导丝置于胃管内到达胃管前端时，在胃管口处用胶布固定导丝，可对胃管起到良好的支撑作用，可使胃管顺利地通过咽喉部进入胃内，从而使留置管变得容易。更适用于昏迷、极度衰竭不能配合者，无需借助吞咽动作即可进入胃内。

2. 气管导管引导法 在喉镜直视下经口将气管导管插入食管内，把润滑好的胃管通过气管导管插入胃内后，在固定好胃管的同时将气管导管拔出，然后从鼻腔插入另一鼻胃管入口咽部，用弯钳将鼻胃管末端拉出口外并与之前的胃管末端相连接，再拉胃管末端把胃管末端从鼻腔拖出，调整胃管深度，置管成功后妥善固定。

3. 鼻饲 鼻饲液的选择：由低浓度至高浓度缓慢递增。鼻饲液加温：将加温器至于鼻饲管末端约10 cm，加热，中间要垫纱布一层。鼻饲前后要用温开水冲管。鼻饲时床头要抬高30°，以防误吸。

（孙婷婷）

第六节　腹腔穿刺术

一、适应证

1. 明确腹腔积液的性质，协助诊断。
2. 进行诊断或治疗性腹腔灌洗。
3. 腹腔积液过多引起胸闷、气短难以忍受者，放水减轻压迫症状。
4. 行人工气腹作为诊断和治疗手段。
5. 经穿刺注入药物。
6. 拟行腹腔积液回输者。

二、禁忌证

1. 肠麻痹，严重腹腔胀气，肠梗阻肠管扩张显著者。
2. 中晚期妊娠者、卵巢巨大囊肿者。
3. 躁动而不能合作者。
4. 既往手术或炎症引起腹腔广泛粘连者，如结核性腹膜炎。
5. 肝性脑病先兆。
6. 包虫病。
7. 电解质严重紊乱，如低钾血症。
8. 明显出血倾向。
9. 膀胱充盈，未行导尿者。

三、操作器材

1. 准备物品　消毒物品、腹腔穿刺包、无菌手套、麻醉药物、甲紫溶液、无菌棉签、胶布、皮尺、腹带、血压计、听诊器、锐器盒、污物桶、一次性 5 mL 注射器、一次性 20 mL 注射器、无菌管。

2. 物品核对　同时注意检查各物品的消毒状态及有效日期（包括总有效期和开封后有效期）。

3. 物品摆放　治疗车及物品放置于右手边。

四、操作步骤

腹腔穿刺术见表3-2-8。

表 3-2-8 腹腔穿刺术

操作要点		操作步骤
操作前准备		核对医嘱内容，告知患者拟行腹腔穿刺术；判断患者是否有适应证，无禁忌证；知情同意书已签；判断生命体征是否平稳；有无麻醉药过敏史；移动性浊音阳性；测量体重、腹围
		常规洗手，戴帽子、口罩
		检查用物：核对腹穿包的有效期并挤压看包装是否漏气；2%利多卡因是否在有效期内；安尔碘及一次性注射器，医用棉签等一次性用物在有效期内
		评估操作环境，室内环境是否安静整洁、温度适宜，是否可以进行操作。核对患者，缓解患者紧张情绪，嘱患者排尿
操作中要点	体位	助手协助患者摆体位，穿刺前应九区叩诊并叩诊移动性浊音。如为治疗性穿刺，此时应在身下垫好腹带
	选择穿刺点	1. 左下腹脐与髂前上棘连线中、外1/3交点，此处不易损伤腹壁动脉，肠管较游离不易损伤 2. 脐与耻骨联合连线中点上方1.0 cm，偏左或偏右1.5 cm，此处无重要器官且易愈合 3. 侧卧位，在脐水平线与腋前线或腋中线之延长线相交处，此处常用于诊断性穿刺 4. 超声定位
		打开穿刺包，戴无菌手套，检查用物
	消毒	1. 消毒镊的使用：握笔式，两把消毒镊交替传递棉球，消毒镊尖端不应超过持钳手指的水平 2. 消毒顺序和范围：沿穿刺点同心圆消毒，由中心往外，消毒直径范围15 cm以上，碘伏消毒3次，范围逐步缩小，后一次消毒要在前一次消毒液干后进行 3. 使用后物品的处理：消毒棉球及消毒器具不能放回穿刺包，镊子放在打开的清洁的穿刺包盖子上，棉球置入污物盒 4. 铺孔巾：避免铺孔巾的手指触碰到有菌部位
		铺无菌洞巾
	麻醉	两人核对麻药，助手瓣麻药瓶。助手打开麻药：消毒安瓿及砂轮，安瓿锯痕，用75%乙醇棉球拭去玻璃碎屑，用无菌纱布包好折断安瓿 局部麻醉：核对麻药，用2%的利多卡因3～5 mL，进针前左手拿纱布一块，自皮肤（先局部打一皮丘）至腹膜以2%利多卡因逐层作局部麻醉，注入麻药时先回抽判断是否进入血管，进针回吸给药，直至有突破感，回抽出腹腔积液说明进入腹腔，回吸见腹腔积液后拔出麻醉针，并用无菌纱布按压至不出血为止，不可先完全进针后边退针边推注。比对穿刺针长度，确定腹穿针应进入的长度
	穿刺抽液	进针，连接注射器（同时助手戴好手套，用镊子帮助固定穿刺针，并观察患者在操作过程中有无不良反应）一次抽液不宜过多、过快 1. 诊断性腹腔穿刺：用注射器抽吸腹腔积液50～100 mL，送检—常规4 mL以上，生化2 mL以上，涂片、脱落细胞学4 mL，细菌培养在无菌条件下5 mL注入细菌培养瓶，病理250 mL以上沉渣送检，酶学、肿瘤标志物等 2. 治疗性腹腔穿刺：速度宜慢，初次放腹腔积液不宜超过3000 mL，以后每次可放3000～6000 mL
	拔针	拔针并按压3～5 min，防止腹腔积液渗漏及穿刺部位出血
	再次消毒	再次消毒穿刺点并贴无菌辅料，撤去孔巾如为治疗性穿刺则绑好腹带；大量放液者需加用多头腹带加压包扎，以防腹压骤降，内脏血管扩张引起休克
操作后处理		交代患者，整理用物，标本及时送检，所有物品进行无害化处理；再次洗手；书写操作记录；操作完毕

五、并发症及处理

1. 肝性脑病和电解质紊乱　术前了解患者有无操作禁忌证；放液速度不宜过快，放液量适当；出现症状时，立即停止抽液，按照肝性脑病处理，并维持酸碱、电解质平衡。

2. 出血、损伤周围脏器　术前要复核患者的出凝血时间；操作动作规范轻柔，熟悉穿刺部位，避开腹部血管。

3. 感染　严格遵守腹腔穿刺的无菌操作原则；感染发生后根据病情适当应用抗生素。

4. 腹膜反应、休克　注意控制放液速度；立即停止操作，作适当处理（如静卧、补液、吸氧、应用0.1%肾上腺素等）。

5. 麻醉意外　术前要详细询问患者的药物过敏史，特别是麻醉药；如使用普鲁卡因麻醉，术前应该做皮试；应备好肾上腺素等抢救药物。

六、注意事项

1. 有肝性脑病先兆，腹腔广泛粘连，巨大卵巢囊肿者，禁忌腹腔穿刺放腹腔积液。

2. 术中应密切观察患者，如发现头晕、恶心、心悸、气促、脉搏增快、面色苍白应立即停止操作，并做适当处理。

3. 腹腔放液不宜过快、过多。肝硬化患者一般放腹腔积液小于3000 mL。但在补充大量白蛋白的基础上，一般放腹腔积液每1000 mL补充白蛋白6～8 g，也可以大量放液。

4. 在放腹腔积液时若流出不畅，可将穿刺针稍做移动或变换体位。

5. 大量腹腔积液患者，为防止腹腔穿刺后腹腔积液渗漏，在穿刺时注意勿使皮肤至腹膜壁层位于一条直线上，方法是当针尖通过皮肤到达皮下后，即在另一手协助下稍向周围移动一下穿刺针尖，然后再向腹腔刺入。

6. 术后应严密观察有无出血和继发感染的并发症。注意无菌操作，以防止腹腔感染。

7. 应避免在手术瘢痕附近或肠襻明显处穿刺。

（陈　姝）

第七节　导　尿　术

一、适应证

1. 减轻尿潴留，使尿失禁患者保持会阴清洁干燥。
2. 获得无污染的尿标本。
3. 尿流动力学检查，测定膀胱容量、压力、残余尿量。
4. 留置保留导尿、危重患者监测尿量。
5. 行膀胱检查。
6. 膀胱内灌注药物进行治疗。
7. 腹部及盆腔器官手术前准备。
8. 膀胱、尿道手术或损伤患者，放置导尿管促进切口愈合及功能恢复。

二、禁忌证

1. 急性尿路感染。
2. 严重的全身出血性疾病。
3. 尿道狭窄及先天性畸形无法留置尿管者。
4. 女性月经期。

三、操作器材

操作模型、治疗车、治疗盘、弯盘1个，一次性导尿包1个，内含清洁包与导尿包（清洁包内备有：弯盘1个、盐水棉球16～20个、镊子1把、纱布2块、手套。导尿包内备有：弯盘2个、镊子2把、导尿管1根、孔巾1个、纱布2块、石蜡棉球1个、安尔碘消毒棉球4～6个、集尿袋1个、无菌手套1副、抽取生理盐水的10 mL注射器1个）、治疗巾、剪刀、洗手液、病历、污物桶（必要时备便器、便器巾）、屏风。

四、操作步骤

女患者导尿术操作步骤见表3-2-9，表3-2-10。

表 3-2-9　女性患者导尿术操作步骤

		实施要点
仪表		仪表端庄，衣、帽整洁
评估患者及环境		1. 查阅病例，核对医嘱，判断患者是否有适应证无禁忌证，了解患者目前状况
		2. 到床旁核对患者，向清醒患者介绍自己，解释导尿目的、方法及配合要点，取得患者的配合
		3. 评估患者的意识状态（清醒、嗜睡、昏迷）及自理能力，了解患者目前排尿情况，是否接受过类似治疗，是否紧张等（例如：您现在是否有想排尿，但不能自主排出呢？您这种症状叫作尿潴留，我现在用尿管将您的尿液引出，请您不要紧张）
		4. 通过触诊或叩诊评估患者膀胱充盈度，观察会阴部皮肤卫生情况，会阴部清洁，无须用肥皂水清理，确定清洗棉球的数量
		5. 评估环境，是否符合标准（病房安静整洁，温湿度适宜），关好门窗，用屏风遮挡患者；移床旁椅至同侧床尾（关闭门窗，遮挡屏风，便器置于床尾备用）
准备用物		1. 修剪指甲，六步洗手，戴口罩（口述：指甲已修剪，洗手戴口罩）
		2. 物品准备：操作模型、治疗车、治疗盘、弯盘1个，一次性导尿包1个，内含清洁包与导尿包（清洁包内备有：弯盘1个、盐水棉球16~20个、镊子1把、纱布2块、手套；导尿包内备有：弯盘2个、镊子2把、导尿管1根、孔巾1个、纱布2块、石蜡棉球1个、安尔碘消毒棉球4~6个、集尿袋1个、无菌手套1副、抽取生理盐水的10 mL注射器1个）；治疗巾、剪刀、洗手液、病历、污物桶（必要时备便器、便器巾）、屏风
		3. 核对用物是否在有效期内，有无破损、潮湿
操作中要点	清洁外阴	1. 取体位：站于患者右侧，帮助患者脱去对侧裤腿，盖在近侧腿部，盖上浴巾，对侧大腿用盖被遮盖，双腿屈曲略外展，暴露局部区域。尽量少暴露患者，以减少患者的窘迫感，并防止患者着凉
		2. 铺垫巾：（口述：为您铺一个臀垫，请您抬臀），保护床单免受潮湿。如患者因病情不能配合时，可协助患者维持适当的姿势
		3. 清洁外阴：打开导尿包外层，将弯盘置于患者两腿间；左手戴手套，右手持镊子夹取清洁棉球，操作完成脱下手套置弯盘中，放置治疗车下层，清洁原则：清洁外阴，由上向下、由外向内，擦洗阴阜区上、中、下部；左右大阴唇区外、中、内侧，再以左手拇指、食指持无菌纱布分开大阴唇，擦洗左、右侧小阴唇；尿道口；尿道口至肛门（每部位1个棉球，共13个棉球，若棉球数量不够则采用下述方法：阴阜区上、中、下部共一个棉球，左右大阴唇区外、中、内侧共用两个棉球，左右小阴唇各一个棉球，尿道口一个棉球，尿道口至肛门一个棉球，一共7个棉球，个别导尿包的清洁包内只有6个消毒棉球，则在上述方法基础上改为左右小阴唇用一个棉球消毒。）
	消毒铺巾	4. 戴手套铺巾：在患者两腿间打开导尿包的内层包装，操作者双手戴无菌手套。铺无菌孔巾，使开口处正好对准尿道口，在操作的范围内形成一个无菌区
		5. 消毒：以左手拇指和食指用无菌纱布翻开小阴唇暴露尿道口，以消毒棉球消毒尿道口，左小阴唇，右小阴唇，尿道口
	插导尿管	6. 检查气囊：插管前先用无菌注射器检查导尿管是否通畅，并确认导尿管的气囊没有泄漏
		7. 润滑导尿管前端
		8. 插管：嘱患者不要紧张，大口喘气，当插入5 cm时松开调节夹，待尿液流出后，再插入2~3 cm，夹闭导尿管前端，将其开口置于治疗碗中，以左手拇指和食指用无菌纱布翻开小阴唇暴露尿道口，将导尿管对准尿道口缓慢地插入尿道，当插入5 cm时松开调节夹尿液即可流出，一般情况下，导尿管会无阻力地插入尿道，待尿液流出后再插入2~3 cm，确保球囊在膀胱内，而不是在阴道内

续表

		实施要点
操作中要点	插导尿管	9. 固定：向球囊内注入生理盐水约10～20 mL进行固定（不要注入空气来替代生理盐水），回拉球囊使球囊位于膀胱颈，当导管位于合适位置时，尿液回流顺畅。连接无菌尿袋
		10. 询问：操作后应询问患者的感觉，观察患者的反应
	整理指导	11. 整理：导尿完毕，清理用物，协助患者穿裤，取舒适卧位，整理床单元，打开门窗，撤去屏风、保持病室整洁
		12. 健康指导：对患者的配合表示感谢，嘱患者留置尿管期间，请勿在床上、床下剧烈活动，以免引起尿管弯曲、打折、脱落；每天进行膀胱功能锻炼及盆底肌锻炼；每天多饮水，多排尿，防止泌尿系感染，每天进行2次外阴擦洗；集尿袋的高度低于耻骨联合的下方，防止逆行感染，首次排尿不要超过500 mL，以后每次不超过1000 mL，尿袋满了请患者及时倾倒，洗手，摘口罩
操作后		1. 物品分类处理：手套、治疗巾、棉球、导尿包内物品放入感染回收桶；一次性用物外包装袋放入生活回收桶；其他物品清洁放归原处。洗手
		2. 医嘱单上签全名，记录单上记录：导尿日期、时间、导出尿量、颜色；操作中、操作后患者反应等，并签名

表3-2-10 男性患者导尿术操作步骤

		操作要点
评估患者及环境		1. 查阅病例，核对医嘱，判断患者是否有适应证无禁忌证，了解患者目前状况
		2. 到床旁核对患者，向清醒患者介绍自己，解释导尿目的、方法及配合要点，取得患者的配合
		3. 评估患者的意识状态（清醒、嗜睡、昏迷）及自理能力，了解患者目前排尿情况，是否接受过类似治疗，是否紧张等
		4. 通过触诊或叩诊评估患者膀胱充盈度，观察会阴部皮肤卫生情况，确定清洗棉球的数量，会阴部清洁，无须用肥皂水清理
		5. 评估环境，是否符合标准，关好门窗，用屏风遮挡患者；移床旁椅至同侧床尾，便器置于床尾备用
准备用物		1. 修剪指甲，六步洗手，戴口罩
		2. 物品准备：操作模型、治疗车、治疗盘、弯盘1个、一次性导尿包一个，内含清洁包与导尿包（清洁包内备有：弯盘1个、盐水棉球16～20个、镊子1把、纱布2块、手套。导尿包内备有：弯盘2个、镊子2把、导尿管1根、孔巾1个、纱布2块、石蜡棉球1个、安尔碘消毒棉球4-6个、集尿袋1个、无菌手套1付、抽取生理盐水的10 mL注射器1个）、治疗巾、剪刀、洗手液、病历、污物桶（必要时备便器、便器巾）、屏风。
		3. 核对用物是否在有效期内，有无破损、潮湿
操作中要点	清洁外阴	1. 取体位：站于患者右侧，帮助患者脱去对侧裤腿，盖在近侧腿部，盖上浴巾，对侧大腿用盖被遮盖。尽量少暴露患者，以减少患者的窘迫感，并防止患者着凉
		2. 铺垫巾，保护床单免受潮湿，如患者因病情不能配合时，可协助患者维持适当的姿势
		3. 清洁外阴：打开导尿包外层，将弯盘置于患者两腿间；左手戴手套，右手持镊子夹取清洁棉球，消毒阴阜、阴茎腹侧，阴茎背侧（由外向内），尿道口、龟头、冠状沟旋转消毒，每个部位一个棉球，操作完成脱下手套置弯盘中，放置治疗车下层
	4. 开包：打开导尿包的内层包装，操作者双手戴无菌手套
	5. 铺无菌孔巾

		操作要点
操作中要点	再次消毒	6. 再次消毒：将无菌治疗碗置于孔巾口旁，用左手食指、拇指垫着无菌纱布夹持阴茎，右手用镊子夹取消毒棉球再次消毒尿道口，顺序：尿道口、龟头、冠状沟
	插导尿管	7. 检查气囊：插管前先用无菌注射器检查导尿管是否通畅，并确认导尿管的气囊没有泄漏
		8. 润滑：润滑导尿管前端3～4 cm
		9. 插管：嘱患者不要紧张，大口喘气，当插入20～22 cm时松开调节夹，待尿液流出后，再插入2～3 cm，左手食指、拇指夹持阴茎，并将阴茎提起与腹壁成90°，以消除前尿道的生理弯曲，夹闭导尿管末端，将其开口置于治疗碗中，嘱患者张口呼吸，用镊子将导尿管自尿道口缓缓插入20～22 cm，松开调节夹见尿后再进2～3 cm，尿液即可流出，一般情况下，导尿管会无阻力地插入尿道，待尿液流出后再插入2～3 cm
		10. 固定：向球囊内注入生理盐水10～20 mL进行固定（不要注入空气来替代生理盐水），回拉球囊使球囊位于膀胱颈，当导管位于合适位置时，尿液回流顺畅。连接无菌尿袋
		11. 未行包皮环切术的男性，应将包皮复位以防止包皮嵌顿水肿
		12. 询问：操作后应询问患者的感觉，观察患者的反应
	整理指导	13. 整理：导尿完毕，清理用物，保持病室整洁。协助患者穿裤，取舒适卧位，整理床单元，打开门窗，撤去屏风
		14. 健康指导：留置尿管期间，请勿在床上、床下剧烈活动，以免引起尿管弯曲、打折、脱落；每天进行膀胱功能锻炼及盆底肌锻炼；每天多饮水，多排尿，防止泌尿系感染，每天会为您进行2次外阴擦洗；集尿袋的高度低于耻骨联合的下方，防止逆行感染，首次排尿不要超过500 mL，以后每次不超过1000 mL，对患者的配合表示感谢。洗手，摘口罩
操作后		1. 物品分类处理：手套、治疗巾、棉球、导尿包内物品→感染回收桶；一次性用物外包装袋→生活回收桶；其他物品清洁放归原处。洗手
		2. 医嘱单上签全名，记录单上记录：导尿日期、时间、导出尿量、颜色；操作中、操作后患者反应等，并签名。

五、注意事项

1. 严格执行无菌技术操作原则，预防尿路感染。

2. 插入尿管动作要轻柔，以免损伤尿道黏膜，若插入时有阻挡感可更换方向再插，见有尿液流出时再插入2 cm，勿过深或过浅，尤忌反复抽动尿管。

3. 选择导尿管的粗细要适宜，对小儿或疑有尿道狭窄者，尿管宜细。

4. 对膀胱过度充盈者，排尿宜缓慢，以免骤然减压引起出血或晕厥。

5. 为女性患者导尿时，操作者要仔细辨认尿道外口的位置，导管一旦误入阴道，应立即更换导管后重新插入。

6. 为男性患者插管时，因膀胱颈部肌肉收缩产生阻力，应稍停片刻，嘱患者做深呼吸，再缓缓插入导尿管，切忌用力过猛过快而损伤尿道黏膜。

7. 测定残余尿时，嘱患者先自行排尿，然后导尿。残余尿量一般为5～10 mL，如超过100 mL，则应留置导尿。

8. 留置导尿时，应经常检查尿管固定情况，有否脱出，必要时以无菌药液每日冲洗膀胱一次；每隔5～7天更换尿管一次，再次插入前应让尿道松弛数小时，再重新插入。

9. 注意保护患者隐私，遮挡屏风，减少暴露部位，注意保暖。

10. 小婴儿留置导尿时应注意避免粪便污染，保持外阴部清洁。

（杨 雯）

第八节 骨髓穿刺术

一、适应证

不明原因的贫血，白血病；非血液病骨髓侵犯；发热待查需病原菌培养（伤寒杆菌，疟原虫）；不明原因的肝脾淋巴结肿大；干细胞培养；免疫分型；细胞遗传学分析；代谢性疾病；观察血液病及骨髓侵犯疾病疗效及判断预后；为骨髓移植提供足量骨髓。

二、禁忌证

血友病；凝血功能障碍；局部皮肤感染；躁动不合作；生命体征不平稳。

三、操作器材

骨穿包；治疗车；2%利多卡因；弯盘1个；安尔碘1瓶；棉签；甲紫溶液；铅笔（标记患者姓名、床号）。

四、操作步骤

见表3-2-11。

表3-2-11 骨髓穿刺术

操作要点	操作步骤
核对医嘱	核对病例上的医嘱内容进行骨髓穿刺术；判断有适应证，无禁忌证；生命体征平稳；知情同意书已签；无麻醉药过敏史
六步洗手	
检查用物	核对骨穿包的有效期并挤压看包装是否漏气；2%利多卡因是否在有效期内；安尔碘及一次性注射器，医用棉签等一次性用物在有效期内

续表

操作要点	操作步骤
评估操作环境	病室安静整洁，温度适宜可以操作
核对患者	核对患者姓名，告知患者将进行骨髓穿刺，并嘱患者排尿
体位	助手协助患者摆体位
穿刺点	穿刺点：髂后上棘穿刺点侧卧或仰卧位，髂前上棘穿刺点仰卧位，胸骨穿刺点，腰椎棘突穿刺点
人文关怀	助手与患者交流，主操作者打开穿刺包，戴手套
检查用物	检查用物：骨穿针匹配，通畅，干燥，气密性良好，50 mL注射器通畅，干燥，麻醉针通畅。将弯盘及玻片递给助手
消毒	以穿刺点为中心，自内 向外成同心圆消毒，消毒范围直径大于15 cm，消毒过程中不留皮岛，不能回消，共消毒3遍，3遍间待干，范围略小于上一遍。助手摆玻片
铺无菌洞巾	
麻醉	两人核对麻药，助手掰麻药瓶，麻醉时（主操作者左手夹一块无菌纱布）先打一皮丘再垂直进入，进针回吸无血注药，达骨面后行多点麻醉，拔针按压3～5 min，止血并让麻药充分作用
穿刺抽骨髓液	将骨穿针根据患者体质固定在适当的长度上（长约1.5 cm），麻药起效后，左手拇指和食指固定穿刺部位，右手持骨穿针垂直骨面刺入，注意沿针长轴左右旋转进针，当感到阻力消失有疏松感且穿刺针已固定在骨内时，表明已进入骨髓腔，助手涂片
再次消毒穿刺点	再次消毒穿刺点并贴无菌辅料，撤去孔巾
送检	采耳血标记B，骨髓涂片标记M，一起送检
整理用物	整理用物，用过的物品进行无害化处理，再次洗手，摘帽子、口罩，书写操作记录，与患者交代，并告知患者注意事项，感谢患者配合

五、注意事项

1. 骨髓穿刺前应检查出血时间和凝血时间，有出血倾向者应特别注意，血友病患者禁止行骨髓穿刺检查。

2. 骨髓穿刺针和注射器必须干燥，以免发生溶血。

3. 穿刺针针头进入骨质后要避免过大摆动，以免折断穿刺针。胸骨穿刺时不可用力过猛，穿刺过深，以防穿透内侧骨板而发生意外。

4. 穿刺过程中，如果感到骨质坚硬，难以进入骨髓腔时，不可强行进针，以免断针。应考虑为大理石骨病的可能，及时进行骨骼X线检查，以明确诊断。

5. 骨髓细胞形态学检查时，抽取的骨髓液不可过多，以免影响骨髓增生程度的判断、细胞计数和分类结果。抽取过多骨髓液会引起骨髓稀释。

6. 行骨髓液细菌培养时，需要在骨髓液涂片后，再抽取1～2 mL骨髓液用于培养。

7. 由于骨髓液中含有大量的幼稚细胞，极易发生凝固。因此，穿刺抽取骨髓液后立即涂片。

8. 送检骨髓液涂片时，应同时附送2～3张血涂片。

9. 送检时一般送检8张骨髓片，行HE染色、组织化学染色（过氧化物酶染色，糖原染色，NAP积分等），2张外周血涂片。

六、并发症

1. 穿透胸骨内侧骨板，伤及心脏和大血管 很罕见，但非常危险，这是胸骨穿刺时，用力过猛或穿刺过深发生的意外。因此胸骨穿刺时固定穿刺针长度很重要，一定要固定在距针尖约1 cm处，缓慢左右旋转骨穿针刺入，且开始用力一定要轻，特别是对骨质疏松的老年人和多发性骨髓瘤患者。初次操作者最好先不从胸骨穿刺开始。

2. 穿刺针被折断在骨内 很罕见，常由于骨穿针头进入骨质后，操作者摆动过大；或穿刺过程中，由于骨质坚硬，难以达到骨髓腔时，强行进针所致。为了防止穿刺针被折断，骨穿针针头进入骨质后，不要摆动过大；穿刺过程中，如果感到骨质坚硬，难以到达骨髓腔，不可强行进针。若穿刺针被折断在骨内，可请外科处理。

3. 局部皮肤出血和红肿感染 对症处理即可。

（韩　越）

第九节　腰椎穿刺术

腰椎穿刺术是通过对脑脊液性质的检查，为神经系统疾病如脑膜炎、脑炎、脑血管病变、脑瘤等神经系统疾病的诊断提供重要依据，也可用于测定颅内压力和了解蛛网膜下腔是否阻塞等，有时还用于鞘内药物注射。

一、适应证

留取脑脊液做各种检查以助中枢神经系统疾病如感染、蛛网膜下腔出血、脑膜癌病等的诊断及鉴别。测量颅内压或明确颅内压高低及蛛网膜下腔、脊髓腔、横窦通畅情况，还可用于一些肿瘤性疾病的诊断与治疗及椎管内给药。

二、禁忌证

颅内压明显升高，或已有脑疝迹象，特别是怀疑后颅窝存在占位性病变；穿刺部位有感染灶、脊柱结核或开放性损伤；明显出血倾向或病情危重不宜搬动；脊髓压迫症的脊髓功能处于即将丧失的临界状态。

三、操作器材

消毒物品、腰穿包、无菌手套、口罩、帽子、麻醉药品（2%利多卡因）、胶布、血压计、听诊器、污物盒、凳子（治疗车及物品放置于患者头侧）。

四、操作步骤

见表3-2-12。

表3-2-12　腰椎穿刺术

操作步骤	注意事项
核对病例，核对患者有适应证无禁忌证；知情同意书已签；血压脉搏已测且均在正常范围内；眼底检查示视盘无水肿，无麻醉药过敏史	
七步洗手，戴帽子口罩	洗手时不要在无菌台上洗手，要侧向无菌操作台
检查用物：核对腰穿包是否在有效期内，并查看密闭性是否良好，并查看安尔碘和医用棉签是否都在有效期内，物品准备齐全，携用物至床旁	检查用物时一定要准确查看
核对患者并向患者进行简单的自我介绍	助手为2%利多卡因弹、锯、消
操作者为患者摆体位，助手协助摆体位，左侧卧位于床上，背部与床缘垂直并贴近床缘，双手抱膝贴近腹部，头部屈曲贴近胸部 保持这个姿势不要动	摆体位至关重要
选择穿刺点，选择两侧髂脊最高点连线与后正中线交点腰3～4椎间隙进行穿刺，评估局部皮肤情况，助手协助蘸取甲紫溶液	
打开穿刺包，戴无菌手套。检查包内用物。穿刺针匹配，通畅。注射器通畅	戴手套时注意无菌观念
消毒，将碘伏棉球倒入盘内，用两把镊子传递消毒，消毒3次，呈同心圆消毒，范围略小于上一次	消毒时注意无菌观念及两把镊子的使用
铺孔巾	以穿刺点为中心，避免铺巾的手指触碰到有菌部位
与助手同时核对2%利多卡因在有效期内，并抽取3～5 mL。	
左手拿一块纱布，并固定皮肤，右手持注射器，局部先打一皮丘，逐层浸润麻醉，拔出针后用纱布按压	
针尖斜面向上，垂直进针，可略偏向头侧，穿刺针经过的组织依次为皮肤、皮下组织、棘上韧带、棘间韧带、黄韧带、硬脊膜、蛛网膜。两次可能的落空感来自黄韧带和硬脊膜，缓拔针芯，见有脑脊液流出，插回针芯，针尖斜面转向患者头侧。转动穿刺针时应插回针芯	穿刺过程中注意患者情况，注意与患者适当交流
测量初压，脑脊液压力为××mmHg	脑脊液在玻管内上升到一定水平出现液面随呼吸有轻微波动，此时的读值即为患者的脑脊液压力数值

续表

操作步骤	注意事项
压腹压颈实验：助手协助	另一侧压颈实验做法同上。一般不同时按压双侧颈静脉，必要时可双侧同时按
留取标本	进行培养、生化、常规、细胞学等检查
测量终压	方法同测量初压
拔出穿刺针，消毒针孔部位，并按住针孔，防止穿刺部位皮肤出血，无菌敷贴覆盖针孔，取下无菌孔巾	左手持一块无菌纱布
临床观察术后患者有无不良反应。嘱患者注意休息，去枕平卧4～6 h，多饮温盐水，保持穿刺点的干燥清洁3天内不要沾水，再次为您测量血压以及脉搏，如果有任何不适及时与医师联系	
整理用物，标本送检。再次洗手，书写操作记录。操作完成	用物进行无害化处理

五、注意事项

1. 局麻时，先核对麻药，用2%的利多卡因3～5 mL。进针前左手拿纱布一块。先打皮丘，而后垂直进针，边进边回抽边推注。不可先完全进针后边退针边推注。

2. 如果患者颅内压很高又必须进行腰穿时应静脉滴注250 mL甘露醇降颅压后再行腰穿。穿刺测压时发现患者颅内压高，应立即滴注甘露醇降颅压。

3. 腰穿的并发症包括：腰穿后头痛、出血、感染、神经根损伤、脑疝。腰穿后头痛是因颅压减低，牵拉三叉神经感觉支配的脑膜及血管组织所致，平卧位头痛可减轻。应鼓励患者大量饮水，必要时静脉输入生理盐水。

当腰穿发现脑脊液呈血性时，应鉴别是损伤所致还是非损伤性出血。可采用三管法，以及观察红细胞形态，上清液颜色以及红白细胞比例等方法鉴别。

（韩　越）

第十节　换药与拆线

一、换药

（一）操作器械

1. **设备**　洗手液、换药车、赃物桶、诊察床、记录本。

2. **器具**　持物钳，换药包（内有镊子2把、敷料、无菌手套、碘伏包），胶布，无菌镊子缸。

（二）操作步骤

1. 核对病历。

2. 戴好帽子、口罩进入换药室，请患者家属离开。

3. 核对患者，自我介绍，交代换药目的，检查切口愈合情况，消除紧张情绪。

4. 适度暴露换药部位，观察并描述外层敷料及引流管情况，常规洗手。

5. 徒手去除外层敷料，放入污物桶内，观察并描述内层敷料情况。

6. 从无菌镊子缸中取出一把无菌镊子，用镊子去除内层敷料（如与皮肤粘连则用生理盐水棉球浸润后去除），观察并描述切口情况。

7. 根据切口情况，准备换药物品。

8. 打开换药包，戴手套，根据切口情况准备敷料，将碘伏棉球倒入弯盘，如有需要取紫草油纱。

9. 消毒切口及引流口周围皮肤3遍；如需拆线，先消毒2遍，拆线后再消毒1遍。

10. 用相对无菌的镊子夹取敷料，相对有菌者起辅助作用。两层敷料相对，镊子斜角夹调整敷料角度。

11. 摘手套，用胶布固定敷料。

12. 换药结束。

13. 用过的物品进行无害化处理，洗手，书写换药记录。

（三）注意事项

1. 严格执行无菌原则　①戴手套时分清有菌与无菌；②注意持拿镊子的方法，保持镊子尖向下，保持无菌镊子高于有菌镊子；③注意"有菌"与"无菌"镊子的摆放，"有菌"镊子摆放的区域为"已污染"区域。

2. 换药按先无菌伤口，后感染伤口的次序　对特异性感染伤口，如气性坏疽、破伤风等，应在随后换药或指定专人负责；对于气性坏疽、破伤风、铜绿假单胞菌感染等伤口，换药时必须执行隔离技术，除必要物品外，不带其他物品，用过的器械要专门处理，敷料要焚烧或深埋。

3. 观察引流时引流袋不可高于引流管口平面，防止引流液倒流。

4. 揭胶布时由外向内，以免牵拉切口引起疼痛。

5. 敷料至少为8层，敷料至少覆盖切缘3～4 cm，敷料放好后不能再次移动。

6. 拔出引流管时要一手握住引流管近端，旋转并外拔，另一手垫纱布按压引流口旁，拔除后按压引流管口周围皮肤，排除积液，之后更换手套再次消毒。

（四）相关知识

几种特殊伤口的处理。

1. 红肿　污染切口，由外向内消毒两次，检创（颜色、触诊有无波动感并挤压），酒精湿敷

2. 血肿　12 h内无感染的清洁切口，由内向外消毒2次，检创（视：哪几针渗血局部隆起，触：波动感），插线，清除血肿（用镊子清除血块，检查有无出血血管，若有则结扎），麻醉，缝合再次消毒2次，无菌辅料。

3. 脓肿　见脓肿切开。

4. 缝线反应　污染切口，由外向内消毒2次，检创（针眼进出针点周围红肿脓疱），拆线，挑拨小包，再次消毒，缝合，再次消毒，75%乙醇湿敷，无菌辅料。

5. 切口裂开　分清洁与污染两种情况，需去除粘连后缝合。

（1）清洁：低蛋白、缝合不当、咳嗽等引起，进行一期缝合，消毒时用干的盐水纱布遮挡，以免消毒液进入腹腔，由内向外消毒皮肤2次，局部浸润麻醉至切口边缘2～3 cm，贴皮剪断缝线，对侧拉出。

（2）污染：由外向内消毒切口，冲洗，引流。

二、拆线

（一）适应证

局部、全身无异常表现，已到拆线时间（头面颈部术后4～6天，下腹部、会阴部术后6～7天，胸部、上腹部、背部、臀部术后7～9天，四肢10～12天，减张缝线14天），切口愈合良好；伤口明显感染需提前拆线。

（二）操作器械

1. 设备　洗手液、换药车、污物桶、诊察床、记录本。

2. 器具　无菌镊子缸、持物钳、换药包（内有镊子2把、敷料、拆线剪或者刀片、无菌手套）、胶布。药品：碘伏。

（三）操作步骤

1. 核对病历，有适应证，行切口拆线。常规洗手。
2. 戴好帽子、口罩进入换药室，请患者家属离开。
3. 核对患者，自我介绍，交代拆线换药目的，消除紧张情绪。
4. 适度暴露换药部位，观察并描述外层敷料情况。
5. 徒手去除外层敷料，放入污物桶内，观察并描述内层敷料情况。
6. 从无菌镊子缸中取出一把无菌镊子，用镊子去除内层敷料（如与皮肤粘连则用生理盐水棉球浸润后去除），观察并描述切口情况。
7. 根据切口情况，准备拆线换药物品。

8. 打开换药包，戴手套，根据切口情况准备敷料，将碘伏棉球倒入弯盘。

9. 拆线，需先消毒2遍，拆线后再消毒1遍。用平镊提起缝线头，将埋在皮下的缝线提出少许，用剪刀或者刀片贴皮剪线。

10. 用相对无菌的镊子夹取敷料，相对有菌者起辅助作用。两层敷料相对，镊子斜角夹调整敷料角度。

11. 摘手套，用胶布固定敷料。

12. 拆线换药结束。

13. 用过的物品进行无害化处理，洗手，书写拆线换药记录。

四、注意事项

严格遵守无菌操作原则；镊子提线动作轻柔减轻疼痛感，提拉方向要正确；剪刀贴皮剪线，防止污染伤口；可根据切口情况采用间断拆线。

（季智勇）

第十一节　儿童生长发育评价

一、体格生长常用指标

体格生长应选择易于测量、有较大人群代表性的指标来表示。一般常用的形态指标有体重、身高（长）、坐高（顶臀长）、头围、胸围、上臂围、皮下脂肪等。

二、出生至青春前期的体格生长规律

（一）体重的增长

体重为各器官、系统、体液的总重量。其中骨骼、肌肉、内脏、体脂、体液为主要成分。因体脂与体液变化较大，体重在体格生长指标中最易波动。体重易于准确测量，是最易获得的反映儿童生长与营养状况的指标。

新生儿出生体重与胎次、胎龄、性别以及宫内营养状况有关。我国2005年9市城区调查结果显示平均男婴出生体重为（3.33±0.39）kg，女婴为（3.24±0.39）kg，与世界卫生组织（WHO）的参考值相近（男3.3 kg，女3.2 kg）。出生后体重增长应为胎儿宫内体重生长的延续。生后1周内因奶量摄入不足，加之水分丢失、胎粪排出，可出现暂时性体重下降或称生理性体重下降，在生后3～4天达最低点，下降范围为

3%～9%，以后逐渐回升，至出生后第7～10天应恢复到出生时的体重。如果体重下降超过10%或至第10天还未恢复到出生时的体重，则为病理状态，应分析其原因。如生后及时合理喂哺，可减轻或避免生理性体重下降的发生。出生时体重受宫内因素的影响大，生后的体重与营养、疾病等因素密切相关。

随年龄的增加儿童体重的增长逐渐减慢。我国1975年、1985年、1995年、2005年的调查资料显示，正常足月婴儿生后第1个月体重增加可达1～1.7 kg，生后3～4个月体重约等于出生时的体重的2倍；第1年内婴儿前3个月体重的增加值约等于后9个月内体重的增加值，即12个月龄时婴儿体重约为出生时的3倍（10 kg），是生后体重增长最快的时期，系第一个生长高峰；生后第2年体重增加2.5～3.5 kg；2岁至青春前期体重增长减慢，年增长值约2 kg。

儿童体重的增长为非等速的增加，进行评价时应以个体儿童自己体重增长的变化为依据，不可用"公式"计算来评价，也不宜以人群均数（所谓"正常值"）当作"标准"看待。当无条件测量体重时，为便于医务人员计算小儿用药量和液体量，可用以下公式估计体重（表3-2-13）。

表3-2-13　正常儿童体重、身高估算公式

年龄	体重/Kg	身高/cm
12个月	10	75
1～12岁	年龄（岁）×2+8	年龄（岁）×7+75

（二）身材的增长

1. 身高（长）　身高指头部、脊柱与下肢长度的总和。多数3岁以下儿童立位测量不易准确，应仰卧位测量，称为身长。立位时测量称为身高。立位的测量值比仰卧位少1～2 cm。

身高（长）的增长规律与体重相似。年龄越小增长越快，也出现婴儿期和青春期两个生长高峰。出生时身长平均为50 cm，生后第1年身长增长最快，约为25 cm；前3个月身长增长11～13 cm，约等于后9个月的增长值，1岁时身长约75 cm；第2年身长增长速度减慢，为10～12 cm，即2岁时身长约87 cm；2岁以后身高每年增长6～7 cm。2岁以后每年身高增长低于5 cm，为生长速度下降。

身高（长）的生长受遗传、内分泌、宫内生长水平的影响较明显，短期的疾病与营养波动不易影响身高（长）的生长。

2. 坐高（顶臀长）　是头顶到坐骨结节的长度。3岁以下儿童仰卧位测量的值为顶臀长。坐高增长代表头颅与脊柱的生长。

3. 指距　是两上肢水平伸展时两中指尖距离，代表上肢长骨生长。

（三）头围的增长

头围的增长与脑和颅骨的生长有关。胎儿期脑生长居全身各系统的领先地位，故

出生时头围相对大，平均33 cm；与体重、身长增长相似，第1年前3个月头围的增长（6 cm）约等于后9个月头围的增长值（6 cm），即1岁时头围约为46 cm；生后第2年头围增长减慢，约为2 cm；2岁时头围约48 cm；2～15岁头围仅增加6～7 cm。头围的测量在2岁以内最有价值。

婴幼儿期连续追踪测量头围比一次测量更重要。头围大小与双亲的头围有关；头围$<\bar{x}-2\,s$常提示有脑发育不良的可能，头围$<\bar{x}-3\,s$以上常提示脑发育不良；头围增长过速往往提示脑积水。

（四）胸围的增长

胸围代表肺与胸廓的生长。出生时胸围32 cm，略小于头围1～2 cm。1岁左右胸围约等于头围。1岁至青春前期胸围应大于头围。1岁左右头围与胸围的增长在生长曲线上形成头、胸围的交叉，此交叉时间与儿童营养、胸廓的生长发育有关，生长较差者头、胸围交叉时间延后。我国2005年9市城区体格生长的衡量数字显示男童头、胸围交叉时间为15个月龄，提示我国儿童胸廓生长较落后，除营养因素外，可能与不重视爬的训练和胸廓锻炼有关。

（五）上臂围的增长

上臂围代表肌肉、骨骼、皮下脂肪和皮肤的生长。1岁以内上臂围增长迅速，1～5岁增长缓慢，为1～2 cm。因此，有人认为在无条件测体重和身高的地方，可用左上臂围测量筛查1～5岁儿童营养状况：大于13.5 cm为营养良好；12.5～13.5 cm为营养中等；小于12.5 cm为营养不良。

（六）皮下脂肪

通过测量皮脂厚度反映皮下脂肪。常用的测量部位有：①腹壁皮下脂肪；②背部皮下脂肪。要用皮下脂肪测量工具（测皮褶卡钳）测量才能得出正确的数据。Ⅰ度营养不良：腹壁皮下脂肪厚度0.8～0.4 cm，体重低于正常15%～25%。Ⅱ度营养不良：腹壁皮下脂肪厚度在0.4 cm以下，体重低于正常25～40%。Ⅲ度营养不良：全身皮下脂肪层几乎消失，体重低于正常40%以上。

（七）身体比例与匀称性

在生长过程中，身体的比例与匀称性生长有一定规律。

1. 头与身长比例　在宫内与婴幼儿期头领先生长，而躯干、下肢生长则较晚，生长时间也较长。这样，头、躯干、下肢长度的比例在生长过程中发生变化。头长占身长（高）的比例在新生儿为1/4，到成人后为1/8。

2. 匀称　表示体型（形态）生长的比例关系，如身高/体重（weight for height，W/H）；胸围/身高（身高胸围指数）；体重（kg）/身高（cm）×1000（Quetelet指数），体重（kg）/身高（cm）^{2}×10^4（Kaup指数，幼儿用），年龄的体重指数（BMI/age）等。

3. 身材匀称　以坐高（顶臀长）与身高（长）的比例表示，反映下肢的生长情况。坐高（顶臀长）占身高（长）的比例由出生时的0.67下降到14岁时的0.53。任何影响下肢生长的疾病，可使坐高（顶臀长）与身高（长）的比例停留在幼年状态，如甲状腺功能低下与软骨营养不良。

4. 指距与身高　正常时，指距略小于身高（长）。如指距大于身高1～2 cm，对诊断长骨的异常生长有参考价值，如蜘蛛样指（趾）（马凡综合征）。

三、青春期的体格生长规律

青春期是儿童到成人的过渡期，受性激素等因素的影响，体格生长出现生后的第二个高峰（peak height velocity，PHV），有明显的性别差异。男孩的身高增长高峰约晚于女孩2年，且每年身高的增长值大于女孩，因此最终的身高一般来说男孩比女孩高。一般地说男孩骨龄15岁，女孩骨龄13岁时，身高长度达最终身高的95%。

不论男女孩，在青春期前的1～2年中生长速度略有减慢。女孩在乳房发育后（9～11岁），男孩在睾丸增大后（11～13岁）身高开始加速生长，1～2年生长达PHV，此时女孩年身高平均每年增加8～9 cm，男孩9～10 cm。在第二生长高峰期，身高增加值约为最终身高的15%。PHV提前者，身高的停止增长较早。

青春期体重的增长与身高平行，同时内脏器官增长。女性耻骨与髂骨下部的生长与脂肪堆积，臀围加大。男性则有肩部增宽，下肢较长，肌肉增强的不同体型特点。

四、体格生长评价

儿童处于快速生长发育阶段，身体形态及各部分比例变化较大。充分了解儿童各阶段生长发育的规律、特点，正确评价儿童生长发育状况，及早发现问题，给予适当的指导与干预，对促进儿童的健康生长十分重要。

（一）资料分析及表示方法

1. 衡量体格生长的统计学表示方法

常用以下方法：

（1）均值离差法：正常儿童生长发育状况多呈正态分布，常用均值离差法，以平均值（$\bar{x}$）±标准差（s）来表示，如68.3%的儿童生长水平在$\bar{x}$±1 s范围内；95.4%的儿童生长水平在$\bar{x}$±2 s范围内；99.7%的儿童生长水平在$\bar{x}$±3 s范围内。

（2）百分位数法：当测量值呈偏正态分布时，百分位数法能更准确地反映所测数值的分布情况。当变量呈正态分布时，百分位数法与离差法两者相应数相当接近。由于样本常呈偏正态分布，则两者的相应数值略有差别。

在体格生长评价时两者都广泛应用，目前一般都用百分位法。离差法计算较简单；百分位数法计算相对较复杂，但精确。

（3）标准差的离差法（Z评分或Z score，SDS）：可进行不同体质人群间比较，用偏离该年龄组标准差的程度来反映生长情况，结果表示也较精确。

（4）中位数法：当样本变量为正态分布时中位数等于均数与第50百分位数。当样本变量分布不是完全正态时，选用中位数而不是算术平均数作为中间值。因此时样本中少数变量分布在一端，用算术平均数表示则对个别变量值影响大。故用中位数表示变量的平均水平较妥。

2．界值点的选择　通常以均值离差法$\bar{x}\pm2s$（包括总体的95%）为正常范围；百分位数法以$P_3\sim P_{97}$，（包括总体的94%）为正常范围；标准差的离差值以±2以内为正常范围。

3．测量值的表示

（1）表格：将测量数值以表格形式列出，便于查询，但不够直观。

（2）生长曲线：按各等级的数值绘制成曲线图。优点是较等级数值直观，不仅能较准确了解儿童的发育水平，还能对儿童某项指标进行定期纵向观察，易看出该小儿生长的趋势有无偏离现象，以便及早发现原因及采取干预措施。

4．评价结果表示

（1）等级划分：方法简单，利用均值加减标准差或直接用百分位数进行分级，据细分要求的不同可分为三等级、五等级、六等级等。五等级划分方法见表3-2-14。等级划分法用于横断面的测量值分析，如发育水平、体型匀称的评价。

表3-2-14　五等级划分方法

等级	离差法	百分位数法
上	$>\bar{x}+2s$	$>P_{97}$
中上	$\bar{x}+(1s\sim2s)$	$P_{75}\sim P_{97}$
中	$\bar{x}\pm1s$	$P_{25}\sim P_{75}$
中下	$\bar{x}-(1s\sim2s)$	$P_3\sim P_{25}$
下	$<\bar{x}-2s$	$<P_3$

（2）测量值的计算：如用于定期纵向的测量值分析（生长速度的评价），即将两次连续测量值的差与参数中相同年龄的数值差比较；或身材匀称度的计算等。

（二）体格生长评价

正确评价儿童体格生长状况，必须注意采用准确的测量用具及统一的测量方法，定期纵向观察。同时有可用的参考人群值，参照人群值的选择决定评价的结果。WHO推荐美国国家卫生统计中心（NCHS）汇集的测量资料作为国际参照人群值。我国采用2005年中国9市城区儿童的体格生长数据为中国儿童参照人群值。

儿童体格生长评价包括发育水平、生长速度以及匀称程度三个方面。

1. 发育水平　将某一年龄时点所获得的某一项体格生长指标测量值（横断面测量）与参考人群值比较，得到该儿童在同质人群中所处的位置，即为此儿童该项体格生长指标在此年龄的生长水平，通常以等级表示其结果。生长水平包括所有单项体格生长指标，如体重、身高（长）、头围、胸围、上臂围等，可用于个体或群体儿童的评价。

早产儿体格生长有一允许的"落后"年龄范围，即此年龄后应"追上"正常足月儿的生长。进行生长水平评价时应矫正胎龄至40周胎龄（足月）后再评价，身长至40个月龄、头围至18个月龄、体重至24个月龄后不再矫正。

有些单项测量，如骨龄代表发育成熟度，也反映发育水平。同样，体格测量值也可以生长的年龄来代表发育水平或成熟度。如一个2岁男孩身高76 cm，身高生长水平为下等，其身高的生长年龄相当于1岁。

发育水平评价的优点是简单、易于掌握与应用。对群体儿童体格发育水平评价可了解该群体儿童的体格状况；对个体儿童评价仅表示该儿童已达到的水平，不能说明过去存在的问题，也不能预示该儿童的生长趋势。

2. 生长速度　是对某一单项体格生长指标定期连续测量（纵向观察），将获得的该项指标在某一年龄阶段的增长值与参照人群值比较，得到该儿童该项体格生长指标的生长速度。

以生长曲线表示生长速度最简单、直观，定期体检是生长速度评价的关键。儿童年龄小，生长较快，定期检查间隔时间不宜太长。这种动态纵向观察个体儿童的生长规律方法，可发现每个儿童有自己稳定的生长轨道，体现个体差异。因此，生长速度的评价较发育水平更能真实了解儿童生长状况。生长速度正常的儿童生长基本正常。

3. 匀称程度　是对体格生长指标之间关系的评价。

（1）体型匀称度：表示体型（形态）生长的比例关系。实际工作中常选用身高的体重表示一定身高的相应体重增长范围，间接反映身体的密度与充实度。将实际测量与参照人群值比较，结果常以等级表示。

（2）身材匀称：以坐高（顶臀高）／身高（长）的比值反映下肢生长状况。按实际测量计算结果与参照人群值计算结果比较。结果以匀称、不匀称表示。

五、儿童生长发育评价的评分标准

对于全科规范化住培医师来说，婴儿体格检查的评分要点见表3-2-15，学龄前和学龄期儿童体格检查评分要点见表3-2-16。

表3-2-15　婴儿体格检查评分要点

项目（分）	具体内容和评分细则	满分	得分	备注
准备（10）	洗手、戴帽子、口罩	1		
	核对小儿姓名、性别、年龄	1		
	自我介绍，向小儿及家属交代测量目的	1		
	确认小儿空腹或为进食后2 h	1		
	确认排空大小便	1		
	确认环境温度适宜	1		
	检查物品准备	2		
	脱去小儿衣物，裸体或仅穿单衣	2		
身长（20）	在量床上铺好无菌中单	2		
	检查量床是否放置平稳	2		
	小儿仰卧于量床底板中线上	2		
	助手用手左右固定婴幼儿头部，使其头顶紧密接触头板	2		
	测量者站在小儿右侧，左手握住两膝，使两下肢伸直并拢紧贴量床	2		
	右手移动足板使其紧贴双足跟	2		
	读足板处所示数字	2		
	两侧读数一致，误差不能大于0.1 cm	2		
	观察者眼睛与滑板在同一水平面上	2		
	婴儿头部不能歪斜，双腿不能离开量板，足底与量板呈直角	2		
体重（10）	将电子秤盘上放置无菌中单	2		
	检查是否平稳	1		
	置零	2		
	将小儿平躺在电子秤上（两手抱住头部及臀部）	1		
	稳定后读数	2		
	精确至0.01 kg	1		
	不可摇晃或接触他物	1		
顶臀长（12）	婴儿仰卧于量床底板中线上	2		
	助手用手左右固定婴幼儿头部，使头顶紧密接触头板	2		
	观察者站在婴幼儿右侧，左手提起两下肢，膝关节屈曲，大腿垂直	2		
	右手移动足板使其紧贴婴儿骶骨	2		
	两侧读数一致，误差不能大于0.1 cm	1		
	观察者眼睛与滑板在同一水平面上	2		
	读数精确至0.1 cm	1		

项目（分）	具体内容和评分细则	满分	得分	备注
头围（10）	检查者左手拇指固定软尺零点于右侧眉弓上缘	2		
	从右侧向后绕过枕骨粗隆	2		
	左侧眉弓上缘回到零点	2		
	测量时软尺要紧贴头皮且左右对称	2		
	读数精确至0.1 cm	2		
胸围（10）	婴儿卧位，双手自然放平	1		
	检查者左手拇指固定软尺零点于右侧乳头下缘	2		
	右手将软尺向右绕过背部	1		
	沿两侧肩胛骨下角经过左胸回至零点	1		
	软尺紧贴皮肤，不能过紧或过松	1		
	取平静呼、吸气时的中间数	2		
	读数精确至0.1 cm	2		
腹壁脂肪（10）	取锁骨中线平脐处为中点，皮褶方向与躯干长轴平行	2		
	用左手拇指和食指相距3 cm	2		
	将该处皮肤及皮下脂肪捏起	2		
	右手拿皮褶卡将钳板插入捏起的皮褶两边至底部钳住，测量其厚度	2		
	读数精确至0.1 cm	2		
腹围（8）	婴儿取平卧位	2		
	将软尺零点固定于剑突与脐连线的中点	2		
	经同水平绕背一周回至零点	2		
	读数精确至0.1 cm	2		
熟练程度（5）		5		
人文关怀（5）		5		
总分		100		

表3-2-16 学龄前期及学龄期儿童体格检查评分要点

项目（分）	具体内容和评分细则	满分	得分	备注
准备（10）	洗手、戴帽子、口罩	1		
	核对小儿姓名、性别、年龄	1		
	自我介绍，向小儿及交代测量目的	1		
	确认小儿空腹或为进食后2 h	1		
	确认排空大小便	1		
	确认环境温度适宜	1		
	检查物品准备	2		
	脱去小儿衣物，裸体或仅穿单衣	2		

续表

项目（分）	具体内容和评分细则	满分	得分	备注
身高（20）	检查身高计是否放置平稳	1		
	水平板与立柱之间是否成直角	1		
	儿童赤脚站在底板上，呈立正姿势	2		
	背靠立柱，两眼平视前方，耳郭上缘与眼眶下缘成水平	3		
	双上肢自然下垂	1		
	足跟靠拢，足尖分开呈60°	2		
	两足后跟、骶骨、两肩胛间、枕部同时接触立柱	4		
	检查者轻轻滑动量板与小儿头顶接触	2		
	观察者眼睛与滑板在同一水平面上	2		
	读数精确至0.1 cm	2		
体重（10）	检查校正体重秤	2		
	小儿赤足轻轻站在体重秤的适中部位，双手自然下垂	2		
	先加砝码于横杠的自由端，再调整游锤，直到杠杆呈正中水平位	2		
	稳定后读数。将砝码和游锤所示读数相加，以kg为单位	1		
	精确至0.01 kg	2		
	不可摇晃或接触他物	1		
坐高（12）	小儿坐在测量仪的平板上，上身呈直立姿势，骶骨、两肩胛间、枕部同时接触立柱	2		
	大腿与躯体呈直角，膝关节屈曲呈直角，足尖向前，两脚平放在地面上	2		
	两眼平视前方，耳郭上缘与眼眶下缘成水平	2		
	检查者轻轻滑动量板至与小儿头顶接触，进行读数	2		
	观察者眼睛与滑板在同一水平面上	2		
	读数精确至0.1 cm	2		
头围（10）	检查者左手拇指固定软尺零点于右侧眉弓上缘	2		
	从右侧向后绕过枕骨粗隆	2		
	左侧眉弓上缘回到零点	2		
	测量时软尺要紧贴头皮且左右对称	2		
	读数精确至0.1 cm	2		
胸围（10）	小儿取自然站立位，双手自然放平	1		
	双足分开与肩同宽	1		
	检查者左手拇指固定软尺零点于右侧乳头下缘	2		
	右手将软尺向右绕过背部，沿两侧肩胛骨下角，经过左胸回至零点	2		
	软尺紧贴皮肤，不能过紧或过松	1		
	取平静呼、吸气时的中间数	2		
	读数精确至0.1 cm	1		

续表

项目（分）	具体内容和评分细则	满分	得分	备注
上臂围（10）	取坐位或立位，双手自然下垂或平放	2		
	将软尺零点置于上臂外侧肩峰至鹰嘴连线中点	4		
	绕过上臂一周，回至零点读数	2		
	读数精确至0.1 cm	2		
腹围（8）	取平卧位	2		
	将软尺零点固定于脐部	2		
	经同水平绕背一周回至零点	2		
	读数精确至0.1 cm	2		
熟练程度（5）		5		
人文关怀（5）		5		
总分		100		

（王亚君）

第十二节 妇科检查法（双合诊）

一、适应证

疑为阴道炎或宫颈疾病或须排除妇产科疾病的患者及体检中妇科盆腔检查者。

二、禁忌证

患者无性生活史，若病情需要必须实施者，须经患者及家属签字同意；危重患者若非必须立即检查者，可待病情稳定后再实施。

三、操作器材

一次性臀部垫单，无菌手套，阴道窥器，液状石蜡或肥皂水，待选：宫颈刮板、玻片、生理盐水和涂片固定液。

四、操作步骤

见表3-2-17。

表3-2-17　双合诊

操作步骤	注意事项
核对病例	
七步洗手	洗手时不要在无菌台上洗手，要侧向无菌操作台
检查用物：核对妇科检查包是否高温消毒、是否在有效期内，并查看消毒物品及其他用物是否都在有效期内	检查用物是一定要准确查看
核对患者并向患者进行简单的自我介绍，关闭门窗，遮挡屏风	关闭门窗，遮挡屏风
操作者为患者摆体位，对好地灯	勿忘对地灯
观察外阴发育是否正常，有无红肿、糜烂及溃疡，有无出血、瘢痕及赘生物	同时开好包，加入适量碘伏棉球，戴好手套
同时开好包，加入适量碘伏棉球，戴好手套，消毒左侧大小阴唇，右侧大小阴唇，阴阜，左侧大腿内侧上1/3，右侧大腿内侧上1/3，肛周旋转消毒，消毒3次，3次间均待干，消毒过程中不留皮岛、不能回消，下一次范围略小于上一次，第2次起行传递消毒	消毒勿留皮岛，镊子传递消毒注意
铺孔巾	以检查部位为中心，避免铺巾的手指触碰到有菌部位
右手拇指食指分开小阴唇，观察尿道口、阴道口及处女膜，以及嘱患者用力向下屏气，观察有无尿失禁，有无阴道前后壁脱垂及子宫脱垂	右手拇指、食指分开小阴唇
碘伏棉球润滑窥器，嘱患者大口喘气。一手分开小阴唇沿阴道后壁斜行45°边旋转边进入边打开，观察阴道及宫颈情况，关闭窥器，轻柔取出，摘下手套，关闭地灯	一手分开小阴唇 关闭窥器，轻柔取出，摘下手套，关闭地灯
更换手套，润滑左手食指与中指手指前端，沿阴道后壁缓慢插入，检查阴道、后穹隆、宫颈举痛及宫颈情况	
由脐向下双手配合触诊子宫大小、形状、质地及压痛，附件区由髂前上棘开始触有无增厚中午及压痛，观察指套有无染血及接触性出血	若触及肿物，应描述肿物的大小、形状、位置、质地、有无波动感及搏动感，有无压痛
取走孔巾及臀垫，协助患者穿衣，取舒适体位	
整理用物，再次高温消毒及无害化处理	
书写操作记录	

五、注意事项

1. 阴道较紧时，可边检查边与患者交谈，以减轻患者紧张情绪，使其张口呼吸而使盆底肌肉放松。

2. 置入阴道窥器时，应先用液状石蜡或肥皂液润滑窥器两叶前端，以减轻插入阴道口时的不适感。如拟做宫颈刮片或阴道上1/3段细胞学检查，可改用生理盐水润滑。

3. 嘱患者排空膀胱后，取截石位仰卧于检查台上。根据患者情况选择适当大小的阴道窥器。

4．检查阴道：放松并旋转窥器，观察阴道前后壁和侧壁黏膜色泽、皱襞多少以及有无瘢痕、溃疡、赘生物或囊肿等。

5．观察穹隆有无隆起或变浅。

6．注意阴道分泌物的量、颜色、性质及有无臭味。

7．若分泌物异常者应作涂片检查。

8．注意患者是否为双阴道或阴道隔等先天畸形。

9．检查宫颈：暴露宫颈后，观察宫颈大小、颜色和外口形状。

10．有无糜烂、出血、外翻、腺囊肿、息肉、肿块或赘生物等。

11．宫颈管内有无出血或分泌物。

12．行宫颈细胞学制片、宫颈管分泌物涂片和培养标本。

（祝　波）

第十三节　心肺复苏术

一、单人徒手心肺复苏术

（一）适应证

各种原因引起的心跳骤停，呼吸骤停。

（二）禁忌证

相对禁忌证：严重的胸廓畸形，张力性气胸，多发肋骨骨折，心包填塞，胸主动脉瘤破裂等；凡已明确心、肺、脑等重要器官功能衰竭无法逆转者，可不必进行心肺复苏术。

（三）操作步骤

1．心跳呼吸停止的判断　应在10秒内完成。

（1）判断意识：拍打、轻摇患者肩部并大声呼唤患者："同志，你怎么了？"

（2）判断心跳：用食指和中指触摸到甲状软骨向外下方2～3 cm处触有无颈动脉搏动。

（3）立即呼救：启动绿色通道，呼叫他人，或通知其他医师护士抢救拨打"120"急救电话。

（4）复苏体位：使患者仰卧于硬板床，去枕，头颈躯干在同一轴线上。

2．先开始胸外按压

（1）按压部位：胸骨下半部，或目测双侧乳头之间胸部中央处。

（2）按压方法：用一只手掌根部放在胸骨正中或双乳头之间的胸骨上，另一只手平行重叠压在手背上，保证手掌根部横轴与胸骨长轴方向一致。

（3）按压姿势：手臂与胸骨保持垂直，双肘关节伸直，依靠肩部和背部的力量垂直向下按压，按压后使胸廓恢复原来位置，放松时双手不要离开胸壁。

（4）按压频率：至少100次/分。

（5）按压幅度：成人至少5 cm，儿童4~5 cm。

（6）按压—通气比例：单双人统一为30：2。

（7）每5个循环判断一次心肺复苏是否有效。

3．开放气道

（1）清除口鼻分泌物、异物（食指、中指在患者口腔内抠出），颈部无外伤，采用仰头抬颈法。颈部有外伤者采用双手托下颌法。

（2）仰头抬颈法：术者将一手置于患者前额用力加压，使头后仰，另一手的示、中两指抬起下颏，使下颌尖、耳垂的连线与地面呈垂直状态，以通畅气道。应清除患者口中的异物和呕吐物，患者义齿松动应取下。

（3）托颌法：施救者的食指及其他手指置于下颌角后方向上向前用力托起，并利用拇指向前推动颌部使口张开。

4．人工呼吸　术者用置于患者前额的手拇指与食指捏住患者鼻孔，吸一口气，用口唇把患者的口全罩住，然后吹气，每次吹气应持续1秒，进行两次吹气。

单人徒手心肺复苏术操作步骤见表3-2-18。

表3-2-18　单人徒手心肺复苏术

操作要点	
1．迅速呼叫患者，判断	意识丧失
	自主呼吸消失
	颈动脉搏动消失
2．呼叫同事，启动急救模式	
3．将患者置于硬板床上，去枕平卧	
4．为患者解开衣扣，充分暴露胸部	
5．确定胸外按压部位（胸骨中下1/3交界处）。	
6．按压	一手掌根置于按压处，另一手掌重叠于手背
	两手交叉互扣
	指尖抬起，避免接触胸壁
	双臂伸直并与患者胸壁呈垂直方向
	用上半身重量及肩臂肌力量向下用力按压，力量均匀
7．频率至少100次/分	
8．深度至少5 cm	
9．清除口腔内异物及呕吐物、分泌物，取下眼镜、义齿	

续表

操作要点		
10. 仰颈抬颌法或托下颌法开放气道		
11. 人工呼吸	按于前额的一手拇指与食指捏紧患者鼻孔	
	操作者自然吸气后	
	将患者的口完全包在操作者的口中，将气吹入患者肺内	
	观察患者双侧胸廓是否抬起	
	一次通气完毕后，松手，离口	
	见患者胸部向下回弹后。继续第2次通气	
	按压-通气比例为30∶2	
12. 5个循环周期后对患者进行快速评判		
13. 每次评估时间小于10 s		

（四）心肺复苏有效指标

1. 可触及颈动脉搏动。

2. 恢复自主心跳，听到心音。

3. 恢复自主呼吸。

4. 皮肤、黏膜由青紫转红润。

5. 瞳孔逐渐缩小。

6. 各种反射逐渐恢复。

7. 心电图恢复窦性心律。

8. 可测到血压收缩压$\geqslant$60 mmHg。

（五）注意事项

1. 胸外按压尽量减少中断，除了一些特殊操作，如建立人工气道或者进行除颤。

2. 遵循正确的操作方法，尽量避免并发症的发生。并发症主要包括：肋骨骨折、心包积血或心脏压塞、气胸、血胸、肺挫伤、肝脾撕裂伤和脂肪栓塞。

3. 不要搬动患者，除非处于危险环境或者其创伤需要外科处理。

4. 多人施救尽可能轮换进行，以免因疲劳影响按压质量。一般每2 min更换按压者。

5. 不要依赖颈动脉或股动脉搏动来评估按压是否有效。

二、双人心肺复苏

（一）适应证

各种原因引起的心跳骤停，呼吸骤停。

（二）禁忌证

相对禁忌证：严重的胸廓畸形，张力性气胸，多发肋骨骨折，心包填塞，胸主动脉瘤破裂等；凡已明确心、肺、脑等重要器官功能衰竭无法逆转者，可不必进行心肺复苏术。

（三）操作步骤

见表3-2-19。

表3-2-19　双人心肺复苏

	A（施救者）	B（施救者）
A：发现患者晕倒，跑步至患者右侧，评估环境安全。心跳呼吸停止的判断：应在10 s内完成	1. 判断意识：拍打、轻摇患者肩部并大声呼唤患者："同志同志，你怎么了？" 2. 判断心跳：用食指和中指触摸到甲状软骨向外下方2～3 cm处触有无颈动脉搏动 3. 立即呼救：启动绿色通道，呼叫他人，或通知其他医师护士抢救拨打"120"急救电话。 复苏体位：使患者仰卧于硬板床，去枕，头颈躯干在同一轴线上	听到呼救后赶来，并尽可能携带必要的抢救设备
A：判断没有自主呼吸	胸外按压定位并开始进行胸外按压术30次 按压部位：胸骨下半部，或目测双侧乳头之间胸部中央处。 按压方法：用一只手掌根部放在胸骨正中或双乳头之间的胸骨上，另一只手平行重叠压在手背上，保证手掌根部横轴与胸骨长轴方向一致 按压姿势：手臂与胸骨保持垂直，双肘关节伸直，依靠肩部和背部的力量垂直向下按压，按压后使胸廓恢复原来位置，放松时双手不要离开胸壁 按压频率：至少100次/分。 按压幅度：成人至少5 cm，儿童4～5 cm。 按压—通气比例：单双人统一为30：2	评估颈动脉搏
B：判断没有脉搏		开放气道 清除口鼻分泌物、异物（食指、中指在患者口腔内抠出），颈部无外伤，采用仰头抬颈法。颈部有外伤者采用双手托下颌法 仰头抬颈法：术者将一手置于患者前额用力加压，使头后仰，另一手的示、中两指抬起下颏，使下颌尖、耳垂的连线与地面呈垂直状态，以通畅气道。应清除患者口中的异物和呕吐物，患者义齿松动应取下 托颌法：施救者的食指及其他手指置于下颌角后方向上向前用力托起，并利用拇指向前推动颌部使口张开。人工呼吸术者用置于患者前额的手拇指与食指捏住患者鼻孔，吸一口气，用口唇把患者的口全罩住，然后吹气，每次吹气应持续1秒。无论采取何种方式通气均要求连续进行2次通气

续表

	A（施救者）	B（施救者）
B：判断没有脉搏	行胸外按压术30次	人工呼吸2次
	行胸外按压术30次	人工呼吸2次
	行胸外按压术30次	人工呼吸2次
	行胸外按压术30次	人工呼吸2次
	转至患者左侧	转至患者头侧
	俯身，评价意识、脉搏、呼吸	
A：没有恢复		
	人工呼吸2次	行胸外按压术30次
	人工呼吸2次	行胸外按压术30次
	人工呼吸2次	行胸外按压术30次
	人工呼吸2次	行胸外按压术30次
	人工呼吸2次	行胸外按压术30次

依次循环进行抢救，每5个循环判断一次心肺复苏是否有效，每2分钟施救两人进行更替，每次更换尽量在5 s内完成

（四）心肺复苏有效指标

1. 可触及颈动脉搏动。
2. 恢复自主心跳，听到心音。
3. 恢复自主呼吸。
4. 皮肤、黏膜由青紫转红润。
5. 瞳孔逐渐缩小。
6. 各种反射逐渐恢复。
7. 心电图恢复窦性心律。
8. 可测到血压收缩压≥60 mmHg。

（五）注意事项

1. 胸外按压尽量减少中断，除了一些特殊操作，如建立人工气道或者进行除颤。

2. 遵循正确的操作方法，尽量避免并发症的发生。并发症主要包括：肋骨骨折、心包积血或心脏压塞、气胸、血胸、肺挫伤、肝脾撕裂伤和脂肪栓塞。

3. 不要搬动患者，除非处于危险环境或者其创伤需要外科处理。

4. 多人施救尽可能轮换进行，以免因疲劳影响按压质量。一般每2分钟更换按压者。不要依赖颈动脉或股动脉搏动来评估按压是否有效。

（田　慧）

第十四节　简易呼吸器使用

一、目的

维持和增加机体通气量，纠正威胁生命的低氧血症。

二、适应证

1. 各种原因所致的呼吸停止或呼吸衰竭的抢救及麻醉期间的呼吸管理。
2. 运送病员，适用于机械通气患者做特殊检查，进出手术室等情况。
3. 遇到呼吸机因故障、停电等特殊情况时，可临时应用简易呼吸器替代。

三、物品准备

简易呼吸器。

四、操作步骤

抢救者站于患者头顶处，患者头后仰，托起患者下颌，将简易呼吸器连接氧气，氧流量8～10 L/min，扣紧面罩；一手以"EC"手法固定面罩，另一手有规律地挤压呼吸囊，使气体通过吸气活瓣进入患者肺部，放松时，肺部气体随呼气活瓣排出；每次送气400～600 mL，挤压频率为每分钟成人12～20次，小儿酌情增加（表3-2-20）。

五、注意事项

面罩要紧扣鼻部，否则易发生漏气。若患者有自主呼吸，应与之同步，即患者吸气初顺势挤压呼吸囊，达到一定潮气量便完全松开气囊，让患者自行完成呼气动作。

表3-2-20　简易呼吸器操作评分标准

准备及操作步骤		具体内容和评分细则
准备及操作步骤	患者和操作者准备	准备简易呼吸器、面罩、吸氧管或储氧面罩，口咽或鼻咽通气道，吸引器
		连接呼吸器各部位，按压呼吸囊查是否送气
		相关物品放置有序
	抢救物品	呼吸机
		气管插管备用

续表

		具体内容和评分细则
准备及操作步骤	操作步骤	术者戴手套
		抢救者所站位置：患者头侧
		摆体位：患者去枕仰卧、头后仰
		清除义齿，口腔异物或分泌物
		打开气道-插入口咽或鼻咽通气道
		将面罩紧贴患者口鼻处（面罩尖端朝向头部），使之不漏气
		单手"CE"：单人操作时，一手持球体，一手持"CE"面罩
		双手"CE"：双人操作时，一人持球体，一人双手"CE"持面罩
		挤压气囊，使气体进入患者肺内
		挤压气囊力度适中500～600 mL
		频率12～15次/分
评价通气有效性		观察患者胸部起伏/观察单向阀工作/观察面罩内是否呈雾气状
		感觉患者嘴唇与面部颜色的变化
操作评价		操作完整性
		操作连续性
		操作熟练程度
人文关怀		关注患者呼吸配合度，是否存在不适

（赵　超）

第十五节　气　管　插　管

一、目的

1. 保持患者呼吸道通畅，防止异物吸入呼吸道。
2. 及时吸出气道内分泌物或血液。
3. 进行有效的人工或机械通气。
4. 便于吸入全身麻醉药的应用。

二、适应证

1. 各种全麻或静脉复合麻醉者维持人工通气。
2. 呼吸心跳骤停复苏时。
3. 呼吸衰竭进行机械通气治疗。

4. 气道梗阻或气道分泌物过多。

5. 呼吸保护反射（咳嗽、吞咽反射）迟钝或消失。

三、禁忌证

1. 喉水肿。

2. 急性喉炎。

3. 喉头黏膜下水肿。

4. 插管损伤引起的严重出血。

5. 心跳呼吸骤停急救时，不存在禁忌证。

6. 其他：呼吸道不全梗阻，出血倾向，主动脉瘤侵犯或压迫气管壁，颈椎骨折、脱位（颈部固定后可进行插管）、咽喉部烧伤、肿瘤或异物，已有张力性气胸未行胸腔闭式引流。

四、操作器材

1. 准备器材 喉镜（直喉镜或弯喉镜）、气管导管（不同型号）、导丝、简易呼吸器、面罩、牙垫（成人和儿童）、10 mL 注射器、胶布、吸引器、呼吸机、手套、口罩。

2. 准备药品 镇静剂等。

五、操作步骤

气管插管术见表3-2-21。

表3-2-21　气管插管术

操作要点	操作步骤
核对医嘱	核对病例上的医嘱内容；有适应证，无禁忌证；生命体征不平稳；知情同意书已签
	七步洗手
检查用物	选择合适气管导管，一般7号半。检查气囊是否完好，充入5～10 mL空气，选择合适型号的喉镜，中号，连接喉镜，看工作灯是否亮。（可润滑喉镜）
评估操作环境	病室安静整洁，温度适宜可以操作
核对患者	助手检查用物，操作者为患者预充氧，仰头抬颌法开放气道，清理呼吸道分泌物
体位	左手压住头，右手拇指顶下颌向上抬，食指顶上颌向下压，打开患者口腔，失败则用开口器
插管	喉镜从患者右口角进入，将舌头推向左侧，暴露会厌，插管（执笔式），至第一黑线处请助手拔出导丝，至第二黑线差不多到深度（到门齿一般22～24 cm），垫牙垫，撤喉镜
检查	助手听诊双肺呼吸音，操作者打气助手听诊
固定	固定牙垫与气管导管（胶布粘贴两道，哪里开始哪里结束：上颌对上颌，下颌对下颌
整理用物	喉镜拆开，归位，注射器等毁形

六、注意事项

1. 注意监测血氧饱和度、心率和血压。

2. 插管前评估患者气道，预计插管难度，判断插管困难的可考虑经纤维支气管镜插入气管插管、逆行插入法、环甲膜切开术等方法。

3. 插管操作不应超过 40 s。

4. 注意调整气囊压力。

5. 气囊漏气时应常规做好紧急更换人工气道的必要准备。

6. 防止患者意外拔管。

7. 防止缺氧、气道损伤、误吸等并发症的发生。

（姜振锋）

第十六节　老年人健康综合评估

老年综合评估是对老年人医学、心理和功能等多项目、多维度进行鉴定的诊断过程，已经成为老年医学实践中不可缺少的工具之一，据此提出维持或改善功能状态的处理方法，最大限度地提高或维持老年人的生活质量。

一、常见评估方法

1. **一般医学评估方法**　应进行完整病史的采集、适当的医学检验和必要的辅助检查，并应做好详细的用药记录。

2. **评估量表或评估问卷法**　一般采用国际上比较通用的评估量表或评估问卷进行。

3. **徒手检查法**　不借助任何检查仪器和设备直接评估老年人功能状况的方法，如 5 次起坐试验和起立行走试验等。

4. **仪器设备检查法**　借助检查仪器和设备评估老年人各种功能状况的方法。

二、全科门诊的老年综合评估

1. 门诊医师根据患者的具体情况，即可在诊室应用比较简单的老年综合评估方法直接进行评估。

2. 在诊室评估者，医师应将评估结果记录于门诊病历之中。

3. 门诊医师根据评估结果为患者制订具体的干预计划或干预方案。

4. 患者根据门诊医师的意见积极进行自身的健康管理或疾病管理。

三、内容

（一）躯体功能的评估

常用评估表有基本日常生活能力评估——改良巴氏指数评定表和工具性日常生活活动量表，见表3-2-22、表3-2-23。

表3-2-22　基本日常生活能力评估——改良巴氏指数评定表

项目	评分标准（分）
大便	0=失禁或昏迷 5=偶尔失禁（每周<1次） 10=能控制
小便	0=失禁、昏迷或需他人导尿 5=偶尔失禁（24 h<1次，每周>1次） 10=控制
修饰	0=需帮助 5=独立洗脸、梳头、刷牙、剃须
用厕	0=依赖别人 5=需部分帮助 10=自理
进食	0=依赖 5=需部分帮助（切面包、抹黄油、夹菜、盛饭） 10=全面自理
转移	0=完全依赖（需2人以上帮助或用升降机不能坐） 5=需2人或1个强壮动作娴熟的人帮助 10=需要少量帮助（1人）或语言指导 15=自理
活动	0=不能动 5=在轮椅上独立行动 10=需1人帮助步行（体力或语言指导） 15=自理
穿衣	0=依赖 5=需一半帮助 10=自理（系开纽扣、开关拉链、穿脱鞋及乳罩）
上下楼梯	0=不能 5=需帮助（体力或语言指导） 10=自理
洗澡	0=依赖　5=自理

ADL能力缺陷程度：0～20分为极严重功能缺陷；25～45分为严重功能缺陷；50～70分为中度功能缺陷；75～95分为分轻度功能缺陷；100分为ADL自理。

ADL自理程度：0～35分，基本完全辅助；35～80分，轮椅生活部分辅助；80分，轮椅自理水平；80～100分，ADL大部分自理；100分，ADL完全自理。

表3-2-23 工具性日常生活活动量表

项目	分数	情况描述	
使用电话	3	□-独立使用电话，含查电话簿、拨号等	1或0，为失能
	2	□-仅可拨熟悉的电话号码	
	1	□-仅会接电话，不会拨电话	
	0	□-完全不会使用电话或不适用	
上街购物	3	□-独行完成所有购物需求	1或0，为失能
	2	□-独行购买日常生活用品	
	1	□-每一次上街购物都需有别人陪同	
	0	□-完全不会上街购物	
食物烹调	3	□-能独行计划、烹煮和摆设一顿适当的饭菜	0为失能
	2	□-如果准备好一切佐料，会做一顿适当的饭菜	
	1	□-会将已做好的饭菜加热	
	0	□-需别人把饭菜煮好、摆好	
家务维持	4	□-能做较繁重的家事或偶尔需家事协助（如搬动沙发、擦地板、洗窗户）	1或0，为失能
	3	□-能做较简单的家事，如洗碗、铺床、叠被	
	2	□-能做家事，但不能达到可被接受的整洁程度	
	1	□-所有的家事都需要别人的协助	
	0	□-完全不会做家事	
洗衣服	2	□-自己清洗所有衣物	0为失能
	1	□-只清洗小件衣物	
	0	□-完全仰赖他人洗衣服	
外出	4	□-能够自己搭乘大众运输工具或自己开车、骑车	1或0，为失能
	3	□-可搭计程车或大众运输工具	
	2	□-能够自行搭乘计程车但不会搭乘大众运输工具	
	1	□-当有人陪同可搭乘计程车或大众运输工具	
	0	□-完全不能出门	
服用药物	3	□-能自己负责在正确的时间用正确的药物	1或0，为失能
	2	□-需要提醒或少许协助	
	1	□-如果事先准备好服用的药物分量，可自行服用	
	0	□-不能自己服用药物	
处理财务的能力	2	□-可独行处理财务	0为失能
	1	□-可以处理日常的购买，但需要别人的协助与银行往来或大宗买卖	
	0	□-不能处理钱财	
总分			

注：外出活动、上街购物、食物烹调、家务维持、洗衣服等五项中有三项以上需要协助者为轻度失能。

（二）精神心理评估

常见精神心理评估方法有简单智力状态评估量表和简易精神状态评价量表，见表3-2-24、表3-2-25。

表3-2-24　简易智力状态评估量表

序号	评估内容	评价标准	得分
1	请受试者仔细听和记住3各不相关的词，然后重复		
2	请受试者在一张空白纸上画出钟的外形，标好时钟数，给受试者一个时间让其在钟上标出来	画钟试验CDT正确：能正确标明时钟数字位置顺序，正确显示所给定的时间	
3	请受试者说出先前所给的3个词	能记住每个词给1分	

评估建议：0分：3个词一个也记不住，定为痴呆

1~2分：能记住3个词中的1~2个，画钟试验（CDT）正确，认知功能正常；CDT不正确，认知功能缺损

3分：能记住3个词，不定为痴呆

表3-2-25　简易精神状态评价量表（MMSE）

项目		积分					
定向力（10分）	1. 今年是哪一年					1	0
	现在是什么季节					1	0
	现在是几月份					1	0
	今天是几号					1	0
	今天是星期几					1	0
	2. 你住在那个省					1	0
	你住在那个县（区）					1	0
	你住在哪个乡（街道）					1	0
	咱们现在在哪个医院					1	0
	咱们现在在第几层楼					1	0
记忆力（3分）	3. 告诉你三种东西，我说完后，请你重复一遍并记住，待会还会问你（各1分，共3分）			3	2	1	0
注意力和计算力（5分）	4. 100−7=? 连续减5次（93、86、79、72、65。各1分，共5分。若错了，但下一个答案正确，只记一次错误）	5	4	3	2	1	0
回忆能力（3分）	5. 现在请你说出我刚才告诉你让你记住的那些东西			3	2	1	0
语言能力（9分）	6. 命名能力 出示手表，问这个是什么东西					1	0
	出示钢笔，问这个是什么东西					1	0
	7. 复述能力 我现在说一句话，请跟我清楚地重复一遍（44只石狮子）					1	0

续表

项目		积分			
语言能力 （9分）	8. 阅读能力 （闭上你的眼睛）请你念念这句话，并按上面意思去做			1	0
	9. 三步命令 我给您一张纸请您按我说的去做，现在开始："用右手拿着这张纸，用两只手将它对折起来，放在您的左腿上。" （每个动作1分，共3分）	3	2	1	0
	10. 书写能力要求受试者自己写一句完整的句子			1	0
	11. 结构能力 （出示图案）请你照上面图案画下来			1	0

判定标准：

（1）认知功能障碍：最高得分为30分，分数在27～30分为正常，分数＜27分为认知功能障碍；

（2）痴呆划分标准：文盲≤17分，小学程度≤20分，中学程度（包括中专）≤22分，大学程度（包括大专）≤23分；

（3）痴呆严重程度分级：轻度；MMSE≥21分；中度，MMSE 10～20分；重度，MMSE≤9分。

（三）环境评估

表3-2-26 居家环境评估——居家环境安全评估量表

居家基本资料：

居住地点_____市（州）_____县（区）_____街_____社区_____号 住宅类型：_____

屋龄：_____年 "5.12"地震影响程度：____全倒____半倒____无影响____其他

65岁或以上：____位____家中是否有行动不便的人：__无__有

居住情形：_____三代同堂_____二代同堂_____独居_____其他

自觉居家环境安全：_____没感觉_____不好_____普通_____良好

曾经在家中跌倒过的案例（原因）：无_____有_____

一、整体	分数				备注
	0	1	2	3	0：没有 1：不好 2：普通 3：良好
1. 照光够明亮，方便老人可以看清屋内物品及家具、通道等位置					1：白天需要开灯光才够明亮，但通常则不开灯 2：白天需要开灯光才够明亮，但通常则不开灯 3：白天不需要开灯，照光就够明亮
2. 屋内的电灯开关都有明显的特殊设计 （例如：有开关外环显示澄或萤黄贴条）					1：无明显特殊设计 2：有明显特殊设计

续表

一、整体	分数				备注
	0	1	2	3	0：没有　1：不好 2：普通　3：良好
3. 光线强度不会让老人感到眩晕或看不清物品位置					1：光线较弱，看不清物品 2：光线较强，使人感到眩晕 3：光线强度适中，使人眼睛舒适且能看清楚物品
4. 若有小地毯，小地毯内有牢固的防滑底垫					1：无牢固的防滑底垫 3：有牢固的防滑底垫
5. 若有小地毯，固定地毯边缘					1：无固定地毯边缘 3：有固定地毯边缘
6. 地板铺设不反光且防滑的材质					1：铺设反光且不防滑的材质 2：铺设不反光或防滑的材质 3：铺设不反光且防滑的材质
7. 走道装设有护手或安全绳可协助老人行动					1：未设有护手或安全绳 3：设有护手或安全绳
8. 交通重线保持80～90 cm（大约为胸口至手指指尖之距离）					1：80 cm以下 2：等于80 cm 3：80～90 cm之间 注：此交通重线为房屋大门进出口
9. 家具（椅子、茶几等）足够坚固，行动时可倚靠其提供支持。					1：不够坚固且不能提供支持 3：足够坚固且能提供支持
10. 家具（椅子、茶几等）边缘或转角处光滑无直角突出（圆弧形），不易绊倒人					1：尖锐直角，易绊倒人 3：圆弧形，不易绊倒人
11. 家中老人常使用的椅子高度（质地较硬）可使其容易起身及坐下，并配有护手以协助移动					1：椅子高度不适合老人起身坐下且无护手 3：椅子高度适合老人起身坐下并配有护手
12. 老人所需使用之设备（如轮椅、拐杖、半拐杖、助行器等）都放在固定位置方便使用					1：未放在固定位置 3：放在固定位置
13. 以上这些设备（如轮椅、拐杖、半拐杖、助行器等）都能被老人在所有场所安全使用					
14. 运用对比的素色（非花色、波浪或斜纹）区分门内、楼梯及高度的变化（黄色和白色不易分辨，应避免）					1：未做对比区分 3：有对比区分
15. 无高度与地面落差太大的门槛					1：落差超过10 cm 2：落差在10 cm以内 3：无落差（0 cm）
16. 固定延长线与电线					1：无固定且易绊倒人 3：固定且不易绊倒人

续表

一、整体	分数				备注
	0	1	2	3	0：没有　1：不好 2：普通　3：良好
17. 门距够宽，可让老人容易进出					1：宽度在 90 cm 以下 2：宽度在 90～100 cm 之间 3：宽度在 100 cm 以上
18. 门吧采用 T 形把手					1：不采用 T 形把手 3：采用 T 形把手
19. 走道宽度维持在 150 cm 以上，并维持畅通（方便轮椅在走道上有回转空间）					1：宽度在 150 cm 以下 2：宽度等于 150 cm 3：宽度在 150 cm 以上
二、浴室	分数				备注
浴室与厕所分开 *厕所设置在外面 *到浴室的通道能无障碍行动	0	1	2	3	0：不有　1：不好 2：普通　3：良好
1. 门槛与地面落差不大，不会让人绊倒。					1：门槛超过 20 cm 以上 2：门槛在 15～20 cm 之间 3：门槛在 10～15 cm 之间
2. 地板经常保持干燥					1：经常潮湿 2：偶尔潮湿 3：地板干燥
3. 浴室地板铺设防滑排水垫					1：未铺设防滑排水垫 3：有铺设防滑排水垫
4. 浴缸或淋浴间有防滑条或防滑垫					1：无防滑条或防滑垫 3：有防滑条或防滑垫
5. 浴缸高度低于膝盖					1：高度＞膝盖 2：高度＝膝盖 3：高度＜膝盖
6. 浴缸旁有防滑椅以坐着休息					1：无防滑椅 2：有其他东西可以坐着休息 3：有防滑椅
7. 浴缸旁设有抓握的固定扶手可用，且扶手高度 80～85 cm，与墙壁间隔 5～6 cm					1：未设有护手 2：设有护手，但高度不适当 3：护手高度在 80～85 cm，与墙壁间隔 5～6 cm
8. 马桶旁设有抓握的固定扶手可用，且扶手高度 42～45 cm					1：未设有扶手且高度不适当 2：设有扶手或高度不适当 3：高度 42～45 cm
9. 洗手台旁设有抓握的固定扶手可使用					1：未设有扶手 3：设有扶手可使用
10. 使用坐式马桶且高度适当，方便老人起身及坐下					1：非坐式马桶 2：坐式马桶但高度不适当 3：高度适当约 80 cm

续表

二、浴室	分数				备注
浴室与厕所分开　*厕所设置在外面　*到浴室的通道能无障碍行动	0	1	2	3	0：不有　1：不好 2：普通　3：良好
11. 采用上下开关式水龙头					1：未采用上下开关式水龙头 3：采用上下开关式水龙头
12. 瓦斯桶应设置于户外通风的地方					1：设置室内 2：设置户外但不通风的地方 3：设置户外且通风的地方 注：此户外为房屋的外面
13. 加装夜间照明装置，例如感应式或触控式小灯					1：未装有夜间小灯 3：装有夜间小灯

三、卧室	分数				备注
	0	1	2	3	0：没有　1：不好 2：普通　3：良好
1. 夜灯或床侧灯光足够提供夜晚行动					1：没有留夜灯 2：留有夜灯但光度不足够 3：光度足够
2. 从床到浴室的通道能无障碍行动（尤其是晚上）。卧室放有尿桶					1：通道有障碍且影响行走 2：通道有障碍不影响行走 3：通道无障碍
3. 床的高度合适（膝盖高度，45~50 cm）上下床能安全移动					1：膝盖高度低于45 cm以下或高于50 cm 2：膝盖高度约45~50 cm
4. 床垫边缘能防止下跌，床垫的质地较硬（以提供良好的坐式支持）					1：两者均未符合 2：能防止下跌或床垫较硬 3：能防止下跌且床垫较硬
5. 地板不滑且平整无突出，不会被绊倒					1：两者均未符合 2：地板不滑或平整无突出 3：地板不滑且平整无突出
6. 老人能从橱框架上拿取物品，而不需踮脚尖或椅子					1：需要椅子 2：需要垫脚尖 3：不需踮脚尖或椅子
7. 家具及墙壁有特殊防护设计（如铺设软布、转角处有装上保护装置）					1：无特殊防护设计 3：有特殊防护设计
8. 床边放置手电筒与电话（手机）					1：尚未放置两者东西 2：放置手电筒或电话 3：放置手电筒与电话

四、厨房	分数				备注
	0	1	2	3	0：没有　　1：不好 2：普通　　3：良好
1. 老人能够拿到储藏室的东西，不需踮脚尖或椅子					1：需要椅子 2：需要垫脚尖 3：不需踮脚尖或椅子

续表

四、厨房	分数				备注
	0	1	2	3	0：没有　　1：不好 2：普通　　3：良好
2．地板是保持干燥不油腻					1：潮湿且油腻 2：潮湿或油腻 3：干燥不油腻
3．有布制的防滑垫在地上，以吸收溅出的水分及油类					1：无布制的防滑垫 2：其他材质防滑垫 3：布制的防滑垫
4．厨房设计符合人体工学，处理台的高度不超过79 cm					1：高度超过79 cm 3：高度不超过79 cm
5．如果要拿较高的东西，踏脚凳的高度适当					1：高度超过25 cm 2：高度20～25 cm 3：高度15～20 cm
6．踏脚凳的踏板无损坏且能防滑					1：踏板已损坏 2：踏板无防滑 3：踏板无损坏且能防滑
7．踏脚凳的脚架够坚固而无磨损					1：脚架已损坏 2：脚架不够坚固 3：脚架够坚固且无磨损
8．照明充足，尤其是在夜间留有一盏小灯					1：照明不足且未留小灯 2：照明不足或未留小灯 3：照明充足且留有小灯

注：

（1）资料来源于台湾国民健康局，仅用于居家环境评估；

（2）上述量表中各项后面都有相应的分值，将各项分值相加，得分总值越大，说明居家环境越安全，反之则表明居家环境越需要改进；

（3）上述各项评估指标中，凡是得分在2分以下的均为需要改进选项。

（四）健康状况调查问卷（SF-36）及其使用说明

表3-2-27　健康状况调查问卷（SF-36）

以下问题是询问您对自己健康状况的看法，您自己觉得做日常活动的能力怎么样。如果您不知如何回答是好，就请您尽量给出最好的答案，并在本问卷最后的空白处写上你的注释与评论	
	请√一个答案
1．总体来讲，您的健康状况是	非常好
	很好　　○
	好　　○ □
	一般　　○
	差　　○

2. 跟1年前相比，您觉得您现在的健康状况是

比一年前好多了	○	
比一年前好一些	○	
跟一年前差不多	○	□
比一年前差一些	○	
比一年前差多了	○	

健康和日常活动

3. 以下这些问题都与日常活动有关。请您想一想，您的健康状况是否限制了这些活动？如果有限制，程度如何

请在每一行√一个答案

	有限制 限制很大	有限制 有些限制	毫无 限制	
（1）重体力活动，如：跑步、举重物、参加剧烈运动等	○	○	○	□
（2）适度的活动，如：移动一张桌子、扫地、打太极拳、做简单体操等	○	○	○	□
（3）手提日用品，如买菜、购物等	○	○	○	□
（4）上几层楼梯	○	○	○	□
（5）上一层楼梯	○	○	○	□
（6）弯腰、屈膝、下蹲	○	○	○	□
（7）步行1600 m以上的路程	○	○	○	□
（8）步行800 m的路程	○	○	○	□
（9）步行100 m的路程	○	○	○	□
（10）自己洗澡、穿衣	○	○	○	□

4. 在过去4个星期里，您的工作和日常活动有无因为身体健康的原因而出现以下这些问题

对每条问题请回答"是"或"不是"

	是	不是	
（1）减少了工作或活动的时间	○	○	□
（2）本来想要做的事情只能完成一部分	○	○	□
（3）想要干的工作和活动的种类受到限制	○	○	□
（4）完成工作或其他活动困难增多（比如需要额外的努力）	○	○	□

5. 在过去4个星期里，您的工作和日常活动有无因为情绪的原因（如压抑或者忧虑），而出现以下问题

对每条问题请回答"是"或"不是"

	是	不是	
（1）减少了工作或活动的时间	○	○	□
（2）本来想要做的事情只能完成一部分	○	○	□
（3）干事情不如平时仔细	○	○	□

6. 在过去的4个星期里，您的健康或情绪不好在多大程度上影响了您与家人、朋友、邻居或集体的正常社会交往

请√一个答案：

安全没影响	○
有一点影响	○
中等影响	○ ☐
影响很大	○
影响非常大	○

7. 过去4个星期里，您有身体疼痛吗

完全没有疼痛	○
稍微有一点疼痛	○
有一点疼痛	○
中等疼痛	○ ☐
严重疼痛	○
很严重疼痛	○

8. 过去4个星期里，身体上的疼痛影响您的工作和家务事吗

完全没有影响	○
有一点影响	○
中等影响	○ ☐
影响很大	○
影响非常大	○

您的感觉

9. 以下这些问题有关过去一个月里您自己的感觉，对每一条问题所说的事情，您的情况是什么样的？请圈出最接近您的情况的那个答案

请在每一条问题后√出一个答案

持续的时间	所有的时间	大部分时间	比较多时间	一部分时间	一小部分时间	没有这种感觉	
（1）您觉得生活充实	○	○	○	○	○	○	☐
（2）您是一个敏感的人	○	○	○	○	○	○	☐
（3）您情绪非常不好，什么事都不能使您高兴	○	○	○	○	○	○	☐
（4）您心里很平静	○	○	○	○	○	○	☐
（5）您做事精力充沛	○	○	○	○	○	○	☐
（6）您的情绪低落	○	○	○	○	○	○	☐
（7）您觉得筋疲力尽	○	○	○	○	○	○	☐
（8）您是个快乐的人	○	○	○	○	○	○	☐

（9）您感觉厌烦	○	○	○	○	○	○	□
（10）不健康影响了您的社会活动（如走亲访友等）	○	○	○	○	○	○	□

总体健康情况

10. 请看下列每一条问题，哪一种答案最符合您的情况

请在每一条问题后√一个答案

	绝对正确	大部分正确	不能肯定	大部分错误	绝对错误	
（1）我好像比别人容易生病	○	○	○	○	○	□
（2）我跟周围人一样健康	○	○	○	○	○	□
（3）我认为我的健康状况在变坏	○	○	○	○	○	□
（4）我的健康状况非常好	○	○	○	○	○	□

如果您有注释或评论，请写在下面：

非常感谢您的合作！

请按要求将这份表填好后交还给我们

1. 评分原则

（1）该量表为MOS-SF36生存质量量表中文版。

（2）评分原则是分量表及各条目积分越高，则表示健康状况越佳。

（3）SF-36量表包括36个条目，可归纳为8个分量表。

2. 说明

SF-36作为简明健康调查问卷，它从生理机能、生理职能、躯体疼痛、一般健康状况、精力、社会功能、情感职能以及精神健康等8个方面全面概括了被调查者的生存质量。

（1）生理机能（PF：physical functioning）：测量健康状况是否妨碍了正常的生理活动。条目：3。

（2）生理职能（RP：role-physical）：测量由于生理健康问题所造成的职能限制。条目：4。

（3）躯体疼痛（BP：bodily pain）：测量疼痛程度以及疼痛对日常活动的影响。条目：7，8

（4）一般健康状况（GH：general health）：测量个体对自身健康状况及其发展趋势的评价。条目：1，10

（5）精力（VT：vitality）：测量个体对自身精力和疲劳程度的主观感受。条目：9.1，9.5，9.7，9.9

（6）社会功能（SF：social functioning）：测量生理和心理问题对社会活动的数量和

质量所造成的影响，用于评价健康对社会活动的效应。条目：6，9.10。

（7）情感职能（RE：role-emotional）：测量由于情感问题所造成的职能限制。条目：5。

（8）精神健康（MH：mental health）：测量四类精神健康项目，包括激励、压抑、行为或情感失控、心理主观感受。条目：9.2，9.3，9.4，9.6，9.8。

另：健康变化（HT：Reported Health Transition），用于评价过去1年内健康状况的总体变化情况。条目：2。

四、注意事项

老年综合评估的实施并不是越全越好，必须具有一定的针对性和目的性。实施评估后，要及时地采取有效的干预措施，从而体现评估的作用及意义。

（赵　超）

第十七节　穿脱隔离衣

一、目的

保护医务人员及患者，防止交叉感染。

二、操作方法

见表3-2-28。

表3-2-28　穿脱隔离衣

项目	具体内容
准备	着装整齐，戴帽子、口罩
	脱去手表，取出听诊器，卷轴过肘（根据需要着隔离裤、鞋）
	评估需要隔离的环境条件及物品
	根据患者病情和需要隔离的类别设定环境
	检查隔离衣有无破损等
取衣	选取大小合适的隔离衣，手持衣领取下隔离衣，清洁面朝穿衣者
	将衣领两端向外折齐，对齐肩缝，露出袖子内口

续表

项目	具体内容	
穿隔离衣	右手持衣领、左手伸入袖内上抖，右手将衣领向上拉，使左手露出	
	换左手持衣领，右手伸入袖内上；举双手将袖抖上，注意勿触及面部	
	两手持衣领，由领子中央顶着边缘向后系好领带	
	扎好袖口	
	将隔离衣一边（约在腰下 5 cm）处渐向前拉，见到边缘捏住，同法捏住另一侧边缘，双手在背后将衣边对齐	
	向一侧折叠，一手按住折叠处，另一手将腰带拉至背后折叠处将腰带在背后交叉，回到前面将带子系好	
脱隔离衣	解开腰带，在前面打一活结	
	解开袖带，塞入袖襻内，充分暴露双手	
	进行手消毒	洗手掌：流水浸润双手，涂抹洗手液（或肥皂），掌心相对，手指并拢相互揉搓
		洗背侧指缝：手心对手背沿指缝相互揉搓，双手交换进行
		手掌侧指缝：掌心相对，双手交叉沿指缝相互揉搓
		洗拇指：一手握另一手拇指旋转揉搓，双手交换进行
		洗指背：弯曲各手指关节，半握拳把指背放在另一手掌心旋转揉搓，双手交换进行
		洗指尖：弯曲各手指关节，把指尖合拢在另一手掌心旋转揉搓，双手交换进行
		洗手腕：螺旋式擦洗手腕，交替进行（至腕上 10 cm）
	解开颈后带子	
	右手伸入左手腕部袖内，拉下袖子过手	
	用遮盖着的左手捏住右手隔离衣袖子的外面，拉下右侧袖子	
	双手转换逐渐从袖管中退出，脱下隔离衣	
	左手握住衣领，右手将隔离衣两边对齐，污染面向外悬挂污染区；如果悬挂在污染区外，则污染面向里	
整体要求	动作熟练，流畅，准确	
	计划性强，从手持衣领至结束不超过 5 min	

三、注意事项

1. 隔离衣长短要合适，必须要全部遮盖工作服，如有破损则不可使用。

2. 保持衣领清洁，穿脱时要避免污染衣领及清洁面。

3. 穿好隔离衣后，始终保持双臂保持在腰以上、视线范围内，不得进入清洁区，不得接触清洁物品。

4. 脱隔离衣时，如果衣袖触及面部，则应当立即用肥皂水清洗面部。

5. 隔离衣每日更换，如有潮湿或污染，应立即更换。

（韩　越）